JN196344

改訂2版

高齢者看護 すぐに実践 トータルナビ

成人期と老年期の違いがわかる！
加齢による症状と慢性疾患に対応できる！

編著

岡本充子　社会医療法人近森会 統括看護部長／老人看護専門看護師

西山みどり　医療法人甲風会有馬温泉病院 看護部長／老人看護専門看護師

病棟・施設・在宅で役立つ
基本知識＆ケアのコツを先輩看護師が教えます！

MC メディカ出版

はじめに

　高齢化率29.3％（2024年〔総務省統計局調べ〕）と世界に類をみない速さで超高齢社会に突入した日本では、医療や看護を受ける人の多くが高齢者という時代を迎えています。しかし、高齢者に特化した医療や看護が提供されているかといえば、まだまだ高齢者を取り巻く状況は厳しいといえるのではないでしょうか。

　高齢者は加齢に伴う心身の変化を受けながらも、長い人生に裏打ちされた経験をもつ智恵者です。病を患っても、回復過程や治癒力、疾患や症状に対する受け止め方など、成人とは明らかに異なります。そのため、高齢者に関する専門的知識をもって、対象者を理解し、アセスメントし、加齢に伴う変化や長い人生を生きてきたその人のもっている文化をふまえたケアを提供していかなければなりません。老化の延長線上にある「死」が避けられない人生の最晩年を豊かにするためには、高齢者看護を提供できる実践者が求められます。

　この本は、病院だけでなく施設や在宅で生活している高齢者への看護を提供している看護職の皆さんにも役立つよう、「高齢者看護の基礎知識」「高齢者に起こりやすい生活上の問題」「慢性疾患をかかえる高齢者のケア」の3部構成になっています。現場で実際に高齢者看護を行っている執筆者の方たちが、実践で活用できるようにアセスメントの視点やケアの実際をわかりやすく解説しています。また、看護の対象はあくまでも人であり、疾患や症状をもつ高齢者を看るという視点を大切にしたいと考え、各項目にケーススタディを取り入れました。

　最後に、この本を臨床現場で活かしていただくのはもちろんのこと、高齢者看護に魅力を感じ、高齢者看護を好きになっていただければ幸いです。

2024年12月

岡本充子・西山みどり

改訂2版 高齢者看護 すぐに実践 トータルナビ

CONTENTS

第3章　慢性疾患をかかえる高齢者のケア

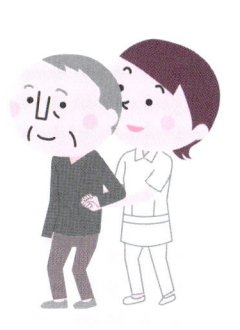

編者・執筆者一覧

編者

| 岡本充子 | おかもと・じゅんこ | 社会医療法人近森会 統括看護部長／老人看護専門看護師 | |
| 西山みどり | にしやま・みどり | 医療法人甲風会有馬温泉病院 看護部長／老人看護専門看護師 | |

執筆者（五十音順・敬称略）

池畠真由美	いけばたけ・まゆみ	社会医療法人近森会近森病院 急性・重症患者看護専門看護師	第3章1
市川智子	いちかわ・ともこ	社会福祉法人洸心福祉会津中部南地域包括支援センター 老人看護専門看護師	第3章16
内部孝子	うちべ・たかこ	松江赤十字病院 老人看護専門看護師	第2章3
岡本充子	おかもと・じゅんこ	社会医療法人近森会 統括看護部長／老人看護専門看護師	第1章1・3
片岡千明	かたおか・ちあき	兵庫県立大学 看護学研究科成人看護学 准教授／慢性疾患看護専門看護師	第3章2
後藤悌嘉	ごとう・ともひろ	長崎県病院企業団長崎県島原病院 精神科認定看護師	第3章9
齊田綾子	さいだ・あやこ	富岡地域医療企業団公立七日市病院 外来・在宅医療支援室 マネジャー／老人看護専門看護師	第3章8
曽根司央子	そね・しおこ	愛媛大学医学部附属病院 老人看護専門看護師	第2章2
高梨早苗	たかなし・さなえ	神戸女子大学大学院 看護学研究科博士後期課程／老人看護専門看護師	第2章8
髙橋奈智	たかはし・なち	社会医療法人近森会近森病院 外来センター 看護師	第3章3
立原怜	たちはら・りょう	島根県立中央病院 老人看護専門看護師	第3章10
田中悦子	たなか・えつこ	NPO快適な排尿をめざす全国ネットの会 理事／NPO法人日本コンチネンス協会 コンチネンスアドバイザー	第3章14
鶴屋邦江	つるや・くにえ	医療法人実風会新生病院 看護部長／認知症疾患医療センター 副センター長・老人看護専門看護師	第3章7
直井千津子	なおい・ちづこ	金沢医科大学 看護学部老年看護学 講師／老人看護専門看護師	第2章5
西山みどり	にしやま・みどり	医療法人甲風会有馬温泉病院 看護部長／老人看護専門看護師	第1章2・4
花房由美子	はなふさ・ゆみこ	地方独立行政法人神戸市民病院機構神戸市立医療センター中央市民病院 看護師長／老人看護専門看護師	第2章7
日向園惠	ひなた・そのえ	石巻赤十字病院 老人看護専門看護師	第2章6
松本佐知子	まつもと・さちこ	日本赤十字看護大学 さいたま看護学部 准教授／老人看護専門看護師	第2章4
間宮直子	まみや・なおこ	社会福祉法人恩賜財団済生会支部大阪府済生会吹田病院 副看護部長／皮膚・排泄ケア特定認定看護師	第2章1
御園和美	みその・かずみ	日本赤十字社和歌山医療センター がんセンター 副センター長／がん看護専門看護師	第3章17
明神拓也	みょうじん・たくや	社会医療法人近森会近森病院 老人看護専門看護師	第3章11
元木絵美	もとき・えみ	一般社団法人橋本整形外科リウマチクリニック／慢性疾患看護専門看護師	第3章15
森尚子	もり・なおこ	徳島県立中央病院 老人看護専門看護師	第3章4
森山祐美	もりやま・ゆみ	兵庫県立大学 地域ケア開発研究所 客員研究員／老人看護専門看護師	第3章5・6
渡邉光子	わたなべ・みつこ	独立行政法人労働者健康安全機構関西労災病院 皮膚・排泄ケア特定認定看護師	第3章12・13

第 1 章

高齢者看護の基礎知識

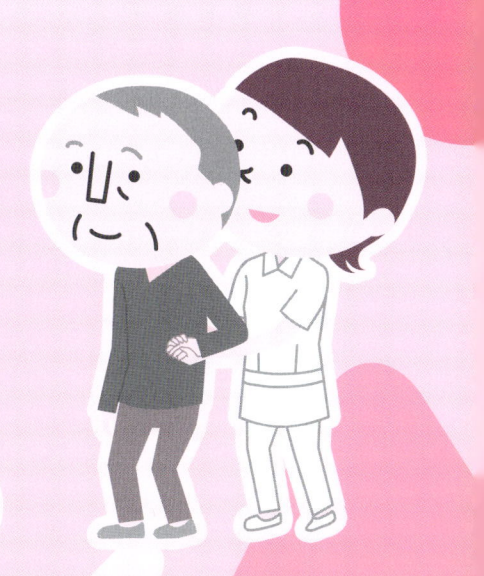

1 高齢者看護の理念

岡本充子　おかもと・じゅんこ　社会医療法人近森会　統括看護部長／老人看護専門看護師

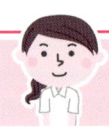

高齢化の現状

　日本における高齢化は、他の先進諸国に類をみない速さで進んでいます。2022年10月1日現在、65歳以上の高齢者人口は過去最高の3,624万人、高齢化率（総人口に占める65歳以上の高齢者の割合）は29.0％、後期高齢者（75歳以上）の割合は15.5％となり、まさに3.4人に1人が高齢者、6.5人に1人が後期高齢者という「本格的な超高齢社会」を迎えています（**表**）[1]。高齢者人口は、いわゆる団塊の世代（1947

表 高齢化の現状（文献1より作成）　　　　　　　　　　　　単位：万人（人口）、％（構成比）

| | | 令和4年10月1日 | | |
		総数	男	女
人口 （万人）	総人口	12,495	6,076	6,419
			（性比）94.7	
	65歳以上人口	3,624	1,573	2,051
			（性比）76.7	
	65～74歳人口	1,687	807	880
			（性比）91.7	
	75歳以上人口	1,936	766	1,171
			（性比）65.4	
	15～64歳人口	7,421	3,761	3,660
			（性比）102.7	
	15歳未満人口	1,450	743	707
			（性比）105.0	
構成比	総人口	100.0	100.0	100.0
	65歳以上人口（高齢化率）	29.0	25.9	32.0
	65～74歳人口	13.5	13.3	13.7
	75歳以上人口	15.5	12.6	18.2
	15～64歳人口	59.4	61.9	57.0
	15歳未満人口	11.6	12.2	11.0

資料：総務省「人口推計」令和4年10月1日（確定値）
（注1）「性比」は、女性人口100人に対する男性人口
（注2）四捨五入の関係で、足し合わせても100.0％にならない場合がある。

～1949年に生まれた人）が65歳以上となった2015年に3,379万人となり、75歳以上となる2025年には3,653万人に達することが見込まれています。その後も高齢者人口は増え続け、2043年にピークを迎えると推計されています。高齢者人口がピークを迎えた後も、高齢化率は上昇を続け、2060年には37.9％となり、国民の約2.5人に1人が65歳以上の高齢者、後期高齢者の割合も25.3％となり、おおよそ4人に1人が後期高齢者となると推計されています（**図1**）[1]。

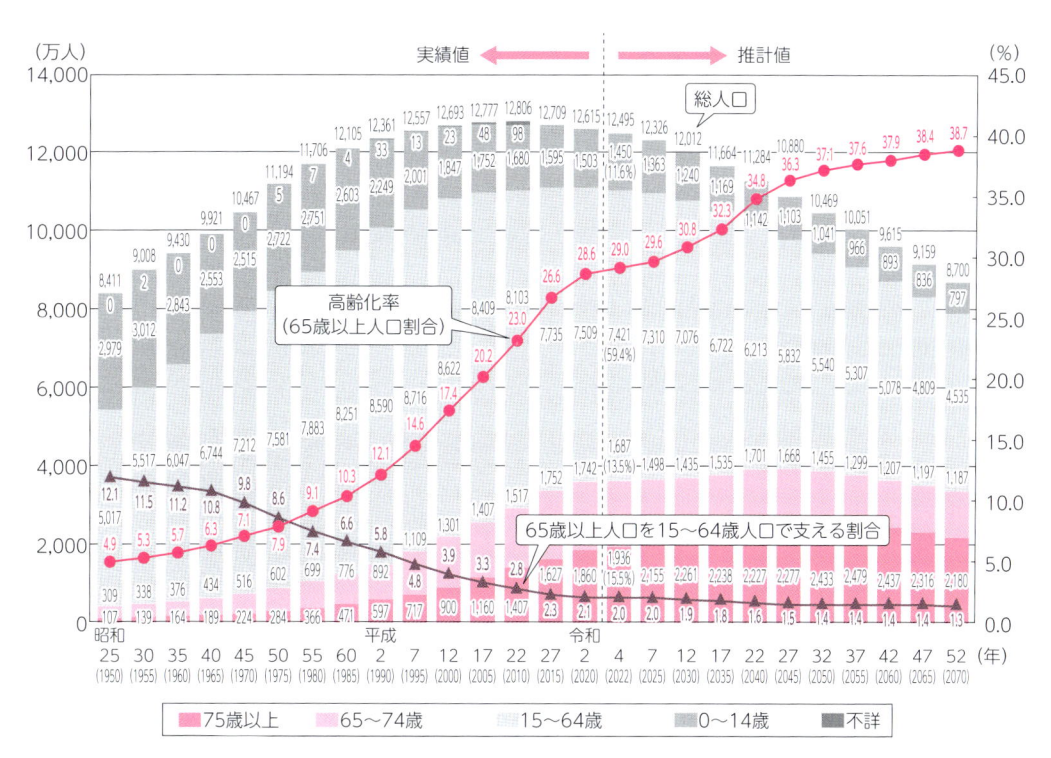

資料：棒グラフと実線の高齢化率については、2020年までは総務省「国勢調査」（2015年および2020年は不詳補完値による）、2022年は総務省「人口推計」（令和4年10月1日現在（確定値））、2025年以降は国立社会保障・人口問題研究所「日本の将来推計人口（令和5年推計）」の出生中位・死亡中位仮定による推計結果

(注1) 2015年および2020年の年齢階級別人口は不詳補完値によるため、年齢不詳は存在しない。2022年の年齢階級別人口は、総務省統計局「令和2年国勢調査」（不詳補完値）の人口に基づいて算出されていることから、年齢不詳は存在しない。2025年以降の年齢階級別人口は、総務省統計局「令和2年国勢調査参考表：不詳補完結果」による年齢不詳をあん分した人口に基づいて算出されていることから、年齢不詳は存在しない。なお、1950年～2010年の高齢化率の算出には分母から年齢不詳を除いている。ただし、1950年および1955年において割合を算出する際には、（注2）における沖縄県の一部の人口を不詳には含めないものとする。

(注2) 沖縄県の昭和25年70歳以上の外国人136人（男55人、女81人）および昭和30年70歳以上23,328人（男8,090人、女15,238人）は65～74歳、75歳以上の人口から除き、不詳に含めている。

(注3) 将来人口推計とは、基準時点までに得られた人口学的データに基づき、それまでの傾向、趨勢を将来に向けて投影するものである。基準時点以降の構造的な変化などにより、推計以降に得られる実績や新たな将来推計との間には乖離が生じうるものであり、将来推計人口はこのような実績などを踏まえて定期的に見直すこととしている。

(注4) 四捨五入の関係で、足し合わせても100.0％にならない場合がある。

図1 高齢化の推移と将来推計 （文献1より転載）

超高齢社会を迎えたわが国では、看護の対象として高齢者に接する機会はますます増えていき、老化に伴う生理的機能の低下により治療が長期化しやすい、複数疾患に罹患しやすい、程度の差はあるが認知症の問題をかかえているといった**高齢者の特性をふまえた看護**がますます求められます。しかし、実際は高齢者の特性をふまえた看護より疾患や問題に焦点を当てた看護が中心となり、入院患者の多くを占める高齢者への対応に苦慮している状況があります。

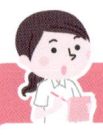

平均寿命と健康寿命　コラム

　わが国の平均寿命は2019年、男性 81.41歳、女性 87.45歳、今後も平均寿命は延びると見込まれています[2]。一方で、健康上の問題で日常生活が制限されることなく生活できる期間を「健康寿命」といいますが、健康寿命は、男性72.68歳、女性75.38歳となっています[2]。

　この健康寿命と平均寿命の差は、日常生活に制限がある期間であり、何らかの介護が必要な期間が10年前後あるということです。今後はこの健康寿命を延ばし、差を短縮していくための対策が必要になってきます。

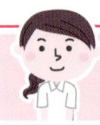

老いるとは

　高齢者のイメージを聞くと、「心身が衰え、健康面での不安が大きい」と答える人が多く、衰退のイメージを持ちやすい傾向にあります。その一方で、「経験や知恵が豊かである」といった成熟のイメージを持つ人も多くいます（**図2**）[3]。

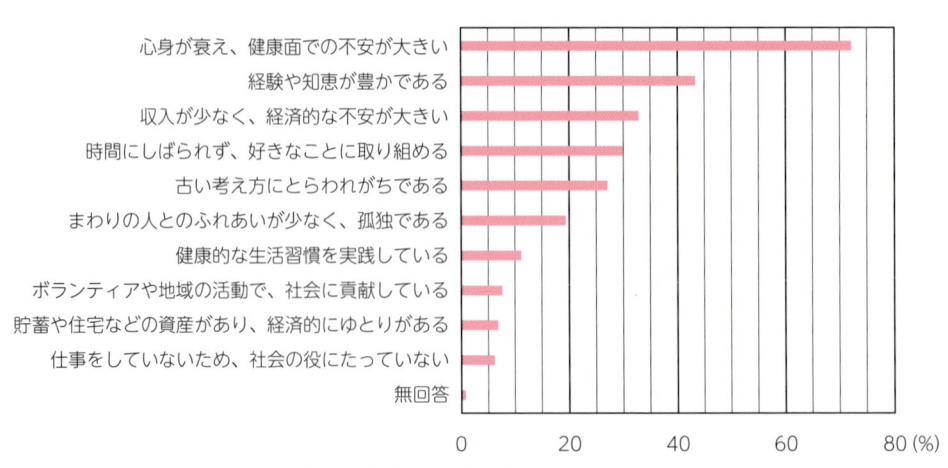

図2 高齢者のイメージ（文献3より転載）

≫加齢と老化

実際、老いるとはどういうことなのでしょうか。一般的に「老い」とは、年をとることを意味しており、年を重ねることそのものを広く表す言葉として使用されています。誕生から死亡までの間の全生涯を通じての変化を「**加齢**」、成熟期以降にみられる衰退を中心とした変化を「**老化**」といい、「加齢」という時間経過の途中から「老化」は進行していきます。成熟期までの加齢変化は暦年齢が同じであれば、ほぼ同様の成長過程をたどりますが、老化は遺伝要因のほか、疾病要因や生活習慣、環境要因、精神・心理的要因などの影響を受けながら進行していくため、個人差が大きくなります。つまり、どのような年の重ね方をしてきたのかで、今目の前にいる高齢者の姿は異なるということなのです。

≫生涯発達

一方、「人は生涯を通して発達し続ける」という生涯発達の考え方があります。エリクソンはライフサイクルを 8 段階に分け、その最終段階のことを**老年期**と呼んでいます（**図3**）[4]。老年期は、定年退職による仕事や社会的地位の喪失、身近な仲間や配偶者の死、老化に伴う身体機能の低下、やがてくるだろう自身の死などさまざまな喪失体験をする時期です。エリクソンは、そうした老年期に避けることのできない試練を「**絶望**」と表現しています。

しかし、高齢者はこうした「絶望」のなかにあっても長い人生をここまで生き抜いてきたという「**統合**」の感覚があるため、「絶望」にとらわれ嘆き悲しんで日々を送っているわけではなく、新たな生き方を模索しているのです。こうした老年期における「絶望」

老年期							統合 対 絶望 **英知**
成年期						生殖性 対 自己没入 **世話**	
成年前期					親密性 対 孤独 **愛**		
思春期				アイデンティティ 対 混乱 **忠誠**			
学童期			勤勉性 対 劣等感 **才能**				
遊戯期		自発性 対 罪悪感 **決意**					
幼児期	自律 対 恥と疑惑 **意志**						
乳児期	基本的信頼 対 基本的不信 **希望**							

図3 エリクソンの発達段階における「課題」と「生きる力」（文献4より転載）

と「統合」とが対立することで招かれる**心理的な危機を乗り越えるすべ**が、これまでのライフステージに用意されていた危機に対処してきた経験に裏打ちされた「**英知**」なのです。

≫ 看護の使命

　老いるということは、多くの人々が持つイメージどおり老化によって衰える身体を持つ一方で、年を重ねるごとに豊かになる知恵や経験を有していくということであり、看護はそのような高齢者に対し、全人的ケアを提供する使命があるのです。

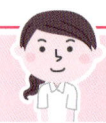

高齢者看護のポイント

≫ 高齢者を知ろうとする姿勢

　高齢者に対しては、単に一般的な看護方法を基にしたケアの提供では対応しきれず、高齢者に関する専門的知識をもって、対象者を理解し、アセスメントし、加齢に伴う変化や長い人生を生きてきたその人の持っている文化をふまえたケアの提供が必要になってきます。

　高齢者を人生の終焉に近づいている人、老化に伴い機能が低下している人ととらえるのか、人間として成長発達し続けている人ととらえるのかでは、看護師のかかわり方は異なってきます。高齢者の持つもろさや身体機能の低下などのネガティブな部分にのみとらわれるのではなく、人生経験豊かな高齢者の力を見いだし、知恵を学び、その人の生きてきた意味や生きている喜びをともに感じ、分かち合うところから高齢者のケアは始まります。

　つまり、高齢者看護においては、**高齢者を知ろうとする姿勢**が重要になってくるのです。目の前にいる高齢者の一側面をみて、きっとこうだろうと決めつけるのではなく、多方面から高齢者のことをみる視点が必要です。実際、看護職の多くは自身が高齢者になった経験はなく、老化が心身にどのような影響を及ぼすのか、認知症になり忘れていくというのはどういう体験なのかに関しては教科書などから得た知識でしか知らず、想像するしかありません。しかし、老化には個別性があり、疾患の現れ方や薬の反応なども個人差が大きく、教科書どおりにいかないことも多くありますし、想像には限界もあります。だからこそ、つねに高齢者を知ろうとし続ける姿勢が大切になってくるのです。

≫ 高齢者を最期まで意思ある存在としてとらえる

　次に大切な点は、**高齢者を最期まで意思ある存在としてとらえる**ということです。老化に伴い感覚機能や認知機能の低下によりコミュニケーションがとりにくくなってきますし、寝たきりや認知症の高齢者はさらに意思疎通が難しいことが多々あります。こうした自らの意思を伝えられない高齢者を"意思がない人""意思確認できない人"ととら

えることにより、本人の意思が尊重されないケア、本人が望んでいないケアが提供されるおそれがあります。このようなことが起こらないようにするためにも、高齢者を最期まで意思ある存在としてとらえ続けることが大切になります。

意思表明が不確かな場合は、断片的な言葉や表情、身ぶりなどから看護師が高齢者の意思をくみとり、その人の信条や生き様を知っている家族や、高齢者の異なる側面にふれている多職種と話し合いながら、**高齢者の意思のありかに近づいていく**といったかかわりが必要になってきます。意思を確認することが困難であればあるほど、高齢者の背景や生活史を知ることが高齢者の意向を察し、くみとる手がかりとなり、コミュニケーションの助けとなります。

また、**高齢者の微弱な意思をキャッチする感性**が看護師には求められます。日々のケアをていねいに行い、日ごろの高齢者の生活をていねいに観察していくことで、高齢者の微妙な変化や微弱なサインに気づくことができるのです。

≫ その人らしさの尊重

高齢者は、疾患や老化に伴う機能低下により自分のことが自分でできなくなり、他人の手を借りないと生活していくことが難しくなってきます。また、看護師はついつい疾患にばかり着目し、転倒やライントラブルがないように高齢者の行動を抑制してしまい、高齢者の意思が尊重されていない状況になることもあります。

看護師はどのような状況であっても高齢者をひとりの人としてとらえ、ケアを提供していく必要があり、その人らしくいられるように支援していくことが大切です。疾患や問題に焦点を当てた医学モデルの視点ではなく、**高齢者をひとりの人としてとらえ、生活全体をみていく**という視点が重要になってきます。こうしたケアは特別なものではなく、日々の日常生活ケアをていねいに行うことから始まります。**自分だったらどうかとつねに考え、高齢者がひとりの人として大切にされていると感じるようなケア**を心がけていきましょう。

＊　　＊　　＊

最後に、わが国はどの国もこれまで経験したことがない超高齢社会を迎えていますが、まだ高齢者看護はどうあるべきか明確なものは確立されていません。日々の高齢患者への看護の経験を通して患者さんから学び、高齢者看護に関する実践知を深めていきましょう。高齢者を対象に看護を提供しているから高齢者看護ではなく、**高齢者のことを理解し高齢者に相応しい看護を提供してこそ高齢者看護**になるのです。

引用・参考文献 ....

1）内閣府. 令和 5 年版高齢社会白書. https://www8.cao.go.jp/kourei/whitepaper/w-2023/html/zenbun/index.html（2024年 10 月閲覧）

2）厚生労働省. "健康寿命の令和元年値について". 第 16 回健康日本 21（第二次）推進専門委員会 資料. https://www.mhlw.go.jp/stf/newpage_22740.html（2024 年 10 月閲覧）

3）内閣府. 平成 16 年版高齢社会白書. http://www8.cao.go.jp/kourei/whitepaper/w-2004/zenbun/16index.html（2024 年 10 月閲覧）

4）エリク・H・エリクソンほか. 老年期：生き生きしたかかわりあい. 朝長正徳ほか訳. 東京, みすず書房, 1990, 35.

2 高齢者の特徴

西山みどり にしやま・みどり　医療法人甲風会有馬温泉病院 看護部長／老人看護専門看護師

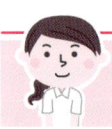

高齢者とは

　高齢者とは、「年齢の高い人。WHOの定義では65歳以上の者の総称」とされます[1]。このように、高齢者といえば一般的には65歳以上の人を指しますが、当然、65歳の高齢者と95歳の高齢者とでは身体機能や精神活動などに大きな差がみられることから、加齢の変化はきわめて個別的なプロセスといえます。

　そこで老年医学の分野では「高齢者」とひとくくりにせず、各年代の特性やかかえる問題をわかりやすくするため、**前期高齢者、後期高齢者、超高齢者**と区切りをつけてとらえられています（**表1**）。

表1 高齢者区分

前期高齢者	65〜74歳
後期高齢者	75〜84歳
(超)高齢者	85(90)歳以上

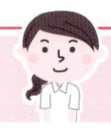

加齢に伴う心身の脆弱性

　人間には、防衛力、予備力、適応力、回復力が備わっており、外部から心身を脅かすようなストレッサーが加わっても、すぐに疾患にかからないよう、恒常性を維持する力が働いています。しかし加齢に伴い恒常性を維持する力が崩れ、外部からストレッサーが加わると、何らかの苦痛や疾患を招き、さらには回復の遅れや障害を残す結果を生むことがあります。

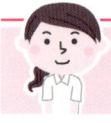

加齢に伴う各側面の変化

≫身体面の変化

　加齢の影響により、各臓器はさまざまな変化を受けます（**表2**）[2]。これらのことから、

表2 加齢に伴う身体の変化

脳神経	● 中枢神経細胞の脱落 ● 脳代謝機能の低下 ● 神経伝達速度の低下	消化吸収	● 消化液の分泌低下 ● 腸蠕動運動の低下 ● 肝臓の血流量低下
内分泌	● メラトニン血中濃度の減少 ● 閉経後のエストロゲン血中濃度の低下（女性） ● 膵臓機能の低下 ● インスリン抵抗性の増大	排泄	● 腎臓の萎縮 ● 尿濃縮力の低下 ● 尿道括約筋の硬化・弛緩 ● 膀胱容量の減少 ● 前立腺の肥大
感覚・知覚	● 視力・視野・明暗順応の低下 ● 高音域の聴力低下 ● 語音の弁別機能の低下 ● 嗅細胞の減少 ● 味蕾細胞の減少	体内水分量	● 細胞内液の減少 ● 脂肪構成割合の増加 ● 筋組織構成割合の減少
呼吸	● 肺胞の減少 ● 肺の弾性低下 ● 呼吸面積の減少 ● 残気量の増加 ● 線毛運動の低下	皮膚	● 脆弱化 ● 汗腺・脂腺の分泌低下 ● 表皮化の回転周期の延長 ● 色素細胞数の減少
循環	● 心肥大 ● 脈拍数の低下 ● 血管弾力性の低下	運動・体力	● 免疫力の低下 ● 筋力・持久力・平衡力・柔軟性の低下 ● 骨密度の低下

山田律子ほか．"加齢に伴う変化"．老年看護学．第6版．中島紀惠子ほか編．東京，医学書院，2005，22．表2-2 より改変

高齢者特有の変化である**老年症候群**が引き起こされやすくなります。老年症候群は、摂食嚥下障害、低栄養、脱水、せん妄、易感染状態、関節痛など、実に50項目以上の症状や徴候を含み、85歳では平均8個以上の症状や徴候をもっています。そして、当然のことながら、老年症候群は、高齢者のADLやQOLに影響を及ぼし、治療だけでなくケアが不可欠となります。

≫ 精神面の変化

　精神面には、認知機能、不安や孤独感、楽しみといった情緒、知恵など、多様な側面が含まれます。加齢に伴い認知症が増えることから、これらの要素がすべて低下ないし不安定、不確かとなるととらえられていることが多いですが、長い年月をかけ、さまざまな経験を積み重ねることで、情緒や人格は安定し、知恵が豊富になるなど、人間としてより成熟味を増すともいえます。

　また、先にも述べたように老年期には英知を得ることができ（**参照**〈第1章1 高齢者看護の理念〉p.8）、死に対しても漠然と恐怖を抱くのではなく、そう遠くはない将来、死が訪れるということを当然のものとして受け入れることができます。

◉ 認知機能

　人間の生活は、ものを覚える、考える、判断するなど、さまざまな認知機能によって成り立っています。加齢に伴い脳神経細胞が減り、脳代謝や神経伝達速度が低下するこ

表3 加齢に伴う物忘れと病気からくる物忘れ

加齢に伴う物忘れ	病気からくる物忘れ
記憶の一部が抜ける	記憶が全部抜ける
見当識障害なし	見当識障害あり
進行しない	進行する
生活に支障はない	生活に支障がある

とから、物忘れが出やすくなります。しかし、高齢者はみな物忘れをするといった画一的なイメージを抱いてはなりません。重要なことは、**加齢に伴う物忘れと病気からくる物忘れを鑑別する**ことです（**表3**）。病気からくる物忘れであった場合、治療が可能なもの、薬で進行を遅らせることができるもの、予防できるものがあります。そのため、物忘れの鑑別が非常に重要になってきます。

◉ 情緒

喜怒哀楽に関しては、これまでの多様な経験から新しい体験に感情が動かされることが少なくなるとされるものや、疾患や死別の体験などから哀しい感情体験が増えていくとされるものなど、さまざまな学説があります。また表情をつくる筋肉が弛緩し、表情が乏しく見えるといわれることもあります。しかし当然、その高齢者の喜びの体験や楽しみの体験を増やすことで感情が肯定的な方向へ動かされ、否定的な感情が薄れることも予測できます。

◉ 知恵

日本には、「亀の甲より年の功」「おばあちゃんの知恵袋」のように、長い年月をかけて培われた高齢者の知恵をたたえる言葉がたくさんあります。このような知恵の結晶は、これまでの生活歴に大きく影響を受けており、個人差の大きなものではあります。しかし、やはり高齢者は長い人生を生き抜いてきた知恵者であることに変わりはなく、人生の先輩として高齢者を敬う気持ちが求められます。

≫ 社会面の変化

人は何らかの集団や組織に属して役割を持ち、仕事や家事、育児、趣味などを通して社会とつながりを持っています。しかし加齢に伴い、定年や子どもの独立、健康上の問題などから、その集団や組織を離れ役割を喪失する機会が増えていきます。その後、社会とのつながりが希薄なまま生活する高齢者もいれば、新たなつながりを形成する高齢者もいます。これには、高齢者自身の心身の健康状態や環境の差が大きいといえます。例えば、インターネットのように世の中の情報を簡単に入手できる手段を持っている高齢者や、地域にコミュニティがあり、足を運ぶことができる高齢者は、新たな集団や組織に属し役割を意識して生活していくことがたやすいかもしれません。

≫スピリチュアルな面の変化

　スピリチュアルとは、単に宗教的なものを指すだけではなく、心の安寧につながるもの、生きがい、前向きに生きるときの支えなど、心を豊かに満たしていくもの、強みなどといえます。これらは、大切であると思う人やもの、場所、思い出、宗教や信念、自然とのつながりなど、人によりさまざまです。またスピリチュアルな面は、日頃は潜在化しており、意識しにくいものですが、身体面、精神面、社会面が危機的な状況に陥った際、それを乗り越えるため顕在化してきます。高齢者のスピリチュアルな面は、身体面や心理面に比べ軽視されやすいかもしれません。しかし、心身ともに喪失し、危機的状況に陥りやすい高齢者はとくに、スピリチュアルなものを意識するとともに愛着が大きくなり、これらが人生の意義と価値を自覚するうえで大きな影響を及ぼしていくと考えられます。

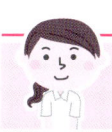

高齢者と疾患の特徴

　高齢者の疾患をめぐる特徴として、**表4**[2]のようなものがあります。これらの特徴からもわかるように、**成人と違い、罹患している、症状が悪化しているというサインが見えにくく**、そのために治療開始が遅れ、結果的に経過が長期となり、何らかの障害が残り、住み慣れた自宅へ帰宅できないケースも少なくありません。「何となくいつもと違う」「元気がない」といったわずかな変化を見逃さないことが重要です。

≫サルコペニア

　近年、加齢、低活動、低栄養、長期にわたる絶食、不適切な安静臥床などに伴い、全身の筋肉量が低下する**サルコペニア**という状態も注目されています。加齢に伴い、筋肉になるたんぱく質が体内では合成されにくくなる一方、分解はされやすいという状態になり、**40歳を過ぎると全身の筋肉量は年に1％減少していきます。**

　サルコペニアになると、当然のことながら日常生活動作に支障をきたし、転倒、骨折、

表4 高齢者の疾患をめぐる特徴

- 症状、経過が典型的ではない（非定形的）
- 合併症を起こしやすく、複数の疾病をもつ
- 慢性的に経過することが多い（経過が長い）
- 病状が急変しやすい
- 脱水、電解質異常を起こしやすい
- 意識障害、せん妄を起こしやすい
- 薬剤の副作用が出やすい

　　　　山田律子ほか. "加齢に伴う変化". 老年看護学. 第6版.
中島紀惠子ほか編. 東京, 医学書院, 2005, 20. 表2-1 より改変

嚥下機能低下、感染症、寝たきりなどを招き、死亡率を高めます。高齢者の身体をみるうえで、老化やサルコペニアの状態にあるかどうかをふまえることは、たいへん重要です。

引用・参考文献

1) 新村出編. 広辞苑. 第 6 版. 東京, 岩波書店, 2008.
2) 山田律子ほか. "加齢に伴う変化". 老年看護学. 第 6 版. 中島紀恵子ほか編. 東京, 医学書院, 2005, 19-22.
3) エリク・H・エリクソンほか. 老年期：生き生きしたかかわりあい. 朝長正徳ほか訳. 東京, みすず書房, 1990, 35.
4) 井藤英喜ほか編. 統計データでみる高齢者医療. 東京, 文光堂, 2009.
5) 健康長寿ネットホームページ. http://www.tyojyu.or.jp/hp/menu000000100/hpg000000002.htm（2024 年 10 月閲覧）
6) 厚生労働省ホームページ. http://www.mhlw.go.jp/（2024 年 10 月閲覧）
7) 正木治恵ほか編. 老年看護学概論：「老いを生きる」を支えることとは. 東京, 南江堂, 2011.
8) 佐々木英忠. エビデンス老年医療. 東京, 医学書院, 2006.
9) 佐々木英忠ほか. 老年看護：病態・疾患論. 第 3 版. 東京, 医学書院, 2009.
10) 鳥羽研二. 高齢者の生活機能の総合的評価. 東京, 新興医学出版社, 2010.

3 継続看護

岡本充子 おかもと・じゅんこ 社会医療法人近森会 統括看護部長／老人看護専門看護師

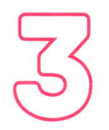

高齢者の退院後と継続看護

　一般的に病気が治癒し、家族と一緒に暮らせる「退院」は、患者・家族にとって嬉しいことです。しかし、高齢者の場合、病気が慢性化しやすく、病気が治癒しても入院に伴うADL（日常生活動作）の低下により以前と同じ生活ができなくなっていたり、疾患によっては後遺症が残り、退院後の日常生活において何らかの援助が必要になる場合があります。また、入院に伴いさらに認知症症状が進行してしまうことや、入院を契機に新たに認知症症状を呈することもあります。高齢者をかかえる家族は、このような高齢者の変化を受け入れられない状況で退院を告げられ、さまざまな不安をかかえている場合もあります。そのため、退院後も病気と上手につきあいながら日常生活を維持していけるように援助していくこと、家族の不安を軽減していくことが大切です。入院早期から計画的に退院支援を行い、必要な**継続看護**が行えるようにしていく必要があります。

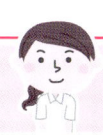

高齢者・家族の思い

≫療養生活を送る場所

　高齢者が日常生活を送るうえで介護が必要になった場合に、「介護を受けたいと思っている場所」としては、男女とも「自宅」が最も多く、自宅以外では、「介護老人福祉施設」「病院などの医療機関」「介護老人保健施設」が多くなっています（**図1**）[1]。また、治る見込みがない病気になった場合に「最期を迎えたい場所」としても「自宅」が最も多く、「病院などの医療施設」を合わせると全体の8割を占めます（**図2**）[1]。しかし、実際は自宅で最期まで療養することは難しく、その理由としては「介護してくれる家族に負担がかかる」が最も多く、次いで「症状が急変したときの対応が不安である」となっています（**図3**）[2]。

　家族は、退院後の生活場所について「住み慣れた場所で最期を迎えさせたい」「最期まで好きなように過ごさせたい」「家族との時間を多くしたい」といった思いで自宅療養を希望されます。その一方で、日常生活の維持に関する不安や介護に関する不安、急

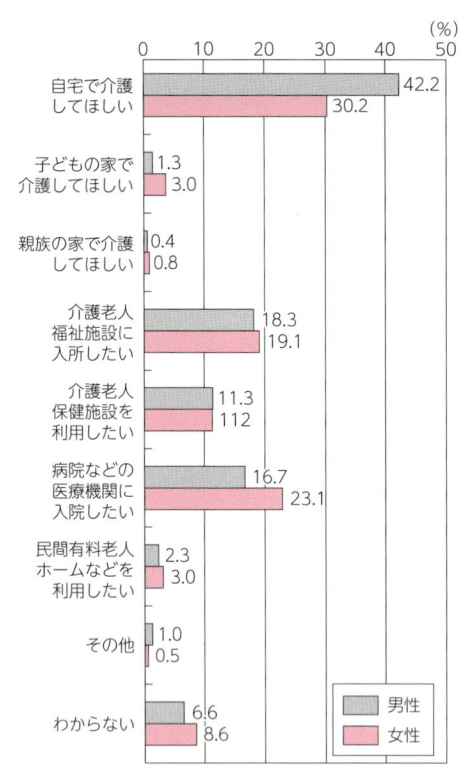

図1 介護を受けたい場所 （文献1より転載）

資料：内閣府「高齢者の健康に関する意識調査」（平成24年）
（注）調査対象は全国55歳以上の男女。数値は60歳以上の男女
のうち、「将来、介護が必要な状態になるのではないかと不安にな
ることがある」者の計

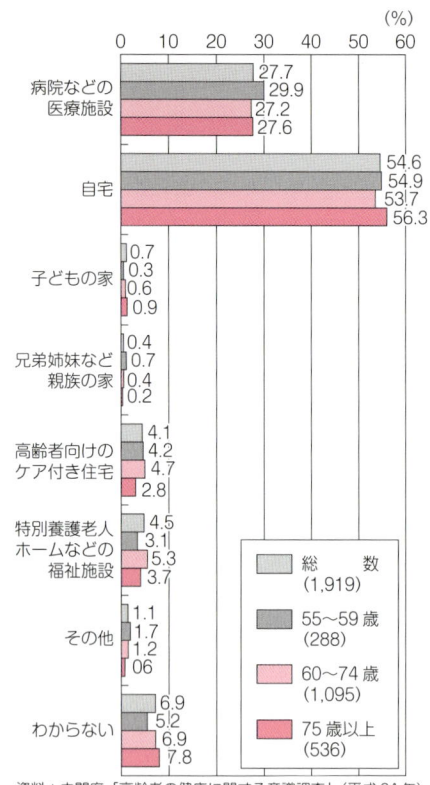

図2 最期を迎えたい場所 （文献1より転載）

資料：内閣府「高齢者の健康に関する意識調査」（平成24年）
（注）調査対象は、全国55歳以上の男女

変時の対応や病状に対する不安により自宅以外での療養を希望されます。

　このように高齢者は自宅療養を希望する半面、家族への遠慮があり、家族は家族で介護すること、自宅で療養することに対してポジティブな受け止めとネガティブな受け止めの両方をもっており、その両方の思いで揺れています。看護師は、高齢者自身と家族のこうした思いを理解し、高齢者・家族と援助関係を形成していく必要があります。

≫ 看護師の役割

　高齢者の状態によっては、高齢者が自宅療養を望んでいたとしても、医療者も家族もこの状態では「帰れるはずがない」と思っていることがあります。しかし、高齢者が家に帰りたいと希望しているのであれば、看護師はその思いを支え、実現できないか検討していく必要があります。できないではなく、どうすれば実現可能かを考えながら、高齢者の思いを支えていくことが大切です。たとえ1日であっても自分の家に帰ることができれば、本人も満足します。

　高齢者が望んでいる生き方は何かを考え、それを支えていくことが大切であり、**望めば手だてがあることに、高齢者や家族が気づけるように手助けする**ことが看護師の役割です。高齢者や家族がこれでよかったと思えるゴールを目指しますが、そのとおりにな

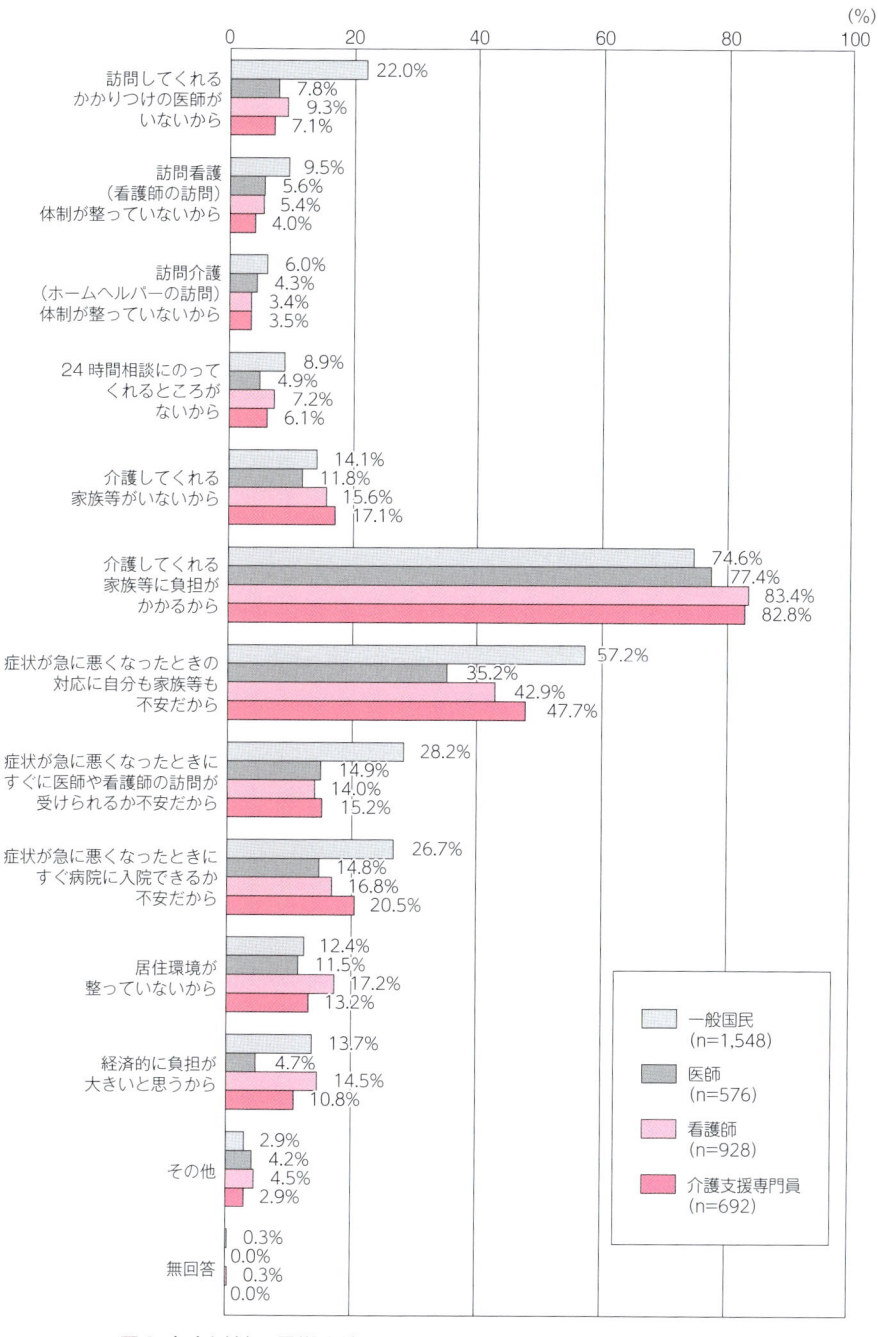

図3 自宅以外で最期を迎えることを選択した理由（文献2より転載）

らないこともあります。その場合、家族が後悔することがあるかもしれませんが、**できるだけその後悔を少なくしていく**ように調整することも看護師の大切な役割です。

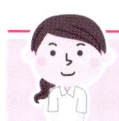 ## 退院支援のプロセス

ケアを受ける施設や場所が変わっても、患者が継続して良質なケアを受けられるよう

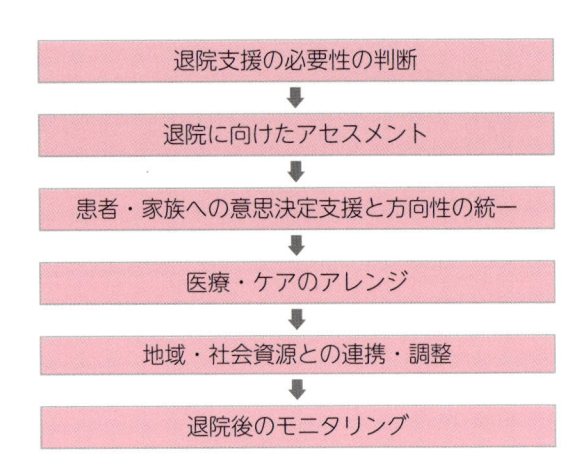

退院支援の必要性の判断
↓
退院に向けたアセスメント
↓
患者・家族への意思決定支援と方向性の統一
↓
医療・ケアのアレンジ
↓
地域・社会資源との連携・調整
↓
退院後のモニタリング

図4 退院支援のプロセス

にするためには、入院早期からの退院支援が必要です。在宅生活を実現するためにはどのような支援が必要か、在宅で介護するためにはどのような介護指導が必要か、またどのようなサービス利用が必要かなど、入院早期から退院後の在宅生活をイメージしながら退院支援を行います。具体的な退院支援のプロセスは、**図4**のような流れになります。

≫ 退院支援の必要性の判断

　入院目的や病状、入院前の生活状況、家族背景、制度利用状況などの情報を得て、できるだけ早期に退院支援の必要性のアセスメントを行います。医療処置などが継続する場合や病状の進行や長期臥床に伴う筋力低下、認知症の悪化などにより入院前に比べADLやIADL(instrumental activities of daily livingの略で、買い物や料理、洗濯、掃除などの家事全般や金銭管理、服薬管理など日常生活を送るうえで必要な動作を表す)が低下しているなど、入院前の生活と退院後の生活にギャップが生じる場合には、何らかの支援が必要です。また、入退院を繰り返す場合や在宅での介護が限界だった場合にも、入院中に医療・介護体制を整える必要があり、退院支援が必要です。

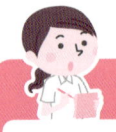

フレイル予防・対策

コラム

　加齢に伴って筋力や心身の活力が低下した状態、つまり健康な状態と要介護状態の中間の段階を「フレイル」といいます。高齢者は、入院をきっかけにフレイルが進行し、要介護状態に陥りやすくなります。

　そこで、2024年の診療報酬改定では、急性期に入院した早期から、フレイルを予防するためのリハビリテーション、栄養管理および口腔管理に多職種で取り組む体制に対して「リハビリテーション・栄養・口腔連携体制加算」が新設されました。急性期病院でのフレイル予防・対策が進むことが期待されます。

≫退院に向けたアセスメント

　病状や治療方針、セルフケア能力などから**「医療管理上の課題」**について、ADL・IADL、介護力、住居環境などから**「生活・介護上の課題」**についてアセスメントを行います。また、退院に向けたアセスメントをする際には、**高齢者本人や家族の意向も把握**しておく必要があります。どういう生活イメージをもっているか、本人のQOLをどのように保護していくのか、病気の理解や予後の受容も含めて「どう生きたい」「どこで看たい」と考えているかといった情報は、次の方向性の統一に向けてもとても大切です。

≫患者・家族への意思決定支援と方向性の統一

　患者・家族が病気や障害を理解し受け止め、療養場所・療養方法について意思決定できるよう支援し、退院に向けた目標などを患者・家族・医療チームで共有していきます。方向性が統一されなければ、具体的な退院支援を考えることはできません。

　しかし、認知症高齢者のように高齢者自身が自分の意思をうまく表現できないこともあり、このような高齢者の意思を理解し、意思決定を支えていくことはとても難しいことです。同時に看護師が高齢者の意思をくみとり意思決定支援を行っていくことは、とても重要なかかわりとなります。また、高齢者自身がうまく意思表示できない場合に、家族が代わりに意思決定を行う場合があります。このような場合には、**家族が後悔しない意思決定**ができるように支えていくことも大切です。

≫医療・ケアのアレンジ

　院内外の多職種が協働し、継続可能な医療管理方法や負担の少ない介護方法などを検討していきます。病院で行っている医療やケアをそのまま在宅にもっていくことはできませんし、医療機器やケア用品などについても同じものが在宅で使用できるとは限りません。在宅で高齢者自身あるいは家族、在宅ケア提供者が行えるように変えていく必要があります。

◉生活行為の細かな検討

　まず、退院後の生活において高齢者自身で何ができるのか、できない場合には誰がその代わりをするのかについて１つ１つ細かく検討していきます。例えば、食事について考えてみた場合、単に食事が自分で食べられるか、介助が必要かといった見方だけではなく、買い物に行けるか、必要な物が買えるか、食事の支度ができるか、火の始末ができるかなど食事に付随する一連の行為で検討していく必要があります。このような形で生活していくための行為１つ１つについてできること、できないことを明らかにし、できない部分はどうすればできるようになるのか、あるいはどのようにして補っていくのか、他職種も交えて検討していきます。

◉生活訓練や家族への指導

　次に、アセスメントに基づき、できない部分をできるようにしていくための生活訓練

や生活を支える家族への指導を行います。生活訓練は、**指導を行う看護師だけでなく高齢者自身も退院後の生活をイメージしながら行う**ことが大切です。何のための訓練かわからないと高齢者のやる気も起こりません。また、訓練を指導する看護師側も具体的な生活がイメージできていないと退院後の生活に必要な訓練内容を提案できず、せっかく行った訓練も役立たないということになりかねません。家族への指導もできる限り具体的に**その家族のレベルに応じた内容**で進めていくことが大切です。

≫ 地域・社会資源との連携・調整

　医療・福祉制度やインフォーマルなサービスを活用し、地域の関係機関・職種と連携して、高齢者が安定した療養生活を送れるよう環境を整え、サポート体制を構築していきます。

◉ サービスの選択

　まずは必要なサービスについて決定し、高齢者および家族の同意を得、利用するサービス機関と連絡を取り、調整を行います。そのためには、自分たちの住んでいる地域で利用可能な介護保険サービスにはどのようなものがあり、どのような内容で負担はいくらになるのかについて把握しておくことが必要であり、それらを参考にその高齢者に合ったサービスを選択していきます。どのサービスを利用するのかの決定権はあくまでも高齢者自身あるいは家族にありますので、決定できるだけの情報を提供していくことが大切です。

◉ サービス提供者を交えてのカンファレンスと患者・介護指導

　サービス提供者が決定すれば、サービス提供者を交えてのカンファレンスを開催し、退院後の生活について具体的な話し合いを進めていきます。**カンファレンスには高齢者本人、家族も同席**してもらいます。そうすることで、どのような人がサービスを提供してくれるのか知ることができ、サービスを利用する高齢者も家族も安心できます。サービス提供者側も具体的にどのようなサービスを提供すればよいのかイメージすることができ、スムーズに在宅に移行することができます。

　また、**在宅サービス提供者と病棟看護師が一緒に退院に向けて患者指導・介護指導を行う**ことも大切です。一緒に患者指導・介護指導を行うことで、指導内容の統一を図ることができるとともに、在宅サービス提供者にとっては今後どのようなケアを行っていかなければならないのかを知ることができ、不安の軽減にもつながります。

◉ 緊急時対応の決定

　退院後の生活準備において、緊急時の対応について準備することも必要です。在宅ケアにおいて高齢者本人、家族は何かあったらどうしようという不安をかかえており、その不安を軽減し、安心して在宅生活を送れるようにするために、緊急時の対応について決めておくことはとても大切なことです。

≫ 退院後のモニタリング

退院支援は上記5つのプロセスで終わりではなく、効果的な退院支援が行えていたかどうかを評価することが重要です。在宅ケア提供者から退院後の高齢者や家族の様子を聞いたり、高齢者本人あるいは家族から在宅生活の様子を聞いたりして、提供した退院支援が適切であったのかを評価していきます。退院支援の質を上げていくためにもモニタリング・評価は大事なプロセスであり、どのようにしてモニタリングや評価を行っていくのかも検討しておく必要があります。

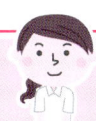

退院時サマリー作成時のポイント

退院時サマリーは、継続ケアを行うために必要な情報が記載され、継続ケアを行う側の不安軽減につながるようなものでなければなりません。サマリー作成の際は以下の点に留意します。

≫ 受け取り手がわかる用語を用いて記載する

退院時サマリー用紙は病院ごとに書式は異なりますが、退院時サマリーを受け取る側がわかりやすいように記載することが大事です。自分たちが日々使用している略語であっても、退院時サマリーを受け取る側にとってはなじみのない略語であったり、意味がわからなかったりすることもあるため、略語などの使用は避けるようにします。

≫ 入院中の指導内容を記載する

退院時サマリーには継続ケアのために必要な情報が記載されている必要があります。「継続ケアを行ううえでこの情報は必要か」といった視点でサマリー記載内容について吟味していきます。入院中に行った指導内容についても記載しておくことで、退院時サマリーを受け取った側は指導内容が守られているか確認することができるだけでなく、その指導内容の補足を行うことができます。具体的にどのようなことが指導されているかの情報がないと指導事項が守られているか確認することができないうえに、退院時に指導された内容と異なることを指導してしまうこともあり得ます。指導される内容に食い違いがあると、高齢者はどうしたらよいのか混乱してしまうことになります。このようなことが起こらないようにするためにも**指導内容については具体的に記載しておくことが大切です**。このとき、指導に使用したパンフレットなどがあればそれを退院時サマリーと一緒に渡すことも1つの方法です。継続ケアを行う側がケアを不安なく行えるようにするために、退院時サマリーにはケア実施時の留意点などについても記載しておく必要があります。

≫ 高齢者本人や家族の思いを記載する

　退院時サマリーの記載内容で最も重要な情報は、高齢者本人や家族の希望や思いです。どのような生活を希望しているのか、どのような状態になりたいと思っているのか、何を求めているのか、病気や障害をどのように受け止めているのかといったことについて知ることは、退院時サマリーを受け取った側にとって自分たちが何を行っていかなければならないのか、どのようにかかわればよいのかを考える材料となります。

　また、近年進められているアドバンス・ケア・プランニング（advance care planning；ACP）についての情報も記載することで、継続してACPについて話し合いを行っていくことができ、高齢者の望む医療・ケアを提供することができるようになります。

引用・参考文献

1) 内閣府. 平成29年版高齢社会白書（全体版）. https://www8.cao.go.jp/kourei/whitepaper/w-2017/html/zenbun/index.html（2024年10月閲覧）
2) 厚生労働省. 人生の最終段階における医療・ケアに関する意識調査報告書. https://www.mhlw.go.jp/toukei/list/dl/saisyuiryo_a_r04.pdf（2024年10月閲覧）

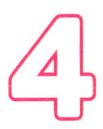

4　終末期のケア

西山みどり にしやま・みどり　医療法人甲風会有馬温泉病院 看護部長／老人看護専門看護師

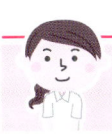

終末期のとらえ方

　高齢者の終末期を考えるとき、まずは**疾患別予後予測モデル**（**図**）[1] を知っておきましょう。この図でわかるように、①のがんのような悪性疾患は、亡くなる数カ月ぐらい前までは、日常生活を大きな問題なく過ごすことができ、最後の数カ月で病態が悪化し死に至るというケースが多くみられます。がんという疾患を患ってから、死を意識して生活するという点においては本人も家族も不安をかかえることになりますが、見方を変えれば、他の疾患に比べ予後予測がつきやすいことから、身辺整理をする、悔いのないよう生活するなど、残された時間を最大限有効に使って生活をすることもできます。

　しかし高齢者の場合、慢性疾患や認知症、老衰を経て死を迎えることも少なくはなく（**表1**）[2]、図内②の慢性疾患の増悪を繰り返すような場合には、どこまで治療を続けるのか、③の認知症や老衰の場合には、老いと疾患をどのようにみきわめるのか、何をもって治療の適応と考えていくのかなど、難しい点も多々あります。またいずれにせよ、こ

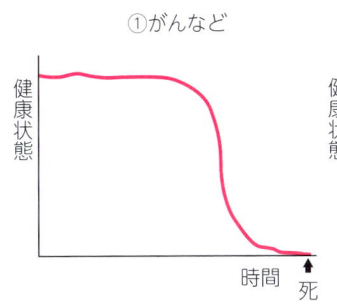

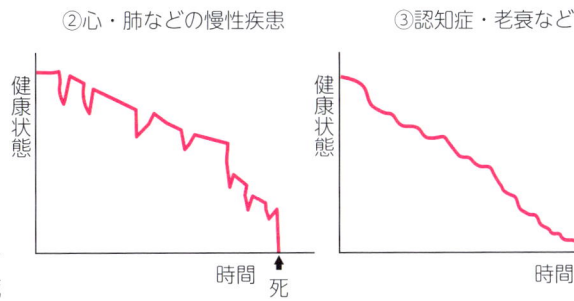

①がんなど

健康状態　時間　死

最後の数週間～数カ月まで比較的機能が保たれ、日常生活を送りながら最期を迎える。
本人、家族ともに死期の予測がつきやすいことから事前指示書の準備など行いやすいが、死を認識しなければならない苦痛もある。

②心・肺などの慢性疾患

健康状態　時間　死

慢性疾患の増悪を繰り返しながら最期を迎える。
本人、家族ともに今回の疾患の増悪が死につながるかどうかの予測がつきにくいため、どこまで治療をするのか判断が難しい。また疾患や障害を抱えての生活が長くなる、入退院を繰り返すなど家族の介護負担が大きくなる。

③認知症・老衰など

健康状態　時間　死

少しずつ疾患が進行したり、機能が衰えたりして最期を迎える。
食べられなくなったとき加齢によるものか疾患によるものかのみきわめが難しく、治療の対象となるかの判断が難しい。予後予測がつきにくく家族の介護負担が大きくなる。

図 疾患別予後予測モデル（文献1より作成）

表1 65歳以上の死因（2022年）（文献2より転載）

	第1位	第2位	第3位	第4位	第5位
65〜69歳	悪性新生物	心疾患	脳血管疾患	不慮の事故	肝疾患
70〜74歳	悪性新生物	心疾患	脳血管疾患	肺炎	不慮の事故
75〜79歳	悪性新生物	心疾患	脳血管疾患	肺炎	不慮の事故
80〜84歳	悪性新生物	心疾患	脳血管疾患	老衰	肺炎
85〜89歳	悪性新生物	心疾患	老衰	脳血管疾患	肺炎
90〜94歳	老衰	心疾患	悪性新生物	脳血管疾患	肺炎
95〜99歳	老衰	心疾患	悪性新生物	脳血管疾患	肺炎
100歳以上	老衰	心疾患	脳血管疾患	肺炎	悪性新生物

のような長期にわたる経過をたどる可能性が高い高齢者の家族には、介護負担だけでなく、経済的負担も大きな問題となっていきます。このような背景から、日本老年医学会では、高齢者の終末期を次のように定義しています。

「終末期とは、病状が不可逆的かつ進行性で、その時代に可能な限りの治療によっても病状の好転や進行の阻止が期待できなくなり、近い将来の死が不可避となった状態とする」[3]

この定義からもわかるように、高齢者の終末期を、悪性疾患のように死の数カ月前からという明確な区切りで表すことはできません。それゆえに、**高齢者看護を行っていくことは、中長期先にある高齢者の最期を意識した看護を行っていくこと**といえます。そのため日ごろから、高齢者が残された時間を人間らしく、その人らしく過ごせるようケアしていくことが求められます。

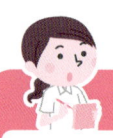

アドバンス・ケア・プランニング（ACP）の考え方　コラム

　アドバンス・ケア・プランニング（advance care planning；ACP）とは、将来の変化に備え、将来の医療およびケアについて、本人を主体に、その家族や近しい人、医療・ケアチームが、繰り返し話し合いを行い、本人による意思決定を支援する取り組みのことです[4]。これにより、本人が意思決定困難になった場合でも、本人の意思をくみ、できる限り本人の望む医療やケアが受けられるようにすることを目指します。

　アドバンス・ケア・プランニングという言葉そのものが市民権を得つつありますが、わが国では、厚生労働省が2018年に「人生会議」という愛称をつけました。愛称で呼ぶことで、より多くの国民にこれに取り組んでもらいたいとの考えからです。というのも、終末期にある患者さんの70％が意思決定能力を失っているとの報告もあり、将来を見据えた話し合いは、望ましい最期を迎えるうえで必須の取り組みなのです。

　しかしながら、日本は文化的な背景から死をタブー視する傾向にあるため、こうした話し合いを進めていくのは簡単ではないかもしれません。ここで大事なことは、ただ終末期

の医療をどうしたいかということだけではなく、どのように暮らしたいかということに焦点を当てることです。すなわち、本人の価値観や信念、人生観、希望、死生観などに焦点を当て、最期までどのように生き、人生をどのように終えたいのかを、ともに考えていきます。加えてこれはプロセスであり、一度話し合えばよいというわけではありません。例えば、体調のよいときとそうではないときに考えることや、配偶者が元気でいるときとそうではないときに考えることは、恐らく違うでしょう。

そこで、わが国では、11月30日（「いいみとり」「いいみとられ」の語呂合わせ）を「人生会議の日」とし、年に一度は、望ましい最期について考える日にしてほしいとしています。そして、この話し合いの内容は、かかりつけ医などの医療従事者や家族といった人たちと共有し、記録に残しておくことが大事であるとされています。

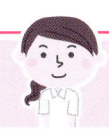
終末期にある高齢者像

高齢者の予後予測は難しいですが、終末期のころには、眠っている時間が増える、食べられなくなる、便秘になる、浮腫が目立つ、呼吸困難がある、せん妄を起こすなどの症状がみられることが多くなります。そして、さらに死期が迫り、臨死期を迎えると、痛みなどの強い刺激にも反応しなくなり、呼吸のリズムや深さが変化し、尿量が減り、手指の冷感が目立つといった状態などがみられるようになります。

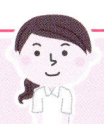
終末期ケアを担う看護師に求められるもの

ひとりの高齢者の看取りにかかわらせていただくことは、同じ人間として、またこれからもケアを続ける看護師として、非常に大きな学びの場となります。たとえ高齢者と共有できた時間は限られたものであっても、誠心誠意、看取りに向けてケアができたとき、必ず高齢者の英知を垣間見ることができ、その場にかかわらせていただけたことに感謝することでしょう。死を迎えようとする高齢者の前では、自分の無力さを感じるかもしれません。しかし高齢者の長い人生に敬意を払い、献身的に尽くすことができれば、高齢者の死から多くのことを学ぶことができるでしょう。

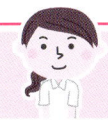
終末期ケアの実際

≫高齢者を全人的にケアする

高齢者のニーズを把握するには、当然、身体面をアセスメントするだけでは不十分で

表2 高齢者の微弱なサイン（文献5を参考に作成）

「心地よい状態」7項目	「心地悪い状態」6項目
● 穏やかな表情（顔に緊張がない） ● 身体の力が抜けている（リラックスしている、身体に筋緊張がない） ● 目に輝きがある、目に力がある ● 笑顔 ● 満足げな表情 ● 問いかけに応じてくれた（応じようとした） ● 気持ち良さそうに寝ている（安心した表情、窮屈そうでない）	● ケア（介護、看護、治療）に対して拒否的なしぐさがあった ● 苦痛、痛み、不快感の表情、言動 ● 沈んだ表情、暗い表情 ● 周囲を警戒する（周囲を気にする、逃げようとする　など） ● かかわられる（身体に触れられる、声をかけられる）と身体が緊張する ● 怒り、いらつきの表情、言動（ベッド柵を叩く、叫ぶ　など）

あり、心理面、社会面、スピリチュアル面と全人的にアセスメントをしてニーズを把握し、ケアを行っていく必要があります。例えば、終末期の痛みは動けないことによるものだけではなく、家族が側にいてくれない寂しさ、人生を終える日が近づいている苦しみが痛みとなって現れていることもあります。高齢者のニーズを全人的にアセスメントしケアできてこそ、限りなくQOLを高めることにつながるといえます。

≫ 緩和ケアを実践する

　高齢者が望む終末期の過ごし方として、苦痛が緩和される、延命処置を受けない、身辺整理ができる、家族に囲まれて死を迎えるというものがあります[2]。誰でも最期のときは、苦しみや痛みがないことを望むでしょう。しかし看護師は、「苦しい」「痛い」と訴えることができる人の苦痛はキャッチできても、訴えることができない人の苦痛をキャッチすることは苦手ではないでしょうか。終末期にある高齢者から発せられる苦痛のサインは微弱であり（**表2**）[5]、こちらが気づかなければ高齢者がケアを受けることができない場合も多くあります。そのためとくに終末期ケアに携わる看護師は、**日ごろ以上に五感をフルに使い高齢者の苦痛を想像し、察し、くみとるよう努める**必要があります。「この姿勢では腰が痛いのではないか」「口が汚れて気持ち悪いのではないか」「慣れない環境で不安ではないか」「聞き慣れた娘さんの声がせず寂しいのではないか」など、高齢者の苦痛を1つでも多くキャッチし、ケアを実践していくことが、高齢者に対する緩和ケアにつながります。

　また腎機能や消化機能の衰えた高齢者にとっては、過剰な点滴や栄養剤の注入が浮腫や嘔吐につながり、かえって苦痛を増す結果を招くということも十分考えられます。本来、医療はQOLを高めるためのものであり、医療により苦痛が増す、まして終末期において医療に苦しめられるということは、決してあってはならないことです。終末期にある高齢者に対しては、つねにふさわしい医療のあり方を、医師を含めたチームで考えていくことが重要です。と同時に、家族にも**いかなる場合も医療が最優先ではないこと、むしろ穏やかな最期には時に医療は不要であること**を説明していく必要があります。

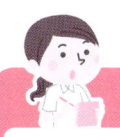

コラム

お迎え体験

　臨死期にある人が、そこにいるはずもない（すでに亡くなっている）両親や兄弟が「会いに来た」と存在を身近に感じたり、話そうとするような場面にあったことはないでしょうか。これは「お迎え体験」といわれるもので、亡くなる4割以上の人が経験するといわれています。また、この体験をした人は、残りの時間を穏やかに安らかに過ごせるともいわれています。死の直前で「おかしくなった」ととらえるのではなく、「会いたい人に会えてよかった」と共感することが大切です。

≫ 尊厳を保つ

　人の手を借りながら生活をしている高齢者は、自尊心が低下せざるを得ない状況になることが多くあります。自尊心の低下は苦痛以外の何ものでもありません。例えば、目やにが付いたまま寝かされる、食べたくないのに食事を介助される、入浴したいのに入れてもらえないなど、日常のあらゆる場面で自分の考えや感情を押し殺さなければなりません。このようなときは、誰でも自尊心が低下するでしょう。看護師は、高齢者のこのような思いに十分配慮し、人の手を借りながら生活するなかでも、高齢者が自尊心を保ち、QOLを高く保つことができるようにしなければなりません。具体的には、**高齢者から発せられる微弱なサインをキャッチしながら、日々のケアをていねいに行い、清潔と安楽を最優先していく**ことが求められます。

　加えて、たとえ自ら訴えることができない高齢者も、意思をもったひとりの人間であるということを忘れないようにすることが大切です。声をかけずにいきなりケアを始める、高齢者に関係のない話をしながらケアをするなど、高齢者が意思ある存在であるということを忘れているかのような場面に遭遇することがあります。もし自分が思いを表せない高齢者であったらどのような気持ちになるかを想像すれば、おのずとどのように行動すればよいかがわかるでしょう。

≫ 家族を支える

　家族の悲しみは、高齢者が亡くなってからわき起こる感情ではありません。とくに高齢者の場合、家族はこれまで多くの時間を共有しており、日に日にこれまでの父親像、母親像、配偶者像と異なり弱っていく姿を目の当たりにしながら最期のときを迎える家族の悲しみは、われわれの想像以上のものでしょう。看護師は、高齢者が病院や施設にいると、家族は介護を担わずに楽をしているととらえる場合もありますが、家で過ごさせてあげられなかったと悔やみ、罪悪感をもつ家族も多くあります。高齢者の最期の場所に限らず、**家族が「できる限りのことはしてあげることができた」と感じ、後悔の念が残らないよう、つねにねぎらい支えていく**ことが必要です。加えて高齢者の穏やかな

最期の姿は、家族の心の安寧につながるため、これまで述べてきたケアに真摯に取り組むことが必要です。

≫ 多職種チームの連携を強くする

　「最期までお手洗いには行きたい」「住み慣れた家で最期を迎えたい」「一口でもいいから味わいたい」など、高齢者のかかえるさまざまなニーズを満たすには、当然、看護師の力だけでは不十分であり、多職種チームの連携を強化していく必要があります。そのなかで、医療と生活の両方を考えることができる職種は看護師であり、看護師が積極的にチームの調整役を担うことが望まれます。よく「医師がいつまでも点滴を止めない」など、医師とうまく協働できない状況を耳にしますが、医師と十分に対話できているでしょうか。医師がどのような考えをもっているか、把握できているでしょうか。チーム医療を実践していく場合、**チームメンバー間の対話は重要であり、その際、看護師も自分たちのケアを言語化し伝えていく**ことが求められます。

引用・参考文献

1) Lynn, J. Perspectives on care at the close of life. Serving patients who may die soon and their families : the role of hospice and other services. JAMA. 285 (7) , 2001, 925-32. (篠田知子訳)
2) 厚生労働省. 令和 4 年 (2022) 人口動態統計月報年計 (概数) の概況. https://www.mhlw.go.jp/toukei/saikin/hw/jinkou/geppo/nengai22/dl/gaikyouR4.pdf (2024 年 10 月閲覧)
3) 日本老年医学会. 日本老年医学会の立場表明 2012. http://www.jpn-geriat-soc.or.jp/tachiba/jgs-tachiba2012.pdf
4) 日本医師会. アドバンス・ケア・プランニング (ACP). https://www.med.or.jp/doctor/rinri/i_rinri/006612.html (2024 年 10 月閲覧)
5) 湯浅美千代ほか. 重度認知症患者に対するケアの効果を把握する指標の開発 (第 1 報) : 心地よさ "Comfort" の概念を取り入れた指標の事例適用. 千葉看護学会会誌. 13 (2), 2007, 80-8.
6) 荒木亜紀ほか. 地域在住高齢者の終末期の過ごし方の希望とその準備に関連する要因の検討. 日本在宅ケア学会誌. 14 (1), 2010, 73-84.
7) 正木治恵ほか編. 老年看護学概論. 東京, 南江堂, 2011.
8) 西山みどり. 総合病院における老人看護専門看護師の活動の実際. 看護管理. 17 (11), 2007, 950-2.

第2章

高齢者に起こりやすい生活上の問題

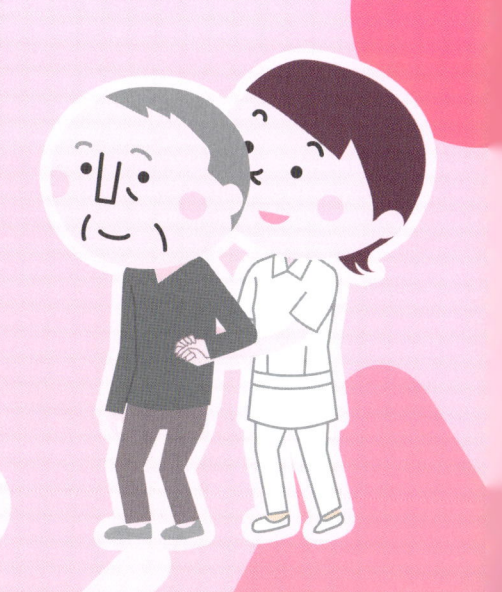

1　スキントラブル・褥瘡

間宮直子 まみや・なおこ　社会福祉法人恩賜財団済生会支部大阪府済生会吹田病院 副看護部長／
皮膚・排泄ケア特定認定看護師

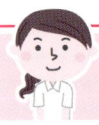

なぜ起こる？

≫ 高齢者の皮膚の特徴

　高齢者のスキントラブルを知るには、高齢者の皮膚の特徴を理解しなければなりません。まず高齢者では、老化により細胞分裂能が低下し、表皮の回転周期（ターンオーバー）の延長が起こります。これは新陳代謝が悪くなった状態といえます。また、有棘細胞層の減少、表皮突起消失による表皮の平坦化は皮膚を**菲薄化**させ（**図1**）、表皮は皮野・皮溝が不明瞭となり、光沢を帯びたようになります。このような平坦化した表皮では、機械的刺激によって、表皮の最下層にある基底膜がはがれやすい状態になっています[1]。

　毛包、皮脂腺の萎縮によって、汗や皮脂分泌の低下と細胞間脂質（セラミド）の減少が起こると、バリア機能を果たす皮脂膜が形成されにくくなります。これにより皮膚の保湿機能が低下し、**ドライスキン**を引き起こします（**図2**）。また、水分保持能力や皮脂分泌機能が衰えることで皮膚の硬さは増し、**弾力性も低下**します。膠原線維（コラーゲン）の繊細化、皮下脂肪の減少、毛細血管の脆弱化なども起こり（**図3**）[1, 2]、有棘層内のランゲルハンス細胞の減少は、**皮膚の免疫反応の減退**を起こすと考えられています[3]。

≫ スキントラブルのリスク

　高齢者の皮膚の特徴からスキントラブルのリスクを考えると、皮膚の菲薄化や弾力性の低下により軽微な外力でも**皮膚裂傷（スキン-テア）**が起こりやすく、バリア機能の低下により、機械的刺激や化学的刺激を受けやすくなります。また、便や尿など排

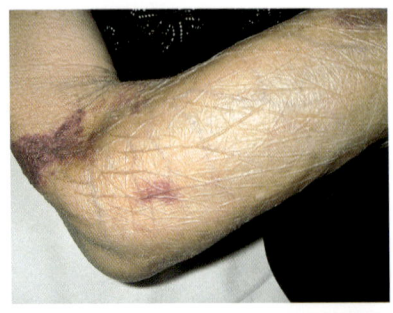

図1 菲薄化、弾力性低下、老人性紫斑

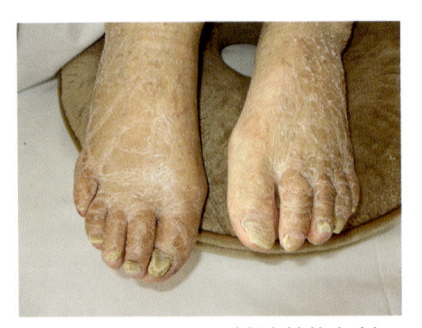

図2 ドライスキン（老人性乾皮症）

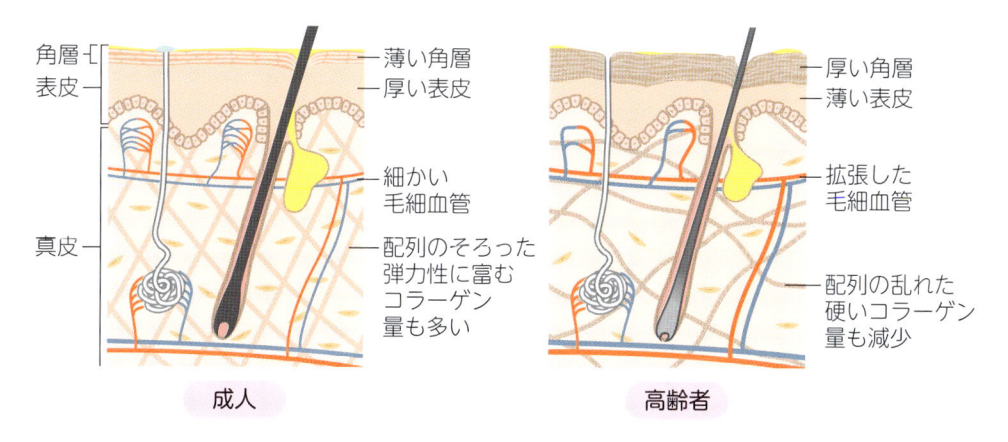

角層 — 薄い角層
表皮 — 厚い表皮
　細かい毛細血管
真皮 — 配列のそろった弾力性に富むコラーゲン量も多い

成人

厚い角層
薄い表皮
拡張した毛細血管
配列の乱れた硬いコラーゲン量も減少

高齢者

図3 成人の皮膚と高齢者の皮膚の違い（文献1、2より作成）

泄物が皮膚へ付着すると、その排泄物の刺激によって**失禁関連皮膚炎（incontinence associated dermatitis；IAD）**を起こすことがあります。失禁や発汗などによる皮膚の浸軟では皮膚免疫反応が減退するため、**皮膚真菌症**なども起こります。さらに、ドライスキンによる皮膚瘙痒症は、掻傷などのスキントラブルのリスクをさらに高めます。

　高齢者では、このような皮膚の脆弱化があるうえに、可動性や活動性の低下により局所に圧迫がかかり続けたり、摩擦・ずれにより頻回の剪断力がかかったりすると、**褥瘡**の発生リスクは非常に高くなります。

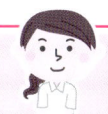

日常のケア

≫ 高齢者の予防的スキンケア

　スキントラブルを予防するためには、まず原因を排除することが重要です。次に脆弱な皮膚の耐久性を保持し、軽微な外力による損傷や感染症から皮膚を守らなければなりません。すなわち、**バリア機能を保持**しながら**2次損傷を予防**するスキンケアを行うことが必要であり、この考え方を**予防的スキンケア**といいます（**表1**）。

◉ **愛護的な洗浄（清拭）**

　とくに脆弱な皮膚は、ダメージを与えないよう石鹸を**十分に泡立てた厚みのある泡で洗浄**することが推奨されています。泡の界面活性剤が、皮膚から汚れを引き離す役割を

表1 予防的スキンケアの3原則

● 愛護的な洗浄（清拭）
● 保護
● 保湿

します。すでに界面活性剤が入った液体のものもあり、拭き取るだけで汚れを取ることができます。

⊙ 保護

失禁がある場合、皮膚の浸軟を招き皮膚や組織の耐久性が低くなります。バリア機能を補うための**撥水性クリーム**などで保護することが必要です。

⊙ 保湿

日常的に保湿剤を塗布してバリア機能を保持し、乾燥から皮膚を守るケアが重要です。熱いお湯での入浴、頻回の洗浄、過度に皮膚を擦るなどの行為は、バリア機能を失わせ、ドライスキンを助長させてしまいます。洗浄剤のなかには、保湿成分が配合されているものも多く販売されています。

⊙ 褥瘡予防

予防的スキンケアで清潔保持やドライスキン・浸軟の予防に努める以外に、**体圧分散寝具の使用**や**ポジショニング**で、圧迫や摩擦・ずれを予防します。関節拘縮がある場合、思わぬところに褥瘡が発生することも少なくありません。密着し、圧力がかかり合う2つの皮膚面をピローなどで同時に除圧します。力任せに押し込むことは、拘縮を強めるだけでなく、スキントラブルを起こすこともあるので注意が必要です。また、低栄養状態であれば、組織耐久性が低下するうえに骨も突出してくるため、褥瘡発生リスクはさらに高くなります。経口摂取が十分でない場合は、補助食品やビタミン、ミネラルなどが調整された栄養剤を使用することも検討します。もちろん、栄養状態だけでなく血圧などの全身管理で健康状態を維持することがいちばんの予防ケアであるともいえます。

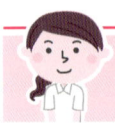

症状別のケア

≫ スキン-テア（皮膚裂傷）（図4〜6）

⊙ どんな症状？

摩擦・ずれによって、皮膚が裂けて生じる真皮深層までの損傷（部分層損傷）をスキン-テア（皮膚裂傷）といいます[4]。**高齢者の四肢に発生しやすく**、非常に強い痛みを伴うため、予防が重要と考えられています。**図4**は吸痰時に抵抗する手を医療者が握ってできた損傷です。ねじれるような外的刺激（剪断力）によって脆弱な皮膚にスキン-テアが発生しました。**図5**は転倒したときの打撲によるもの、**図6**は医療用テープを剥がしたことで発生しました。

⊙ アセスメント

発生要因は、表皮の菲薄化や弾力性の低下などによる皮膚の脆弱化です。軽微な外力でも損傷を引き起こし、浮腫などによる菲薄化も発生リスクを高くします。アセスメントでは、損傷の原因、部位や程度・形状をみなければなりません。

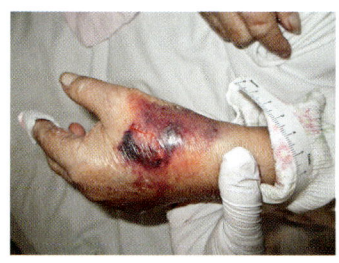
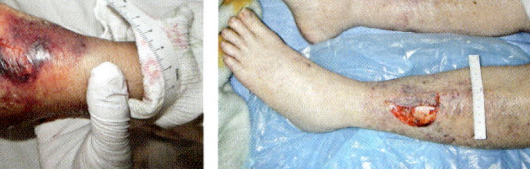
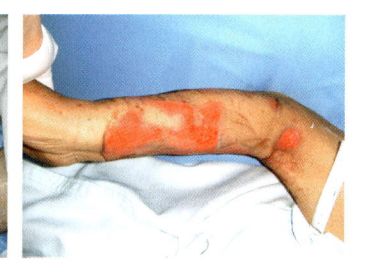

図4 スキン-テアによる皮膚の損傷　**図5 打撲による皮膚の損傷**　**図6 テープの剝離による皮膚の損傷**

表皮が真皮から剝離する分層損傷なのか、表皮と真皮が皮下脂肪組織から剝がれる全層損傷なのか、すなわち表層か深層かの程度をみることは、その後のドレッシング材の選択をするために必要です。「皮弁の有無」と「皮膚あるいは皮弁の色調」でアセスメントする5つの分類をSTAR分類システム[4]といいます。

スキン-テアの原因には、転倒・打撲などの外的刺激や医療用テープの剝離刺激があります。原因を探す場合、その部位に何があったのかを確認することが必要です。例えば、スキン-テアの発生部位がチューブなどを固定していたテープの位置や採血時に駆血帯を締めた位置と一致していないかなどをみます。

転倒などによる皮膚の損傷は衣服などで保護されていない上下肢に多いです。せん妄などで周囲の設備に身体をぶつけてしまうことや、拘縮が強い場合の体位交換時に四肢の一部がベッド柵に当たってしまうなど、介護者が気づいていない状態で起こることもあります。このようなスキン-テアのリスクを抽出するためには、リスクアセスメント表（**表2**）[4] を用いて評価します。

◉ケア

打撲時に多いスキン-テアのケアは、損傷部を愛護的に洗浄し、めくれた皮弁を可能な限りもとに戻してドレッシング材などで保護します。創面の適度な湿潤環境の保持や創面を保護する目的で使用するドレッシング材は、**剝離刺激がやさしいもの**を使用しなければなりません（**表3**）。剝離による刺激は皮弁の癒着や治癒を遅延させるだけでなく、悪化させることもあります（**参照**〈ケース1〔後述〕〉）。損傷部からの滲出液をみて、**周囲皮膚が浸軟しないようにする**ことも、治癒を促進させるポイントです。

再発予防のケアとして、転倒や打撲であれば、転倒しやすい場所に衝撃を吸収するものを敷く、原因となりやすいものを排除するなど、環境の整備が必要です。医療用テープの剝離刺激であれば、剝離剤などを使用して愛護的に剝離するようにします。皮膚にテンションをかけて貼らないよう手技の統一も必要です（**図7**）。また、シリコンやゲル素材など、剝離刺激がやさしいテープを選択します。

≫ 失禁関連皮膚炎（IAD）（図8、9）

◉どんな症状？

尿または便（あるいは両方）が皮膚に接触することで起こる皮膚炎を失禁関連皮膚炎

表2 スキン-テアのリスクアセスメント項目（文献4より転載）

個体要因のリスクアセスメント	
全身状態	皮膚状態
• 加齢（75歳以上） • 治療（長期ステロイド薬使用、抗凝固薬使用） • 低活動性 • 過度の日光曝露歴（屋外作業歴、レジャー歴） • 抗がん薬、分子標的薬治療歴 • 放射線治療歴 • 透析治療歴 • 低栄養状態（脱水含む） • 認知機能低下	• 乾燥、鱗屑 • 紫斑 • 浮腫 • 水疱 • ティッシュペーパー様 　（皮膚が白くカサカサして薄い状態）

上記のうち、1つでも該当すれば、次の「外力発生要因のリスクアセスメント」に進む

外力発生要因のリスクアセスメント	
患者行動 患者本人の行動によって摩擦・ずれが生じる場合	管理状況 ケアによって摩擦・ずれが生じる場合
• 痙攣、不随意運動 • 不穏行動 • 物にぶつかる（ベッド柵、車いすなど）	• 体位変換・移動介助（車いす、ストレッチャーなど） • 入浴・清拭などの清潔ケアの介助 • 更衣の介助 • 医療用テープの貼付 • 器具（抑制具、医療用リストバンドなど）の使用 • リハビリテーションの実施

外力発生要因の該当項目数が1個以上該当するか？
□はい：**スキン-テアの発生と再発の予防ケア実施**　　　□いいえ

表3 剥離刺激の軽減を期待できる主なドレッシング材

分類	接触面	商品名	特徴		2次ドレッシング	保険区分
シリコーンドレッシング	粘着性	ハイドロサイト®ADジェントル	創面接触層がシリコーンゲルの粘着剤で、吸収層の高親水性ポリマー（PEG）を使用して、滲出液をコントロールするポリウレタンフォーム材	剥離刺激が非常にやさしい。創確認のために一度剥がしても再貼布が可能	2次ドレッシングが不要	皮下組織に至る創傷
		メピレックス®ボーダー	創面接触層がソフトシリコンの粘着剤で、多層性の吸収部により滲出液をコントロールするポリウレタンフォーム材			
		メピレックス®ライト	創面接触層が薄型のシリコンであるポリウレタンフォーム材			真皮に至る創傷
		ハイドロジェントルエイド®	剥がす際の疼痛が軽減でき、防水仕様で肌に優しい、シリコン粘着剤のポリウレタンフォーム材			
		フォームライト®	創面はシリコンで薄くてやわらかい、防水の外層をもつポリウレタンの吸収パッド			保険対象外
		エスアイエイド®	シリコーンゲルメッシュと吸収層が一体となった構造のドレッシング材			
非固着性ドレッシング	非粘着性	デルマエイド®	高吸収コットンパッドの両面に、創に固着しにくいフィルムを使用した創傷用パッド	比較的安価なため、長期の在宅ケアなどに使用しやすい滲出液吸収パッド	2次ドレッシングや固定手段が必要	
		メロリン®	多孔性ポリエステルフィルムで、滲出液を素早く吸収して創部の固着を防ぐ、3層構造の創傷パッド			

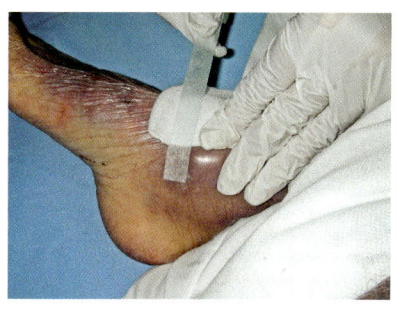
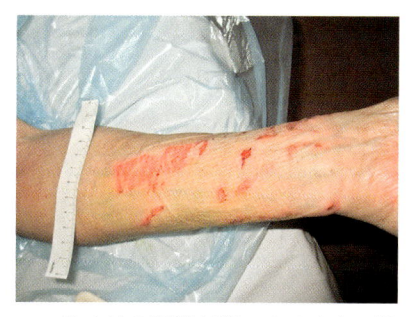

脆弱皮膚にテンションをかけてテープ
を貼ると剥離刺激などの2次損傷を招
きやすい

フィルム材の剥離刺激による表皮の損
傷。テンションがかかっていたと推測
された

図7 皮膚にテンションをかけて医療用テープを貼った場合

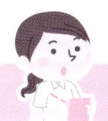

在宅医療におけるケア

コラム

　高齢者施設への訪問ケアで感じることの一つに、靴下を脱いだときに舞い散る「粉（落屑）」
があります。施設全体で統一した保湿ケアを提供しているところは、「粉」が舞わないだけ
でなく、スキントラブルも少ない印象です。
　海外の高齢者施設で保湿剤を1日2回塗布したところ、スキン-テアが半減したという報
告[5]があります。皮膚の潤いを保つことは、最強の保護対策なのかもしれません。

（IAD）といいます[6]。失禁や多量の発汗によるおむつ内の高温多湿が皮膚のバリア機
能を低下させ、そこに刺激が強い排泄物が付着することによって発赤やびらん、表皮剥
離などのスキントラブルが起こります（**化学的刺激**、**図8**）。

　おむつ内の湿潤で皮膚の浸軟があれば、組織耐久性は低下するため、摩擦などの刺激
によって容易に皮膚は損傷します（**機械的刺激**、**図9**）。洗浄や清拭時の擦るという行為が、
バリア機能を低下させるだけでなく表皮を削いでしまうことで、びらんや表皮剥離が起
こります。このようなびらんがあると、排泄時や洗浄時にしみるような痛みを訴える場
合があります。

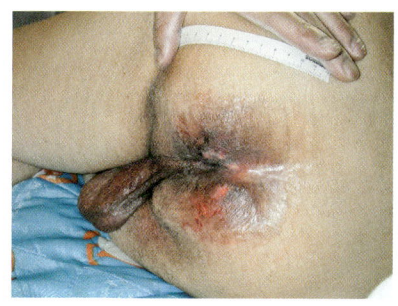

**図8 化学的刺激によるおむつ内の
　　スキントラブル**

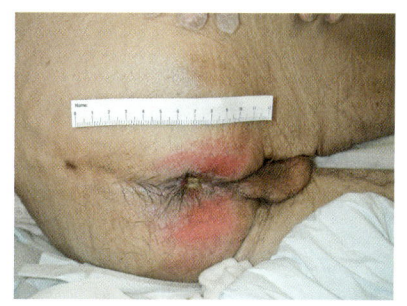

**図9 機械的刺激によるおむつ内の
　　スキントラブル**

◉ アセスメント

皮膚はpH4.5〜6.0の弱酸性です。尿は通常pH5.5〜7.5で、体外に排泄された直後は皮膚を刺激しませんが、感染尿になるとpH7.5〜8.0とアルカリに傾いていることが多く、この接触が持続すると皮膚に強い刺激を与えます。便はアルカリ性で、腸管で水分吸収が十分に行われていない水様便であるほど、消化酵素を含んだ刺激の強い排泄物となります。また、水様になるほど皮膚に付着する面積も広くなるためスキントラブルが起こりやすくなります[7]。失禁の状態を知り、皮膚への刺激の程度をみることが必要です。

このIADをアセスメントするツールとして**IAD-set**（アイエーディ・セット）[6] があります。IAD-setの「set」は、skin（S）、excrement（E）、tool（T）を指し、**皮膚の状態**と**付着する排泄物のタイプ**の2つを評価します。皮膚の状態は、尿や便の付着しやすい体の8つの部位の「皮膚障害の程度」と「カンジダ症の疑い」を評価し、付着する排泄物のタイプは「便」と「尿」について評価します[6]。これはスコアで経過をみるツールですが、アセスメントとして皮膚と排泄物を観察することが重要であることがわかります。

また、湿潤が強い皮膚においては、強く擦ることや頻回の洗浄だけでなく、おむつ交換時に勢いよく引き抜くことや、おむつが大き過ぎるときに生じる皮膚との摩擦なども機械的刺激になります。

◉ ケア

おむつ内にスキントラブルが生じている場合は、これ以上の刺激（化学的・機械的刺激）を与えないようにして、皮膚の湿潤を予防します。

適切な高分子吸水ポリマー入りの紙おむつや尿取りパッドなどを使用して、**排泄物が皮膚に持続して接触しないように**します。失禁のたびにおむつ交換をすることも1つの方法ですが、排泄量に適した吸収量のおむつやパッドを選択し、**交換回数を減らす**ことも機械的刺激の軽減となり効果的な場合があります。

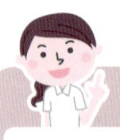

後期高齢者に対するケア コラム

ある病院で、失禁関連皮膚炎（IAD）の報告が爆発的に増加しました。そこで、「擦りすぎ」という機械的刺激を少しでも軽減できればということで、看護師および介護者全員にサニーナスプレー® などのおしり拭き用の薬用清浄剤を渡し、殿部を清拭する際にこのオイルを必ず使用するようにしたそうです。そして、その結果、短期間でIADが目に見えて減ったということです。

このことから、バリア機能を破綻させるような力加減で清拭する人が誰か一人でもいれば、スキントラブルが発生してしまうのかもしれないということがわかります。

滲出液が多い、皮膚の損傷が深い、水様便の場合などは、ストーマ用品の**粉状皮膚保護剤**で保護する方法があります（**参照**〈ケース2〔後述〕〉）。

　炎症が強い場合は、一時的にステロイド外用薬を使用することもありますが、カンジダ症などの皮膚真菌症が併発している場合は増悪することがあります。また、ワセリンの長期的な塗布は浸軟を助長させることもあり推奨されていません。

> **≫ 皮膚真菌症**

◉ どんな症状？

　皮膚の真菌感染症には、**カンジダ症**と**白癬（皮膚糸状菌症）**があります。カンジダ症は密閉された湿潤した環境で発生し、白癬は角質層の感染のため乾燥した状況でも進行することがあります[8]。

　カンジダ症は乳房下、腋窩、会陰部などの皮膚同士が密着し、摩擦が生じる場所（間擦部）に好発し（**図10**）、境界明瞭な紅斑、小膿疱、びらん、辺縁の鱗屑がみられます[9]。また、おむつ内のIADの併発が多くなります。

　白癬は、足に生じるものはいわゆる「水虫」といわれ、じめじめとした高温多湿で増殖しやすく、靴下で蒸れやすい足の裏や足趾間に発生しやすいです（**図11**）。白癬の半数以上を足白癬が占めるといわれ[10]、高齢者では、爪の肥厚や白〜黄色に濁る「爪白癬」が多い傾向にあります。

　白癬は、皮膚の浸軟、化学的刺激や機械的刺激でバリア機能が低下しているうえに、栄養状態の低下や不潔などの環境要因が加わることによって発症します。また、悪性腫瘍や糖尿病、抗菌薬やステロイド薬の長期連用も発生誘因となります。

◉ アセスメント

　発生している部位や発赤などのスキントラブルの状態、その皮膚の湿潤などの状況をみます。病変部の顕微鏡所見で、カンジダと白癬との鑑別は可能となります。カンジダは常在菌なので健常人には問題が生じなくても、高齢者など免疫反応が減退している場合に起こりやすくなります。汗や失禁などによる汚染で皮膚の湿潤が強い状態であれば

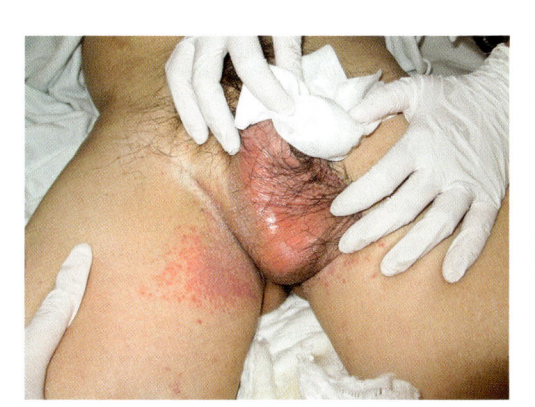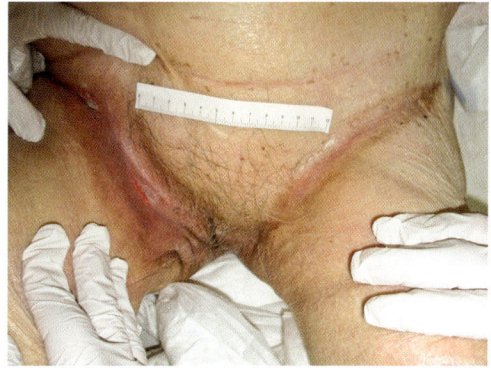

図10 カンジダ症

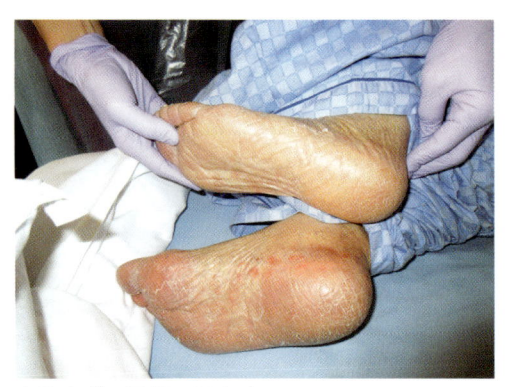

土踏まず・足縁の足白癬

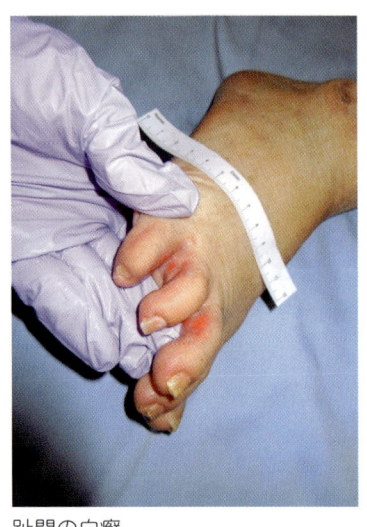

趾間の白癬

図11 白癬

発生しやすいと考えられます。

◉ケア

　抗真菌外用薬が中心となりますが、**清潔の保持**と**湿潤予防**が重要です。おむつ内の IADケアと同様であり、化学的刺激と機械的刺激の軽減にも努めます。皮膚同士の摩擦 が生じる場所（間擦部）に、吸水性のある不織布などを挟むことで湿潤が軽減すること もあります。

≫胃瘻周囲のスキントラブル（図12、13）

◉どんな症状？

　胃瘻は、胃に直接栄養を入れるために開けられたお腹の小さな口です。この胃瘻の周 囲皮膚に湿潤や汚染が持続すると、発赤、びらん、表皮剥離などのスキントラブルを生 じることがあります。

◉アセスメント

　皮膚の湿潤によって生じるスキントラブルと同様に、湿潤以外に何が原因なのかをみ ます。瘻孔周囲から胃内容物が漏出する場合は化学的刺激となり、胃瘻チューブによる 持続的な圧迫などの機械的刺激では皮膚損傷や不良肉芽が生じます。

◉ケア

　図12のような胃瘻周囲に発生した皮膚炎やカンジダ症は、強く擦り過ぎないようし て清潔にします。抗真菌外用薬を使用しますが、大切なのはおむつ内のスキントラブル や皮膚真菌症と同様、**瘻孔周囲皮膚の湿潤を軽減**させることです。また胃瘻のバンパー を回転させることで**皮膚損傷を予防**します。チューブ型の胃瘻の場合は外部ストッパー を緩めるなどの対処を行う必要があります。

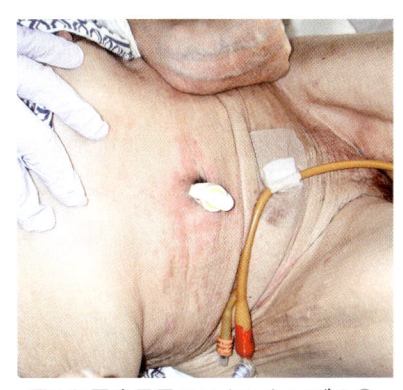

図12 胃瘻周囲のスキントラブル①
皮膚炎と一部真菌感染（カンジダ）もある。円背と全身拘縮が強い

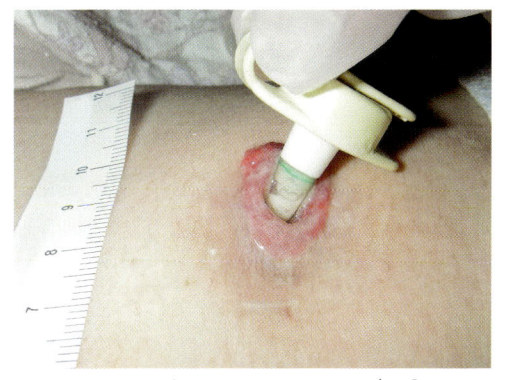

図13 胃瘻周囲のスキントラブル②
瘻孔周囲に発生した不良肉芽。少量の滲出液がある

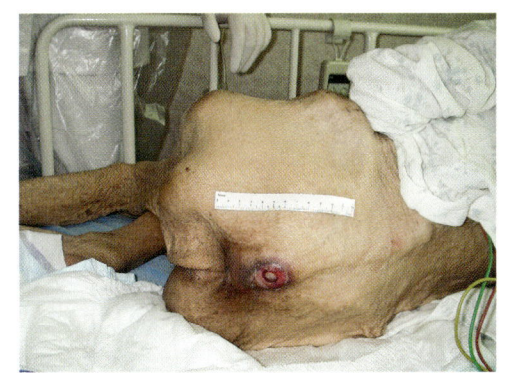

図14 仙骨の突出部に限局した褥瘡
辺縁が整形で、深さは骨に達している。全身拘縮とるいそうがある。圧迫が発生要因の褥瘡

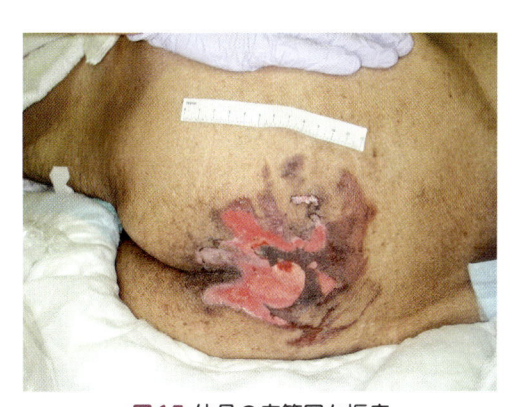

図15 仙骨の広範囲な褥瘡
辺縁が不整形で、おむつ内の湿潤が強い状態である。摩擦・ずれが発生要因の褥瘡

図13のような不良肉芽の対処方法としては、**硝酸銀液による処置**と外科的切除などがあります。硝酸銀液は40％程度のものを用い、細い綿棒などで不良肉芽部のみを腐食させます。その後は生理食塩液で緩衝させます。硝酸銀液は健常皮膚に付着しないよう、取り扱いに十分注意する必要があります[11]。

≫ 褥瘡（図14、15）

◉ どんな症状？

褥瘡の定義は、「身体に加わった外力は骨と皮膚表層の間の軟部組織の血流を低下、あるいは停止させる。この状況が一定時間持続されると組織は不可逆的な阻血性障害に陥り褥瘡となる」とされています[12]。実際には、**圧迫**による阻血だけでなく、**摩擦・ずれ**などの応力や皮膚の**蒸れ**も考慮しなければなりません。

◉ アセスメント

部位、形状、創周囲の状態、使用していたドレッシング材などをみて、褥瘡の状態を

表4 褥瘡の状態のアセスメント例（文献13より作成）

観察部位	状況	原因のアセスメント
部位 （仙骨部の場合）	骨突出の直上・上部	仰臥位での圧迫
	骨突出の直上・下部	頭側挙上や座位時に下方にずり下がることで起こる圧迫
	仙骨辺縁部	頭側挙上や座位時の左右の姿勢の崩れで辺縁部が圧迫
形状 （仙骨部の場合）	辺縁が整形	圧迫
	辺縁が不整形	殿部の汚染も関与している摩擦・ずれ
創周囲の状態	浸軟	失禁などの汚染が強い 保護していたドレッシング材の交換間隔が長い
ドレッシング材	ドレッシング材が頭側にめくれる	下方に体がずれていた
	滲出液の色や量、粘性やにおい	感染の可能性→治癒促進の弊害となるので改善のためのケアが必要

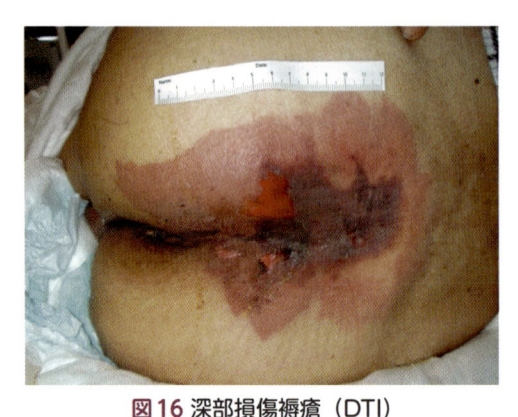

図16 深部損傷褥瘡（DTI）

1カ月後には深い褥瘡になり、治癒までに1年以上かかった

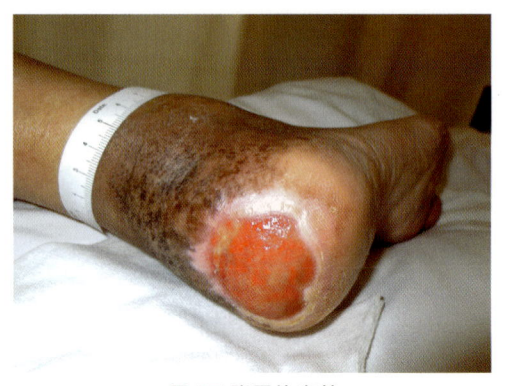

図17 臨界的定着

滲出液が多くみられた

アセスメントします（**表4**）[13]。そして創をアセスメントするために、褥瘡を評価します。日本褥瘡学会で開発された褥瘡状態判定スケールの**DESIGN-R® 2020**評価では、深さ・滲出液・サイズ・炎症感染・肉芽・壊死組織・ポケットの項目を観察します（**表5**）[14]。

　2020年の改定時には、深さの項目に「**DTI（deep tissue injury；深部損傷褥瘡）疑い**」と炎症感染の項目に「**臨界的定着疑い**」の項目が追加されています。「DTI疑い」とは、圧迫または圧迫と摩擦・ずれにより、深部の軟部組織が損傷したことによって生じた紫色、または栗色に変色した欠損していない限局した皮膚または血腫のことをいいます（**図16**）。初期の段階では一見軽症にみえますが、**時間の経過とともに深い褥瘡へと変化**するという特徴があります。「臨界的定着疑い」は、創の治癒遅延をきたす病態で、**炎症と感染の中間の状態**であるといえます。臨床的症状としては創面にぬめりがあり（**図17**）、滲出液が多く、浮腫性の脆弱な肉芽が多いです。

　ケア計画の立案のために、主に圧迫がかかって生じる阻血性障害による皮膚潰瘍なの

表5 DESIGN-R®2020褥瘡経過評価用（文献14より転載）

Depth*1		深さ　創内の一番深い部分で評価し、改善に伴い創底が浅くなった場合、これと相応の深さとして評価する			
d	0	皮膚損傷・発赤なし	D	3	皮下組織までの損傷
				4	皮下組織を越える損傷
	1	持続する発赤		5	関節腔、体腔に至る損傷
				DTI	深部損傷褥瘡 (DTI) 疑い*2
	2	真皮までの損傷		U	壊死組織で覆われ深さの判定が不能

Exudate		滲出液			
e	0	なし	E	6	多量：1日2回以上のドレッシング交換を要する
	1	少量：毎日のドレッシング交換を要しない			
	3	中等量：1日1回のドレッシング交換を要する			

Size		大きさ　皮膚損傷範囲を測定：[長径(cm)×短径*3(cm)]*4			
s	0	皮膚損傷なし	S	15	100以上
	3	4未満			
	6	4以上　　16未満			
	8	16以上　　36未満			
	9	36以上　　64未満			
	12	64以上　100未満			

Inflammation/Infection		炎症/感染			
i	0	局所の炎症徴候なし	I	3C*5	臨界的定着疑い（創面にぬめりがあり、滲出液が多い。肉芽があれば、浮腫性で脆弱など）
	1	局所の炎症徴候あり（創周囲の発赤・腫脹・熱感・疼痛）		3*5	局所の明らかな感染徴候あり（炎症徴候、膿、悪臭など）
				9	全身的影響あり（発熱など）

Granulation		肉芽組織			
g	0	創が治癒した場合、創の浅い場合、深部損傷褥瘡 (DTI) 疑いの場合	G	4	良性肉芽が、創面の10%以上50%未満を占める
	1	良性肉芽が創面の90%以上を占める		5	良性肉芽が、創面の10%未満を占める
	3	良性肉芽が創面の50%以上90%未満を占める		6	良性肉芽が全く形成されていない

Necrotic tissue		壊死組織　混在している場合は全体的に多い病態をもって評価する			
n	0	壊死組織なし	N	3	軟らかい壊死組織あり
				6	硬く厚い密着した壊死組織あり

Pocket		ポケット　毎回同じ体位で、ポケット全周（潰瘍面も含め）[長径(cm)×短径*3(cm)] から潰瘍の大きさを差し引いたもの			
p	0	ポケットなし	P	6	4未満
				9	4以上16未満
				12	16以上36未満
				24	36以上

＊1 深さ (Depth:d/D) の点数は合計には加えない
＊2 深部損傷褥瘡 (DTI) 疑いは、視診・触診、補助データ (発生経緯、血液検査、画像診断等) から判断する
＊3 "短径" とは "長径と直交する最大径" である
＊4 持続する発赤の場合も皮膚損傷に準じて評価する
＊5 「3C」あるいは「3」のいずれかを記載する。いずれの場合も点数は3点とする

か、主に頻回のずれによる剪断力で表層の血管が断裂されて生じた皮膚潰瘍なのかをみきわめることが必要です。

◉ケア

　褥瘡ケアの基本は、創部の洗浄、創周囲皮膚の洗浄、創の状況に適したドレッシング

材や外用薬の使用です。褥瘡の周囲皮膚は滲出液などの影響で湿潤していることが多いため、機械的刺激を与えないようやさしくドレッシング材を除去し、愛護的に洗浄します。

よってドレッシング材は、褥瘡周囲皮膚の浸軟を予防するためにも**滲出液量に応じたものを選択する**必要があります。また、感染の増悪を予防するためには排泄物などの進入を防ぐことが重要となります。さらには、圧迫やずれを排除しなければ治癒促進の妨げになるどころか、褥瘡が悪化することもあります。

創面が汚い炎症期の褥瘡では、**滲出液コントロール、壊死組織除去、感染制御、創縁管理**（wound bed preparation；創面環境調整）により、創面を整えることが肉芽形成を促進させます。壊死組織が除去されて創面が整った増殖期の褥瘡では、**適度な湿潤環境**（moist wound healing）によって治癒が促進されます[14]。この考えに基づいてドレッシング材や外用薬が選択されます。明らかな感染や創面にぬめりがある臨界的定着が疑われる創傷には、抗菌外用薬を用いることが推奨されます。

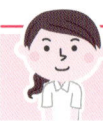

セルフケアはどうする？

スキン-テア、IADのびらん・潰瘍などのいわゆるスキントラブル、褥瘡（皮膚損傷）のいずれにおいても、セルフケアの考え方は同じです。発生した原因を探り、それを排除します。そして、適切なスキンケアが、損傷した皮膚や組織の修復を促進させます。ここでは、褥瘡がある場合のスキンケアの手順とポイントを説明します。

≫ 褥瘡がある場合のスキンケア

● ドレッシング材・固定用テープの剥離

皮膚を押さえながら**愛護的に剥離**し、2次損傷の予防に努めます。必要時は剥離剤を使用します。

● 創周囲皮膚・創部の洗浄

創周囲の皮膚は、**微温湯（38℃程度）で愛護的に洗浄**します。泡立てた洗浄剤を使用すると、泡がクッションとなり機械的刺激が軽減されます（**図18**）。洗浄はテープ貼付部より広めにします。

創面が汚い炎症期の褥瘡は、十分な量の微温湯で水圧を高くして創部を洗浄します。創面の壊死組織などが除去された増殖期の褥瘡では、強く擦らずに創面を洗浄します。

● ドレッシング材・外用薬の確認

褥瘡の状態に応じて選択します。皮膚が脆弱な場合は、剥離刺激がやさしいドレッシング材（**表3**）を検討して、2次損傷の予防に努めます。

● ドレッシング材の固定

カバードレッシングは創面を保護する固定力のあるものを使用します。排泄物で汚染される部位であれば、防水性のあるものを選択します。しかし、粘着力や通気性を考慮

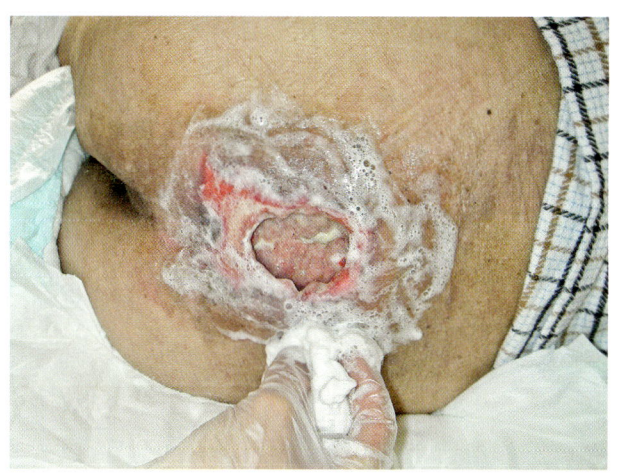

図18 創周囲皮膚の洗浄

しなければ、2次損傷や感染、皮膚炎につながります。

　テープなどは**皮膚にテンションをかけないように固定**することが重要であり（**図7**）、周囲皮膚が乾燥した状態であるかを確認してから貼付します。

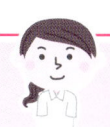

基礎疾患との関連

　高齢者の皮膚の特徴は冒頭に述べましたが、基礎疾患に関連する皮膚変化（**表6**）を理解すれば、スキントラブルのアセスメントも容易になります。これらの皮膚変化を考慮して皮膚に影響しやすい刺激を排除できれば、スキントラブルや褥瘡の予防にもつながります。

表6 基礎疾患に関連する皮膚変化

基礎疾患	起こりうる皮膚変化
糖尿病	ドライスキン
腎不全	ドライスキン、浮腫による皮膚の菲薄化
肝臓病	低アルブミン血症による浮腫で皮膚の菲薄化 出血傾向による紫斑
心不全	浮腫による皮膚の菲薄化
ステロイド剤の長期服用 （関節リウマチなど）	皮膚や血管壁の菲薄化

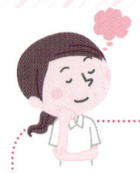

ケース1 転倒で前腕に発生したスキン-テア（70歳代、男性）

慢性閉塞性肺疾患（chronic obstructive pulmonary disease；COPD）のある患者さんは、プレドニン®を服用していました。入院前に道路で転倒し、左上腕にスキン-テアが発生し、そのまま入院となりました（**図19**①）。

◉アセスメント

プレドニン®の服用による皮膚の菲薄化、紫斑を伴うことから、血管支持組織も脆弱であったと考えられました。また、上肢にはスキン-テアの既往を意味する線状や星状の白い瘢痕があり、スキン-テア発生のハイリスク[4]であったことがわかりました。愛護的ケアで2次損傷や紫斑増強を予防しながら、治癒環境を整える必要がありました。

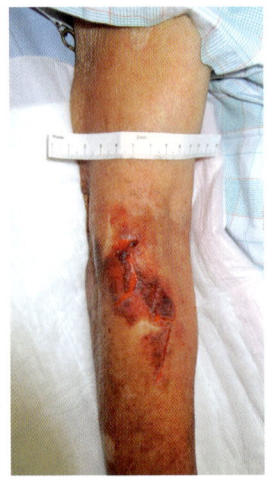

①転倒で発生した右上腕のスキン-テア

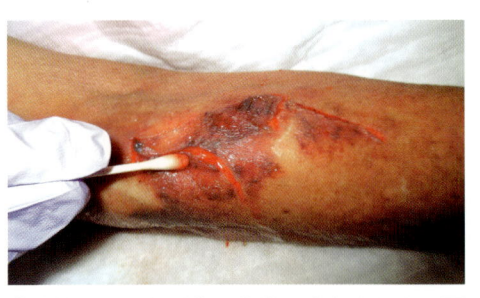

②綿棒や濡れた手袋の指先で皮弁をもとに戻した

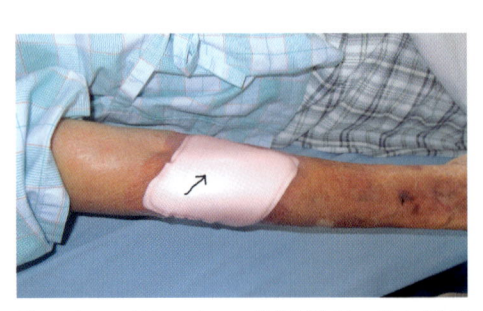

③シリコンドレッシング材を貼り、次に剥がす方向を記載し、1週間にわたり貼付した

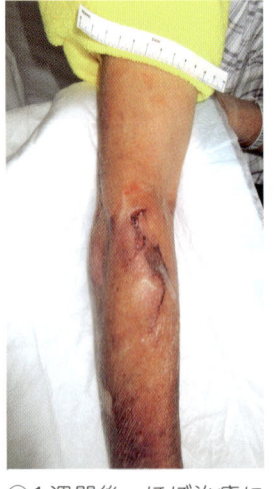

④1週間後、ほぼ治癒に至った

図19 ケース1の経過

◉ケアの実際

　しみるような痛みがあったことから、生理食塩液で洗浄しました（微温湯の洗浄では、しみる痛みを訴える人が時としてみられます）。皮弁をできる限りもとに戻してから（図19②）、シリコン素材のドレッシング材で保護し、次に剥がすときに皮弁の癒着を妨げないよう、剥がす方向を記しました（図19③）。

　貼付前には、非アルコール性の皮膚被膜剤を周囲皮膚に使用し、剥離刺激を最小限にしました。

＊　　　＊　　　＊

　1週間後に癒着し治癒に至りました（図19④）。上肢だけでなく全身に保湿剤を塗布することが、スキン-テアの再発予防やさまざまなスキントラブル予防になることを患者さん本人と家族に説明しました。

ケース2　肛門周囲の皮膚損傷と仙骨部の褥瘡（80歳代、男性）

　外傷性膿胸のある患者さんは、他院で治療中、全身状態が悪化したため当院に入院となりました。下痢便が1〜2回/日あり、発熱がありました。心不全による全身浮腫があり、アルブミン1.4g/dLで低栄養でもありました。肛門周囲皮膚には広範囲のびらん、潰瘍があり、仙骨部には褥瘡を認めました（図20①）。

◉アセスメント

　おむつ内は失禁・発汗で湿潤状態が強いうえに、浮腫や高齢による皮膚の菲薄化、浸軟

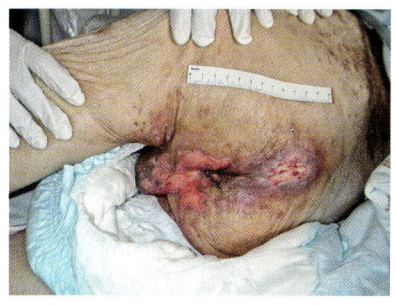

①入院時の状態：肛門周囲皮膚は広範囲にびらんし、仙骨部には深さが皮下組織までの褥瘡がある

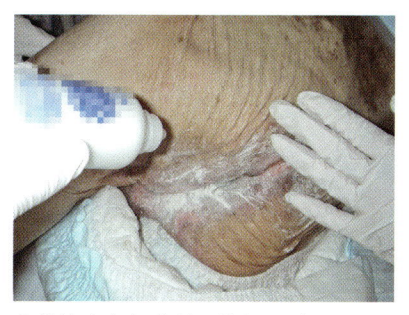

②粉状皮膚保護剤の散布：びらん部に固着して膜をつくり、緩衝作用によって化学的刺激を軽減させた。1週間で上皮化した

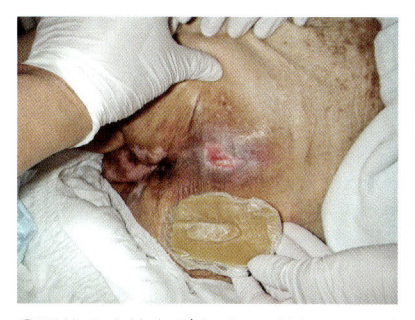

③形状の支持力があるハイドロコロイド材を愛護的にはがしたところ

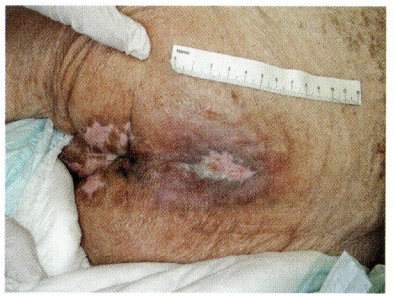

④化学的・機械的刺激を予防することで、入院3週間後には仙骨部褥瘡も治癒した

図20 ケース2の経過

による組織耐久性の低下で、水様便の化学的刺激と洗浄などの機械的刺激が肛門周囲皮膚を損傷させたと考えられました。仙骨部の褥瘡は、位置的に軽度の頭側挙上をしており、浸軟した皮膚に圧迫と下方への摩擦・ずれが生じたものと推察されました。ずれの予防と皮膚の浸軟予防および化学的・機械的刺激の除去に努める必要がありました。水様便の原因は全身の抗菌薬の副作用によるものと考えられ、IAD-setはI（皮膚の状態）10点＋Ⅱ（付着する排泄のタイプ）3点（13点）、褥瘡評価はD3-e3s6i1G6N6p0（22点）でした。

◉ケアの実際

泡立てた石鹸で皮膚を洗浄し、肛門周囲皮膚の損傷部には粉状皮膚保護剤を散布しました（**図20②**）。粉状皮膚保護剤は湿潤しているところではゲル状になって膜を張り、アルカリ性の刺激を中和させる緩衝作用もあるため、排泄物から皮膚損傷部を保護する目的で使用しました。失禁時は表層の汚れだけをやさしく拭い取るようにし、石鹸洗浄は1日1回としました。抗菌薬の変更で失禁回数の増加もなく、1週間後に上皮化しました。

この時点で、仙骨部褥瘡の滲出液が多くなかったこと、殿裂部のたるみによる皮膚同士の接触が創面の血流促進を阻害することから、皮膚のたるみを伸ばす目的でハイドロコロイド材を使用しました（**図20③**）。貼付前に剥離刺激を軽減するための皮膚被膜剤を塗布し愛護的にケアすることで、2週間後に治癒に至りました（**図20④**）。交換間隔は1回/3〜4日でした。

＊　　＊　　＊

治癒後、浸軟予防の対策として、入院時にしていたおむつの2枚重ねを中止し、摩擦刺激を軽減するための対策として、殿部の大きさにフィットするサイズのおむつを選択しました。ポジショニングクッションなどを使用して、仙骨部に摩擦・ずれが起こらないようにしました。

引用・参考文献

1) 溝上祐子. "脆弱皮膚の理解". 知識とスキルが見てわかる専門的皮膚ケア：スキントラブルの理解と予防的・治療的スキンケア. 溝上祐子ほか編. 大阪，メディカ出版，2008，29-55.

2) 間宮直子. ドレッシング材選択・使用のポイント：皮膚が脆弱な場合. Expert Nurse. 27 (15)，2011，39-42.

3) 清藤友里絵. "高齢者のスキンケア". スキンケアガイドブック. 日本創傷・オストミー・失禁管理学会編. 東京，照林社，2017，94-104.

4) 日本創傷・オストミー・失禁管理学会編. "ベストプラクティス". ベストプラクティス：スキン - テア（皮膚裂傷）の予防と管理. 東京，照林社，2015，6-19.

5) Carville, K. et al. The effectiveness of a twice-daily skin-moisturising regimen for reducing the incidence of skin tears. Int Wound J. 11(4), 2014, 446-53.

6) 日本創傷・オストミー・失禁管理学会編. "IAD の概要" "IAD のアセスメント：IAD-set". IAD ベストプラクティス. 東京，照林社，2019，6-17.

7) 山本亜矢. "予防のためのスキンケアの方法：尿・便失禁". 褥瘡治療・ケア トータルガイド. 宮地良樹ほか編. 東京，照林社，2009，95-100.

8) 塚田邦夫. "皮膚障害". スキンケアガイダンス. 日本看護協会認定看護師制度委員会創傷ケア基準検討会編. 東京，日本看護協会出版会，2002，75-90.

9) 鈴木定ほか. "皮膚カンジダ症". 介護現場で見極めるスキントラブル：よくある 25 症例の対処法. 愛知，日総研出版，2009，49-50.

10) 清水宏. "真菌症：浅在性真菌症". あたらしい皮膚科学. 第 3 版. 東京，中山書店，2018，532-41.

11) 松原康美. "スキントラブル". 胃ろう（PEG）と栄養：PDN セミナー textbook. 曽和融生ほか監修. 東京，PEG ドクターズネットワーク，2007，133-4.

12) 日本褥瘡学会編. "褥瘡発生のメカニズム". 褥瘡予防・管理ガイドライン. 東京，照林社，2009，18-9.

13) 真田弘美ほか. "部位別褥瘡ケア". 実践に基づく最新褥瘡看護技術. 東京，照林社，2007，115-54.

14) 日本褥瘡学会編. "DESIGN-R®2020 褥瘡経過評価用". 改定 DESIGN-R®2020 コンセンサス・ドキュメント. 東京，照林社，2020，5.

15) 松崎恭一. "Wound bed preparation：慢性創傷を治癒に導く指針". 創傷のすべて：キズをもつすべての人のために. 安部正敏ほか編. 市岡滋監修. 東京，克誠堂出版，2012，92-5.

2 尿失禁

曽根司央子　そね・しおこ　愛媛大学医学部附属病院 老人看護専門看護師

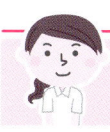

なぜ起こる？

≫加齢に伴う蓄尿・排尿機能、認知・身体機能の低下

　正常に排泄するという一連の動作には、尿意や便意を感じること、トイレまで移動できること、トイレや便器を認識すること、衣類の着脱や排尿姿勢をとること、後始末をすることといった複雑な動作が含まれています。さらにトイレで排尿することには、蓄尿と尿排出を担う膀胱の機能と身体運動機能、そして認知機能が関係します。高齢者の場合、加齢変化や疾病によってこれらの機能に障害が出ることにより、排尿障害が生じます。

≫基礎疾患や薬剤の服用

　脳血管疾患、糖尿病、前立腺肥大症などの疾患そのものが、排尿障害を起こします。さらに高齢者は多くの薬剤を服用しており、服用している薬剤が排尿障害に影響を及ぼすことも少なくありません（**表1**）[1]。

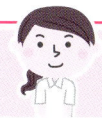

どんな症状？

　膀胱から尿道までの尿の通り道を下部尿路と呼びます。下部尿路には、蓄尿と尿排出の2つの働きがあります。この2つの機能が正常に働くことによって、トイレに行って意図的に排尿行動をとることができます。しかし、何らかの原因により、これらの2つの機能が障害され、排尿が正常な範囲を逸脱した病的な状態にあることを排尿障害といいます。

　排尿障害を大きく分類すると、「**蓄尿障害（尿をためる障害）**」と「**排尿障害（尿を出す障害）**」、「**排泄動作の障害**」（**表2**）[2, 3] に分けられます。高齢者の多くでみられる尿失禁の特徴として、複数の要因が関与して発生していることがあげられます。

表1 排尿障害に関連する薬剤（文献1より作成）

● 尿排出に影響を与える主な薬剤

主な作用部位	分類	一般名	薬剤名
膀胱	頻尿・尿失禁治療薬	オキシブチニン、プロピベリン、プロパンテリン	ポラキス®、バップフォー®、プロ・バンサイン®
	鎮痙薬	ブチルスコポラミン、ブトロピウム、チキジウム、チメピジウム	ブスコパン®、コリオパン®、チアトン®、セスデン®
	消化管潰瘍治療薬	ジサイクロミン、水酸化アルミニウムゲル、酸化マグネシウム	コランチル®
	パーキンソン病治療薬	トリヘキシフェニジル、ビペリデン、マザチコール	アーテン®、アキネトン®、ペントナ
	抗ヒスタミン薬	ジフェンヒドラミン、d-クロルフェニラミン、ホモクロルシクリジン	レスタミン®、ポララミン®、ホモクロミン®
	三環系抗うつ薬	イミプラミン、アミトリプチリン、クロミプラミン	トフラニール®、トリプタノール®、アナフラニール®
	向精神薬 精神安定剤・睡眠鎮静薬	クロルプロマジン、プロペリシアジン、レボメプロマジン、チオリダジン、ジアゼパム、クロルジアゼポキシド、クロチアゼパム、エスタゾラム	コントミン®、ニューレプチル®、ヒルナミン®、セルシン®、コントール®、リーゼ®、ユーロジン®
	抗不整脈薬	ジソピラミド	リスモダン®
	血管拡張薬	ヒドララジン	アプレゾリン®
	気管支拡張薬	テオフィリン	テオドール®
膀胱出口	気管支拡張薬	dl-メチルエフェドリン	メチエフ®
	βアドレナリン遮断薬	プロプラノロール	インデラル®
脳	麻薬	モルヒネ	アンペック®
	中枢性骨格筋弛緩薬	バクロフェン	リオレサール®
	抗精神病薬	ハロペリドール	セレネース®
その他	感冒薬	非ピリン系感冒剤など	ダンリッチ®、PL
	末梢性骨格筋弛緩薬	ダントロレン	ダントリウム®

● 蓄尿に影響を与える薬剤

主な作用部位	分類	一般名	薬剤名
膀胱レベル	コリン作動性薬	ジスチグミン、ベタネコール	ウブレチド®、ベサコリン®
膀胱出口レベル	交感神経α遮断薬	プラゾシンなど	ミニプレス®
	βアドレナリン刺激薬	dl-イソプレナ、イソクスプリンなど	イソパール®・P、ズファジラン®

表2 排尿障害の分類（文献2、3より作成）

障害	尿失禁の種類	症状・原因
蓄尿障害	腹圧性尿失禁	腹圧がかかることにより、尿意を伴わずに尿が漏れる
	切迫性尿失禁	蓄尿時に強い尿意をともない、我慢できずに漏れる
排尿障害	溢流性尿失禁	膀胱内に顕著な残尿があり、常に膀胱が充満した状態で、少しずつ漏れる「出ないのに漏れる」状態
排泄動作の障害	機能性尿失禁	膀胱や尿道の機能に関係なく、認知機能や身体運動障害のため、失禁となる「高齢者に多い尿失禁のタイプ」

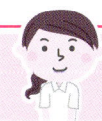

高齢者に起こりやすい症状

≫ 蓄尿機能の障害によって起こる症状

　蓄尿機能に障害が起こると、頻尿が特徴的な症状として現れます。しかし、頻尿は、蓄尿機能の障害だけでなく、さまざまな原因によって生じ、それぞれ対応が異なるため、原因をみきわめることが重要となります。

≫ 排尿機能の障害によって起こる症状

　排尿機能が障害されることで、膀胱内にたまった尿を排出することが困難になります。排尿機能の障害を含めさまざまな影響によって、膀胱内に尿がたまったままの状態を**残尿**といいます。残尿は看護や介護だけでの対応が困難なため、医師に相談することが重要です。

≫ 下部尿路機能以外の原因で起こる症状

◉ 水分摂取が多いことによる多尿・頻尿

　排尿量は水分摂取量（飲水量、食事に含まれる水分量）の影響を受けるため、水分を過剰に摂取することによって多尿となります。高齢者の場合、糖尿病などによる**口渇**や、**脳血管障害**や**脱水**を防止する目的から水分摂取を行うことが多くなるため、多尿により頻尿となることがあります。正常な排尿の目安について、**表3**に示します。

◉ 薬剤の効果による頻尿

　高齢者は、高血圧などの治療として降圧薬や利尿薬を内服していることも多く、利尿

表3 正常な排尿の目安

1回排尿量	150〜300mL程度
残尿量	50mL未満（高齢者の場合100mL程度は問題ない）
排尿間隔・排尿回数	日中8回程度、夜間2回程度
1日の排尿量	体重あたり、25〜30mL/kgを目安にする[4]

作用のある薬剤を服用することでも頻尿となる場合があります。

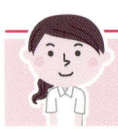

アセスメント

高齢者に頻尿や尿失禁がある場合は、**排尿日誌**をつけて下部尿路機能や排尿パターンを把握し、尿失禁のタイプをアセスメントしながら、適切なケアにつなげます。

≫排尿日誌

排尿日誌は、対象者の排尿回数や排尿量などを記録して、排尿状態が正常なのか異常なのかを客観的に判断するための記録です。最低24時間以上記録し、可能であれば3日間記録します。日本排尿機能学会の公式サイトでは排尿日誌のPDF版を公開しているので、ウェブサイトからダウンロードすることもできます（**図1**）[5]。なお、使用する記録用紙については、独自に作成しても問題ありません。排尿日誌の記入例について、**図2**に示します。

≫排尿日誌に必要な情報

排尿日誌をつけるうえで必要とされる情報は、①排尿した時間、②1回排尿量、③失禁量（使用済みのおむつから未使用のおむつの重さを引いた差）、④残尿量（残尿の徴候がある場合には、排尿後に膀胱内に尿が残っていないかを膀胱用超音波画像診断装置

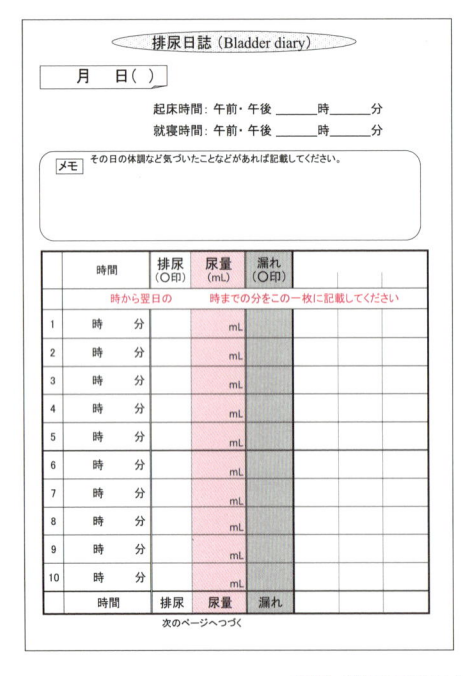

図1 排尿日誌の様式（文献5より転載）

排尿日誌（Bladder diary）

月　日（　）

起床時間：午前・午後 ＿＿＿＿＿時＿＿＿＿＿分
就寝時間：午前・午後 ＿＿＿＿＿時＿＿＿＿＿分

メモ　その日の体調など気づいたことなどがあれば記載してください。
- 「時間」には、トイレで排尿した時間を記入する
- トイレで「排尿」があった場合は○を、なかった場合は×を記入する
- 「尿量」を記入する
- 「漏れ（失禁）」があった場合は○を、なかった場合には×を記入する
- 「失禁量は」尿取りパッドの交換ごとに測定し、記入する

気づいたことがあれば、記載する。

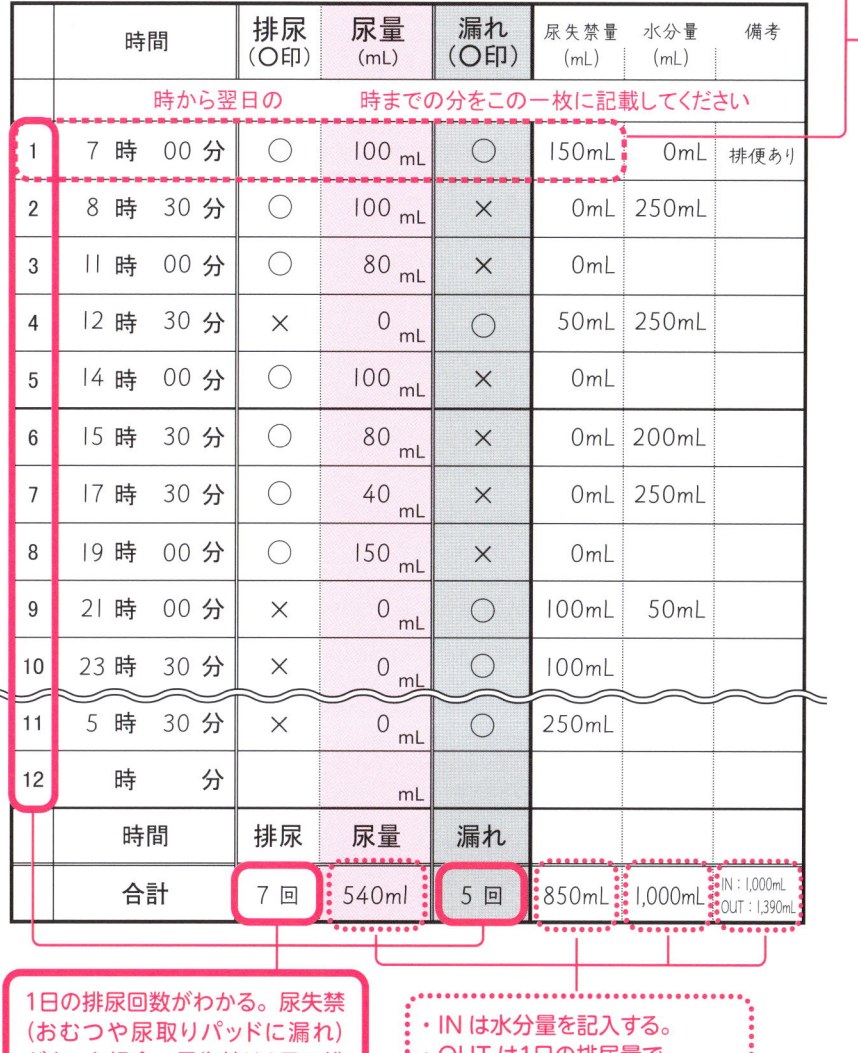

	時間	排尿（○印）	尿量（mL）	漏れ（○印）	尿失禁量（mL）	水分量（mL）	備考
	時から翌日の　時までの分をこの一枚に記載してください						
1	7 時 00 分	○	100 mL	○	150mL	0mL	排便あり
2	8 時 30 分	○	100 mL	×	0mL	250mL	
3	11 時 00 分	○	80 mL	×	0mL		
4	12 時 30 分	×	0 mL	○	50mL	250mL	
5	14 時 00 分	○	100 mL	×	0mL		
6	15 時 30 分	○	80 mL	×	0mL	200mL	
7	17 時 30 分	○	40 mL	×	0mL	250mL	
8	19 時 00 分	○	150 mL	×	0mL		
9	21 時 00 分	×	0 mL	○	100mL	50mL	
10	23 時 30 分	×	0 mL	○	100mL		
11	5 時 30 分	×	0 mL	○	250mL		
12	時 分		mL				
	時間	排尿	尿量	漏れ			
	合計	7 回	540ml	5 回	850mL	1,000mL	IN：1,000mL OUT：1,390mL

1日の排尿回数がわかる。尿失禁（おむつや尿取りパッドに漏れ）があった場合、尿失禁は1回の排尿とはかぎらないため注意する。

- IN は水分量を記入する。
- OUT は1日の排尿量で、「尿量＋尿失禁量」を記入する。

図2 排尿日誌の記入例

や導尿により計測します）、⑤排尿間隔、⑥排尿回数、⑦1日の排尿量（②と③の総和）、⑧尿意や尿意切迫感の有無、⑨起床時間と就寝時間、⑩昼間と夜間の排尿量のバランス、⑪IN-OUTバランスなどです。

≫ 情報の収集方法

◉ 1回排尿量の測定

1回排尿量は、ユーリパン®（**図3**）を洋式便器にセットし、排尿してもらうことで測定することができます。

◉ 残尿測定

残尿測定は、排尿直後に膀胱に残っている尿を測定します。残尿測定は、導尿と膀胱用超音波画像診断装置を用いる方法があります。導尿は正確な残尿量が測定できますが、羞恥心を伴ったり、尿路感染が生じる危険性があるため、対象者の安楽にも配慮して非侵襲的に測定できる超音波を用いた測定装置が開発されています。携帯式の測定装置としては、ブラッダースキャン® システム BladderScan® BVI6100（**図4**）、リリアム®IP200（**図5**）、キューブスキャン® BioCon-900s（**図6**）などがあります。

◉ 尿失禁量

尿失禁量は、おむつ交換時におむつやパッドの重さを測定します。尿失禁量は1回の排尿量とは限らない（前回のおむつ交換後、複数回おむつ内に失禁している可能性があ

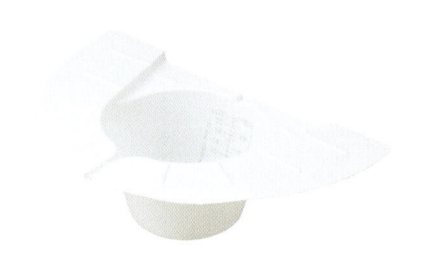

（画像提供：アズワン㈱）

図3 ユーリパン®

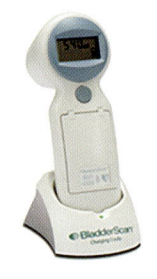

（画像提供：シスメックス㈱）

図4 BladderScan® BVI 6100

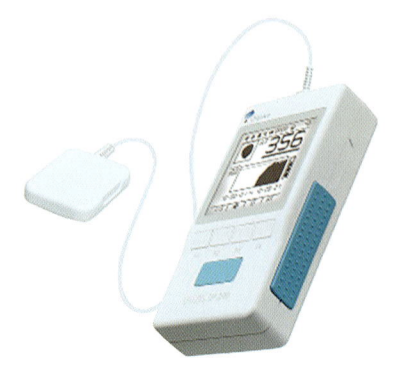

（画像提供：㈱大塚製薬工場）

図5 リリアム® IP200

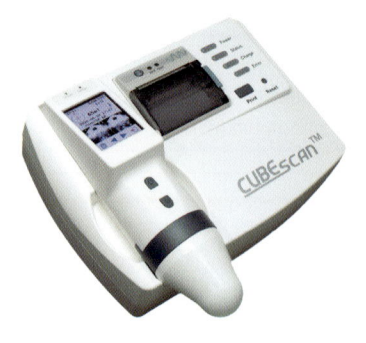

（画像提供：㈱ジェイ・シー・ティ）

図6 キューブスキャン® BioCon-900s

る）ので、注意が必要です。

◉ **排尿日誌から尿失禁のタイプを推測**

● 腹圧性尿失禁：咳やくしゃみ、大声で笑う、重い荷物を持ち上げたときなど、腹圧の上昇に伴う尿漏れがあります。腹圧性尿失禁の場合、同じ動作でも排尿直後には尿漏れはなく、膀胱内に蓄尿が増えた場合に尿漏れを伴う傾向があります。

● 切迫性尿失禁を伴う過活動膀胱（overactive bladder；OAB）：尿意切迫（突然の強い尿意）を伴う尿漏れが特徴です。膀胱内にたまった尿が少量であっても強い尿意を感じます。このような場合の膀胱の状態が過活動膀胱です。1回排尿量が少なく、1日の排尿量は正常な範囲です。

● 尿路感染（膀胱炎・尿道炎）：尿意の知覚が亢進し、頻尿や切迫した尿意などの蓄尿症状がみられます。膀胱炎の典型的な症状として頻尿、血尿、排尿痛がありますが、高齢者の場合には排尿痛などの訴えがないため、見逃されることがあります。おむつに排尿をしている場合には、おむつに膿性分泌物があるので、注意して観察します。

● 溢流性尿失禁：排尿障害が原因で膀胱内に顕著な残尿があり、常に膀胱に尿が充満した状態であるため、膀胱内の尿が少しずつ溢れて尿漏れとなります。1回排尿量が少なく、排尿間隔が短いことが特徴です。また100mL以上の残尿があること、排尿後にも残尿感（尿が残っている感じ）の訴えがあります。

● 夜間頻尿：夜間に2回以上の排尿があります[5]。高齢者は加齢に伴い、抗利尿ホルモン（antidiuretic hormone；ADH）の分泌の変化により、夜間尿量が増加し夜間頻尿となることもあります。

● 夜間多尿：高齢者の場合、24時間尿量のうち夜間尿量が33％を超える状態（夜間睡眠時の尿が多いこと）を夜間多尿といいます[6]。また、夜間多尿指数（睡眠中の尿量÷24時間尿量）において、高齢者では0.33以上を夜間多尿と判別します[7]。

● 機能性尿失禁：膀胱・尿道機能は正常ですが、認知機能や身体運動障害などにより一連の排尿行動に障害があり、尿失禁となります。認知症高齢者やトイレ動作に問題がある運動機能障害を有する高齢者には、最初から下部尿路の機能や症状のアセスメントを行っていないこともある[6]ので、排尿日誌から下部尿路機能を評価します。

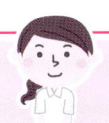

症状別のケア

≫ 腹圧性尿失禁

　腹圧がかかる時に尿失禁しやすいため、外出前や運動前に排尿を促します。また、軽度であり、高齢者の理解や意欲があれば、骨盤底筋訓練で外尿道括約筋や骨盤底筋群を強化することで改善を期待できる場合もあります[8~10]。尿失禁量などに応じた、尿失禁ケア用品も本人と相談して使用します。

≫ 切迫性尿失禁を伴う過活動膀胱（OAB）

　過活動膀胱には、抗コリン薬やβ₃アドレナリン受容体作動薬が有効といわれており、排尿日誌より切迫性尿失禁が疑われる場合には、泌尿器科を受診します。受診の際には、1回排尿量や排尿回数がわかるように、排尿日誌を医師に提示するとよいでしょう。

≫ 尿路感染（膀胱炎・尿道炎）

　排尿日誌より尿が濁っていたり、尿臭が強い、頻回な尿意が認められる場合は尿路感染が疑われるため、泌尿器科を受診します。また、再発しないように感染予防に努めます。トイレでの座位姿勢で排尿することにより腹圧がかかりやすくなり、残尿が減ります。おむつに失禁している場合には、汚染したおむつを早めに交換したり、洗浄回数を増やすことで陰部の清潔を保ち、尿道口からの細菌の侵入を予防します。

≫ 溢流性尿失禁

　放置すると尿路感染や腎盂腎炎などの感染症となることもあり、医療的な介入が必要となるため、泌尿器科を受診します。残尿量が多く、排尿障害が重度の場合には、間欠導尿や尿道カテーテルを併用する必要があります。また、排尿姿勢を工夫することで尿が出やすくなることがあります。患者さんの身体状態に合わせて、できるだけ排尿しやすい姿勢をとるよう工夫します。

≫ 夜間頻尿

　蓄尿障害（過活動膀胱や尿路感染）がある場合には、夜間だけでなく日中も頻尿となるため、過活動膀胱のケアを参考に対応します。夜間頻尿には、睡眠障害も関与している場合があるので、睡眠障害に対するケアを行います。生活リズムを整えるために、朝は一定の時刻に起床することや、昼間に日光を浴びること、適度な運動をすることなどを生活習慣に取り入れます。

　また、水分摂取を就寝の約3時間前に飲み終わるようにしたり、就寝前にアルコールやカフェインを含む飲料など利尿や覚醒作用のあるものは避けるようにします。就寝の1〜2時間前に入浴して身体を温めると入眠しやすくなるので、足浴やホットパックなどの温罨法（おんあんぽう）を取り入れます。加齢による心機能の低下によって立位や座位姿勢で過ごす日中は下半身に水分が貯留しやすく、夜間は臥床すると心臓への血液還流が増加し、腎血流量が増加するため尿量が増加します。そのため、日中に30分程度横になり両下肢を挙上したり、弾性ストッキングを着用することも効果があります[11]。

≫ 夜間多尿

　1日全体または夕方以降の水分摂取量が多いことが原因となっている場合があります。そのため、適切な量の水分を摂取するよう指導します。1日の水分摂取と排尿量のバラ

ンスを排尿日誌で確認します。

　また、1日に必要な水分量は体重（kg）の20～25％を目安にします。1日の排尿量は体重（kg）×20～30mLを目安にします[4]。

> 〈例：体重50kgの場合の適正な飲水量・排尿量の目安〉
> - 飲水量＝50kg×20～25％　1,000～1,250mL/1日の飲水量
> - 排尿量＝50kg×20～30mL　1,000～1,500mL/1日の排尿量

　夜間頻尿と同様に、夕方以降はカフェインなど覚醒作用のある飲料を避け、就寝前は水分摂取も控えます。

≫ 機能性尿失禁

　認知症などで尿意を適切に訴えられない場合には、排尿日誌で排尿パターンを把握して、トイレ誘導を行ったり、トイレ誘導に拒否がある場合には高齢者が理解できる言葉（「厠」や「お便所」）でトイレを表現したり、本人にトイレを確認してもらうなど、トイレを認識しやすくなるように工夫します。また、運動障害がある場合は、スムーズに排尿行動がとれるように、着脱しやすい衣類を使用して援助します。

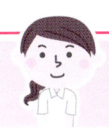

セルフケアはどうする？

≫ セルフケア

　尿失禁がある高齢者は「もう歳だから仕方がない」「恥ずかしいから、誰にも知られたくない」という思いから、誰にも相談せずに排尿障害が悪化してしまうこともあります。まず、排尿日誌をつけることによって、対象となる高齢者に、自身に起こっている尿失禁の原因を客観的に判断し、排尿パターンを理解してもらいます。医学的に治療できるものは治療し、食事や水分摂取、活動などの生活状況を変化させることで対応できるものについては解決に向けて行動できるように検討します。

≫ 排尿障害のある高齢者の介護者への指導

　排尿障害の対応・援助は介護者にもアセスメントの視点や介護技術が必要とされます。介護者の疲労なども考慮し、継続できる排尿援助を考える必要があります。高齢者の日常生活の状況や排尿パターンをつかみ、排尿誘導を行うことで介護負担を軽減できます。また介護者の負担を考慮した排泄援助方法（排尿誘導の頻度、おむつや介護用品の効果的な使用、おむつ交換や皮膚トラブルの予防方法）、尿失禁したパッドの観察（重量や尿の性状、においや色）などをその都度、観察することを意識してもらうと異常の早期

発見につながることを説明していきます。

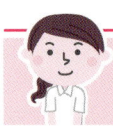

基礎疾患との関連

　排尿障害に関連する主な基礎疾患と関連する理由について、**表4**に示します。高齢者の場合は、基礎疾患の病態自体および治療薬だけでなく、それに関連した生活状況のために廃用症候群をきたすといったことも排尿障害に影響します。

表4 排尿障害に関連する基礎疾患とその理由

基礎疾患	関連する理由
前立腺肥大症（男性）	前立腺が肥大し、直接尿道を閉鎖することによって、残尿感や頻尿、尿線途絶、尿意切迫、尿勢低下、腹圧排尿、夜間頻尿などが生じる[1]
骨盤臓器脱（女性）	骨盤内にある膀胱や直腸、子宮などの臓器が下がり、腟からの脱出に伴い、排尿困難や残尿感、頻尿、尿意切迫などが生じる
膀胱炎	膀胱の炎症により、頻尿や残尿感を起こしやすくなる
脳疾患	●脳血管障害の後遺症による失語や四肢麻痺の出現により、尿意を表出できないことや排泄動作に障害ができることにより、機能性尿失禁が生じる ●脳の障害により橋排尿中枢への抑制が障害され、尿意が弱くなったり、排尿反射が亢進し、尿失禁が生じる
認知症	認知機能の低下により、尿意を適切に表現できなかったり、場所の見当識障害（トイレの場所がわからない）があったりすると、機能性尿失禁の原因となる

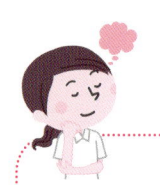

ケーススタディ わたしの経験

ケース アルツハイマー型認知症・尿失禁（80歳代、男性）

　患者さんはアルツハイマー型認知症、胸椎の圧迫骨折により両下肢に軽度の麻痺と糖尿病がありました。障害高齢者の日常生活自立度Ⅱaで、屋内での移動は交互式歩行器を使用し、排尿は一部介助でトイレに移動していました。尿意を頻回に訴え、トイレ誘導後15分も経過しないうちに尿意を訴え、トイレ誘導しても排尿がないことがありました。病棟のスタッフは、患者さんは認知症のためトイレに行ったことを忘れてしまうのではないかと判断していました。

◉排尿に関する問題点

　患者さんが頻回に尿意を訴え、尿路感染による腎盂腎炎を繰り返すようになったため、尿失禁の状態についてアセスメントをしました。

◉アセスメント

　患者さんは毎回尿とりパッドにも失禁があり、トイレで排尿することもありました。排尿日誌で排尿状態を確認したところ、毎回尿とりパッドに少量の失禁があることや、1回排

尿量が25〜100mL程度、1日排尿量は約1,200mL程度、飲水量も約1,000mLで水分量や尿量は適切であることがわかりました。排尿後に下腹部に軽度の緊満があり、導尿すると250mL程度の残尿がありました。このことから溢流性尿失禁の危険性があるのではないかとアセスメントしました。

◉ケアプラン

　上記の情報から、泌尿器科の受診を勧めました。検査の結果、患者さんは前立腺肥大による排尿障害と診断され、尿道抵抗の低下を目的としてα遮断薬が処方され、投薬により排尿状態をしばらく観察していくこととなりました。排尿状態の改善がなければ間欠導尿や尿道カテーテル留置が必要となることを説明されました。それまで、患者さんは立位姿勢で排尿していましたが、できるだけ座位姿勢での排尿を促し、残尿が少なくなるように排尿援助方法を工夫しました。

＊　　　＊　　　＊

　投薬治療を開始してから徐々に1回排尿量の増加が認められ、また排尿姿勢を工夫したこともあって、患者さんからの頻回な尿意の訴えは軽減されました。また、排尿状態の観察を行うことで、尿路感染になることも減りました。

　認知症高齢者が頻回な尿意を訴える場合、短期記憶障害により、トイレに行ったことを忘れていると判断されることがありますが、残尿や膀胱炎などの感染症により、頻回な尿意を訴え苦痛を感じていることもあります。排尿日誌により客観的に排尿状態をアセスメントし、必要であれば泌尿器科への受診につなげていくことが重要だと考えられます。

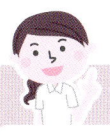

コラム 後期高齢者に対するケア

　「他人に下の世話になったらおしまい」と話す高齢者もいるように、誰かの手を借りなければならない排泄や、排泄で失敗することは、恥ずかしさや情けなさを感じます。高齢者の尿失禁は、本人だけでなく、ケア提供者側も「年をとっているから仕方がない」などと諦めてしまうことが多いのではないでしょうか。

　しかし、高齢者の尿失禁の原因をアセスメントすることで、適切な排泄支援の方法を検討することができます。おむつに尿失禁していた人がトイレで排泄できて「よかった」と笑顔になると、支援できてよかったと感じます。たとえ誰かの手を借りた排泄であっても、その人に合った尿失禁のケアを検討することは尊厳を守ることにつながります。

引用・参考文献

1) 愛知県健康福祉部高齢福祉課. 高齢者排尿管理マニュアル：尿失禁・排尿困難. 大島伸一監修. 2001. https://www.pref.aichi.jp/uploaded/attachment/15.pdf（2024年4月閲覧）

2) 厚生労働省. 重篤副作用疾患別対応マニュアル：尿閉・排尿困難. 平成21年5月（令和3年4月改定）. https://www.pmda.go.jp/files/000240111.pdf（2024年10月閲覧）

3) 塩塚優子. "排泄障害". 高齢者看護すぐに実践トータルナビ：成人看護とはここがちがう！ おさえておきたい身体機能の変化と慢性疾患. 西山みどりほか編. 大阪, メディカ出版, 2013, 52-73.

4) 西村かおる. "下部尿路機能障害の治療とケア：ケアの実際：下部尿路機能障害に必要な行動療法と生活指導". 改訂版 下部尿路機能障害の治療とケア：病態の理解と実践に役立つ. 谷口珠実ほか編. 大阪, メディカ出版, 2023, 199-207.

5) 日本排尿機能学会. 排尿日誌（Bladder diary）. http://japanese-continence-society.kenkyuukai.jp http://japanese-continence-society.kenkyuukai.jp/images/sys%5Cinformation%5C20150223164228-BF77A4DB19B41F63FAFE8E4B30585E78048F1D63EA0708B19559919364A33550.pdf（2024 年 10 月閲覧）

6) 後藤百万. "下部尿路機能障害の種類と病態：夜間頻尿". 前掲書 4). 117-22.

7) 谷口珠実. "排尿のアセスメント：排尿日誌". 前掲書 4). 160-4.

8) 鈴木みずえほか. "認知機能・身体機能に応じた転倒およびせん妄・排泄障害の包括的アセスメントとケア". 認知症 plus 転倒予防：せん妄・排泄障害を含めた包括的ケア. 鈴木みずえ編. 東京, 日本看護協会出版会, 2019, 42-65,（[認知症 plus] シリーズ）.

9) 小内友紀子. 認知症患者の尿失禁をみたときに泌尿器科医が考えること, 診ること：泌尿器科外来における検査や治療. WOC Nursing. 6（12）, 2018, 17-24.

10) 三輪幸ほか. 骨盤臓器脱女性に生じる尿失禁とその対処法. 前掲書 9). 83-6.

11) 菅谷公男. 高齢者の下部尿路機能障害における諸問題：夜間頻尿. 臨床泌尿器科. 73（7）, 2019, 472-6.

12) 野口美和子. "加齢現象と看護：排泄の障害と看護". 疾病・障害をもつ高齢者の看護：最新高齢者看護プラクティス. 金川克子ほか監修. 東京, 中央法規出版, 2005, 66-95.

13) 鈴木康之. "排尿機能障害の病態・生理". "排尿機能障害の症状（下部尿路症状：LUTS）". 新版 排泄ケアガイドブック. 日本創傷・オストミー・失禁管理学会編. 東京, 照林社, 2021, 7-17.

14) 西村かおる. "排尿のコンチネンスケア". 排泄ケアブック：コンチネンスケアに強くなる. 東京, 学習研究社, 2009, 13-33.

3 排便障害（便秘・下痢）

内部孝子 うちべ・たかこ　松江赤十字病院 老人看護専門看護師

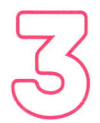 ## 排便障害（便秘・下痢）とは？

≫背景

　高齢者に排便障害が起こりやすい主な背景には、次の3点があります（**表1**）。

◉**加齢による排便機能および全身機能の低下**

　加齢による肛門括約筋の筋力低下、骨盤底筋群の弛緩があります。また、咀嚼力や嚥下機能の低下から食事、食物繊維の摂食不足をきたし、便のボリュームが減少することで腸管への刺激が低下し、腸管の蠕動が低下します。

　運動不足による全身の筋力低下、とくに腹筋・呼吸筋の筋力低下によりいきむ力も脆弱化します。寝たきり状態になると、起立性大腸反射の低下により腸の蠕動運動が低下するばかりでなく、仰臥位での排便となり効果的にいきむことが困難になります。さらに直腸感覚が低下し、便意が弱くなるため、便が直腸内にとどまりやすくなります。

◉**基礎疾患や薬剤の影響**

　脳血管疾患、糖尿病など疾患そのものが、排便機能の障害を起こします。さらに高齢者は多くの薬剤を服用しており、それらが排便障害の原因となっていることも少なくありません。

◉**認知症、脳血管疾患などの症状・後遺症や日常生活動作（ADL）の低下**

　認知症や脳血管疾患により便意がわからない・伝えられない、麻痺や下肢筋力の低下、

表1 高齢者に排便障害が起こりやすい背景

加齢による排便機能および全身機能の低下	● 肛門括約筋の筋力低下 ● 骨盤底筋の弛緩 ● 咀嚼力や嚥下機能の低下 ● 腹筋・呼吸筋の筋力低下によるいきむ力の脆弱化 ● 腸の蠕動運動が低下　など
基礎疾患や薬剤の影響	● 脳血管疾患、糖尿病　など ● 薬剤の服用
認知症、脳血管疾患などによる症状・後遺症やADLの低下	● 便意の消失 ● 便意を伝えられない ● 身体機能の低下、移動能力の低下、手指の巧緻性低下による排泄の動作の困難

膝関節痛などの身体機能や症状がみられます。また、それにより移動能力の低下、手指の巧緻性低下により下着の上げ下げが困難になるなど、排泄の動作に直結する身体・認知機能の障害（または低下）とともに、**日常生活動作（activities of daily living；ADL）の低下**が排便障害の原因となります。

≫ 高齢者への援助の基本的な考え方

◉ 尊厳を守る

　排泄の世話を受けることは、誰にとっても恥ずかしく苦痛な体験です。とくに高齢者は、加齢により排便障害を起こしやすいうえに、身体・精神機能の低下などにより排泄の世話を他人にゆだねざるを得ない場面が多くなります。羞恥心や遠慮から、食事や水分をとることを控えるということがないように、排泄ケアを受ける高齢者の気持ちに十分配慮してケアすることが重要になります。

　高齢者は、視聴覚機能低下や苦痛、他人への配慮から、理解していなくても「はい」と返事をすることがあります。必ず声をかけ、高齢者の機能や状況に応じた説明をし、高齢者本人がきちんと理解し、了解をしているかを確認してから、ケアを行います。

◉ 残存機能の活用

　見当識障害によりトイレの場所がわからず迷ってしまう認知症高齢者には、廊下の壁やトイレに矢印やトイレマークを貼り誘導すると一人でトイレに行くことができます。また、言葉の説明では理解が十分でなくても、トイレに行くと自ら排泄行動ができたり、トイレットペーパーを渡すと自分で拭けることもあります。高齢者の残存機能をみきわめ、その機能を維持できるような排泄・介助方法を検討します。

≫ 排便のメカニズム

◉ 便の形成過程と排便のしくみ[1]

　食事をしてから排便するまで、食道、胃、小腸（十二指腸、空腸、回腸）、大腸（結腸、直腸）を通過し、30～120時間かけて消化、吸収され、不要になった残渣物が肛門から便となって排出されます。まず、口から入った食物は唾液、胃液、膵液などの消化液と混ざり、吸収されやすい形となり小腸に送られます。小腸で栄養素が吸収され、食物残渣が大腸に送られ、1日半かけて大腸を通過し水分が吸収され、固まった便が下行結腸にたまります（**図1**）[2]。

　胃に食物が入ると、胃結腸反射により腸蠕動が起こり、便が直腸に移動します。便が直腸を刺激し、便意を感じ内肛門括約筋が弛緩すると同時に、外肛門括約筋が収縮し、漏れを防ぎます。トイレに行き、外肛門括約筋を意図的に弛緩させ、腹圧をかけることで便が排出されます（**図2**）[3]。通常、便の色は黄褐色で固形あるいは有形軟便、糞便量は1日100～250gになります（**表2**）。

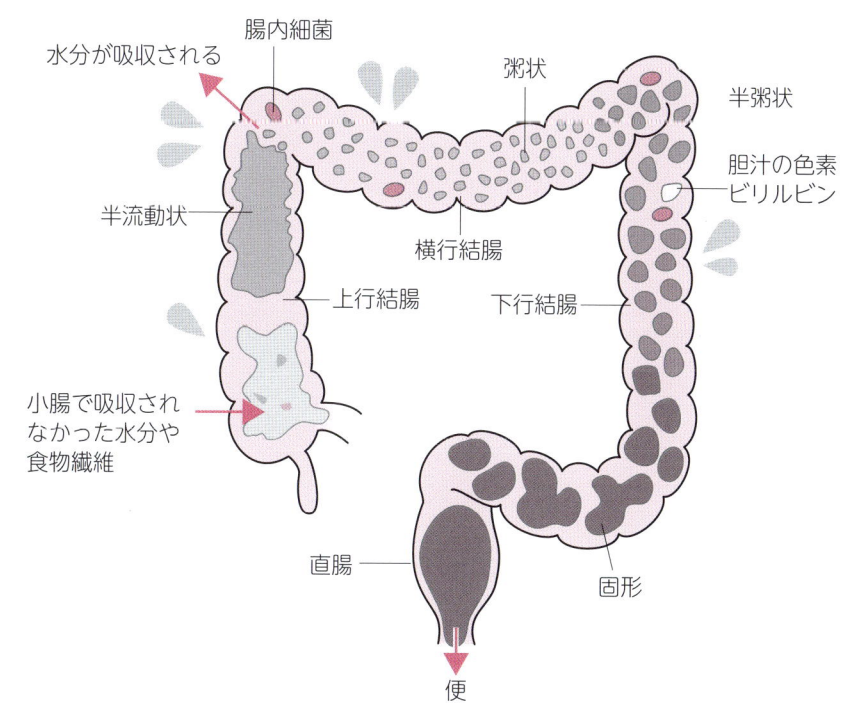

図1 便の形成過程（文献2より作成）

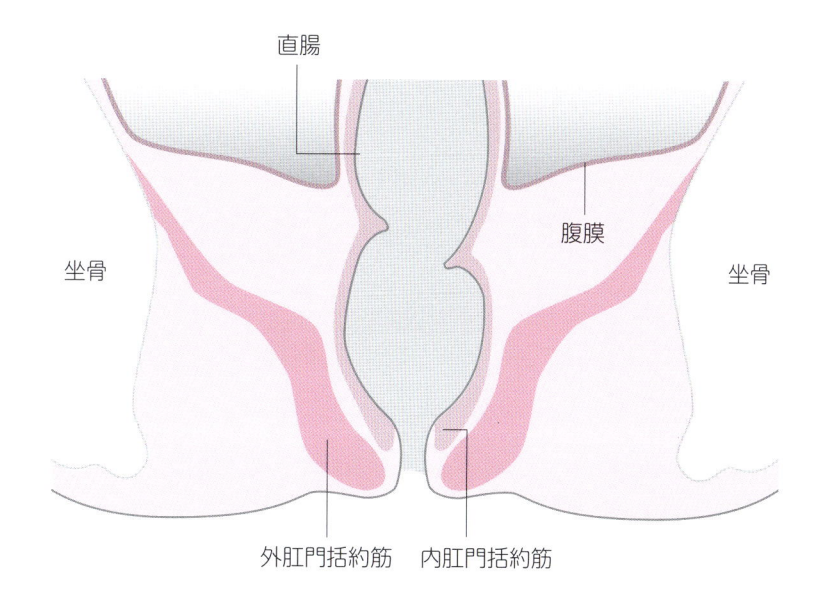

図2 排便のしくみ（文献3より作成）

表2 正常な便

色	黄褐色
性状	固形〜有形軟便（70〜85％は水分）
量	100〜250ｇ/日
回数	1回/1〜3日

≫ 排便障害の種類

「便を出す障害（排便困難）」と「便をためる障害（蓄便障害）」として、便秘・下痢があります（**表3**）。下痢や便秘による症状のために快適に排便できない状態になることを、排便障害といいます。

表3 排便障害の種類

便秘	排便困難（出す障害）	長時間便が腸管内に貯留し、排便が困難な状態
下痢、便失禁	蓄便障害（ためる障害）	半流動性、または水様便を排泄する状態

≫ 便の性状

排便障害に影響することとして、便の性状があります。硬い便は便秘をまねき、水分を多く含んだ便は下痢になります。便の性状は、国際分類である**ブリストル便性状スケール**（以下、ブリストルスケール）を用いて観察します（**図3**）[4]。ブリストルスケールは便の大腸での通過時間と便の硬さを示しています。ブリストルスケールには1（コロコロ便）、2（硬い便）、3（やや硬い便）、4（普通便）、5（ややわらかい便）、6（泥状便）、7（水様便）があり、3〜5であればよいと判断します。

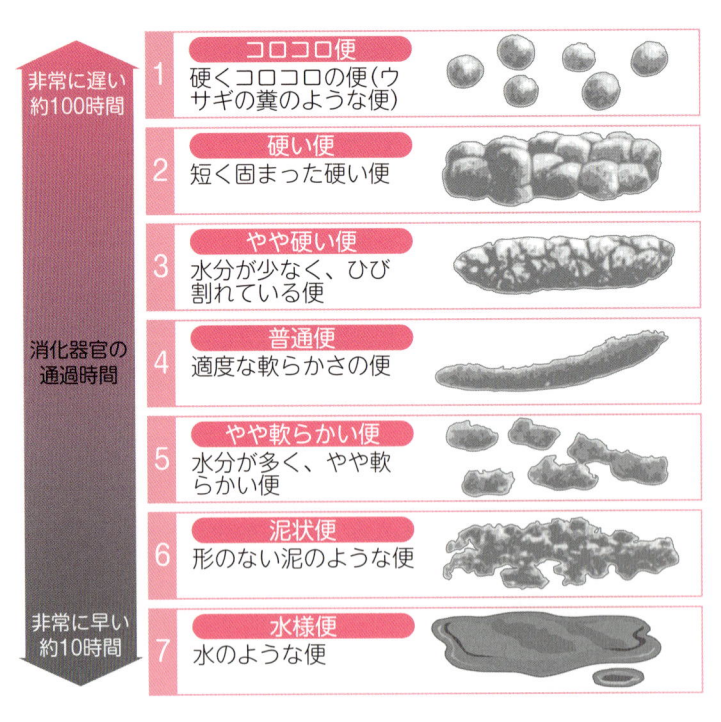

図3 ブリストル便性状スケール（文献4より作成）

≫便秘

◉定義

便秘とは、「本来排泄すべき糞便が大腸内に滞ることによる兎糞状便・硬便、排便回数の減少、糞便を快適に排泄できないことによる過度な怒責、残便感、直腸肛門の閉塞感、排便困難感を認める状態」[5] のことをいいます。つまり、便回数が少ないというだけでは便秘とはいえません。逆に、毎日便があっても、硬便で排便困難感があれば便秘となります。

◉機序・分類

便秘は、器質性・機能性に分類されます。**器質性便秘**は、大腸の形態的変化を伴う便秘です。がんなどにより糞便の通過が物理的に障害される狭窄性、狭窄はないが大腸の形態的変化によって生じる非狭窄性排便回数減少型、直腸の形態的変化に伴って直腸にある糞便を十分量かつ快適に排出できない非狭窄性排便困難型の3つがあります。

機能性便秘は、器質的には問題ないが、老化、薬剤性、活動性の低下や経口摂取量の減少といった生活上の変化、精神的なストレス、大腸粘膜の粘液分泌の減少、排便反射の減弱、蠕動運動の低下、腹圧や直腸収縮力の低下などが生じる便秘で、高齢者に多くみられます。排便回数減少型には、大腸が糞便を輸送する能力が低下しているために排便回数や排便量が減少する大腸通過時間遅延型、大腸の通過時間は正常だが糞便のもととなる食事摂取量や内容（食物繊維成分）が少ないために糞便量が減って排便回数が減少する大腸通過正常型の2つがあります。また、排便困難型では、硬便のために排便困難などの便秘症状を呈します（**表4**）。

◉症状

症状としては、**ブリストルスケール1（「コロコロ便」）および2（「硬い便」）**が便秘とされます。便秘の症状は、腹痛、腹部膨満感、悪心・嘔吐、食事量低下などがあります。腹痛は、腸内に貯留した便が、腸壁を伸展させ、ほかの臓器を圧迫したり、交感神経を刺激して生じます。腹部膨満感は、腸内で発生したガスが腹腔内に貯留し、生じます。悪心・嘔吐は、腸壁の伸展で、胃・十二指腸が圧迫されたり、腸内ガスが吸収され、嘔吐中枢を刺激することで生じます。これらの症状が生じることで食欲が低下して、食

表4 便秘の分類と機序

器質性便秘 （解剖学的異常による）	狭窄性	がんなどによる物理的な通過に伴う障害
	非狭窄性排便回数減少型	巨大結腸などによる障害
	非狭窄性排便困難型	直腸瘤や直腸脱などによる障害
機能性便秘 （機能障害による）	排便回数減少型	代謝・内分泌、薬剤などによる障害（大腸通過時間遅延型）
		経口摂取不足、過敏性腸症候群などによる障害（大腸通過正常型）
	排便困難型	直腸・肛門での便排出障害

事摂取量の減少につながります。また、頭痛、睡眠障害が起こることもあります。

　認知機能低下のある高齢者では、コミュニケーション能力が低下している場合があります。そのため、便秘の症状や苦痛を言語で表現することができず、そわそわしたり、何度もトイレに通ったり、苦痛な表情をします。このような非言語的な表現から便秘の苦痛を推測するなど、総合的に高齢者をとらえることが必要になります。

◉ 便秘の重症度

　便秘の重症度の評価には、**便秘スコア（Constipation Scoring System；CSS）** があります（**表5**）[6]。1週間あたりの排便回数、残便感や腹痛の頻度、排便に要する時間などの8項目を0～4段階で評価する主観的なスコアで、正常の0点から最重症の30点まで、1点ずつ増加します。経時的に比較する場合は、病悩期間を除いて0～26点で評価します（**表6**）[6]。

表5 便秘スコア（文献6より作成）

スコア	0	1	2	3	4
排便回数	3回以上／週	2回／週	1回／週	1回未満／週	1回未満／月
排便困難 （便を出すのに伴う苦痛）	なし	まれに	ときどき	たいてい	いつも
残便感	なし	まれに	ときどき	たいてい	いつも
腹痛	なし	まれに	ときどき	たいてい	いつも
排便に要する時間	5分未満	5～9分	10～19分	20～29分	30分以上
排便の補助の有無	なし	刺激性下剤	摘便or浣腸	—	—
トイレに行っても便が出なかった回数（／24時間）	0	1～3	4～6	7～9	10回以上
排便障害の病悩期間（年）	0	1～5	6～10	11～20	21年以上

表6 便秘スコアの経時的評価例（文献6より作成）

日付	○月○日	○月○日
排便回数	2	1
排便困難 （便を出すのに伴う苦痛）	3	3
残便感	3	3
腹痛	2	2
排便に要する時間	4	2
排便の補助の有無	0	1
トイレに行っても便が出なかった回数（／24時間）	1	1
合計	15	13

≫下痢

◉定義

　下痢とは、「便性状が軟便あるいは水様便、かつ排便回数が増加する状態」で、このような状態が「4週間以上持続または反復する下痢のために日常生活にさまざまな支障をきたした病態」[5] になると慢性下痢とされます。

◉原因

　下痢は、急性と慢性に大きく分類されています（**表7**）。急性下痢は、集団感染が話題になるノロウイルスや腸管出血性大腸炎O-157などの感染症によるもの、抗菌薬などの薬剤（**表8**）によるものが大部分になります。とくに高齢者の場合は、長期に連用している**下剤の不適切な使用**が原因となっていることもあります。

　慢性下痢は、4カ月以上続くもので、非感染性のものが多くを占めます。潰瘍性大腸炎などの炎症性腸疾患、大腸がん、肝硬変などの消化・吸収能力の低下により起こります。

　臥床状態が長い高齢者には、直腸内に便塊が貯留し、排出できない状態のときに下剤を使用すると、便の表面だけが溶けて流れ出し、おむつ内に少量の泥状便がつき、下痢と間違えられることがあります。これを嵌入便（**図4**）[7] といい、下痢止めを使用すると症状を悪化させることになるため、アセスメントを確実に行うことが必要となります。

◉機序・分類

　下痢の起こる機序は、浸透圧性下痢、滲出性下痢、分泌性下痢、腸管運動異常による下痢、その他（不明）の5つに分かれます（**表9**）。

表7 下痢の分類

急性下痢	感染性、薬剤性
慢性下痢	非感染性

表8 下痢を引き起こしやすい薬剤

種類	メカニズム
経腸栄養剤	不適切な投与方法、栄養剤の組成、細菌叢の変化など
消化管運動改善薬	消化管運動の亢進
胃酸分泌抑制薬	細菌叢の変化
抗がん薬	腸管分泌の増加、消化管運動の亢進、腸管粘膜の障害
抗菌薬	腸内細菌の減少、細菌叢の変化
ビタミン剤	過剰摂取（メカニズムはビタミンにより異なる）
便秘薬の使い過ぎ	消化管運動の亢進

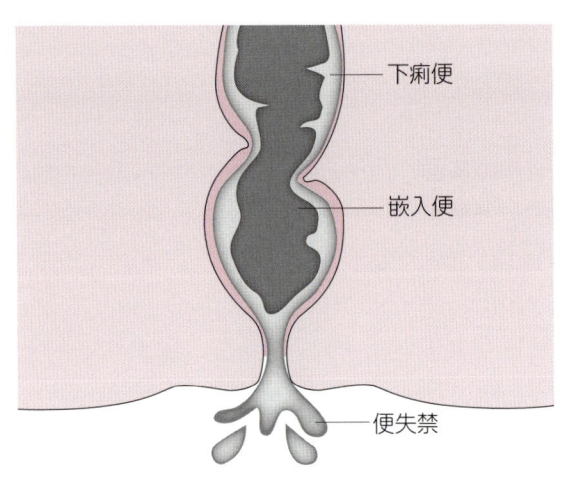

図4 嵌入便

（図中ラベル：下痢便／嵌入便／便失禁）

表9 下痢の機序

浸透圧性下痢	●腸管内に浸透圧を上げる物質があることで起こる ●腹部手術（胃切、回腸切除）、放射線治療などが原因で、下剤の服用時にもみられる
滲出性下痢	●腸の炎症によって起こる ●食中毒、潰瘍性大腸炎、偽膜性大腸炎などの炎症性腸疾患が原因となる
分泌性下痢	●消化管粘膜からの分泌の異常亢進によって起こる ●難治性潰瘍、開腹手術後などが原因となる
腸管運動異常 による下痢	●腸管運動の亢進あるいは低下によって起こる 　•亢進：腸内容物の通過が早くなることで下痢となる 　•低下：腸内容物の通過が遅くなったために小腸内で細菌が増殖し下痢となる。糖尿病などの患者にみられる

◉症状

　症状としては、**ブリストルスケール6（「泥状便」）、7（「水様便」）** が下痢とされます。下痢には、腹痛、食欲低下、脱水などの症状があります。下痢を起こすと、腸のけいれん・収縮や過伸展、炎症などが神経を介して大脳皮質に伝えられ、腹痛を生じ、食欲が低下します。また、下痢により塩分を含んだ消化液が大量に排泄され、水・電解質のバランスが崩れます。

　高齢者は、水の代謝調節能力が低く、体液の絶対量が少ないため、容易に脱水を起こしやすいことから、脱水への注意が必要です。下痢便には、皮膚を脆弱化させる塩類や消化液、腸内の常在細菌などが含まれているため、肛門周囲の皮膚が汚染されると、発赤や湿疹、びらんなどが容易に生じます。

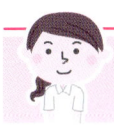

アセスメント

　高齢者が訴える主訴や身体面、精神面、社会面に影響する状態について、問診・観察により情報を得ながら排便障害やタイプをみきわめ、適切に対応できるようにアセスメントを進めます（**表10**）。

　排便は日常的なものであるため、入院（入所）という環境変化によって変調をきたしている場合もあります。そのため、入院（入所）前のふだんの生活状況および排便状況についても確認するようにします。

表10 排便障害のアセスメント項目

項目		具体的な内容
主訴		● 症状とその経緯 ● 本人（または家族）の困っていること
身体的側面	排泄状況	● 便意の有無、便回数や量 ● 便性状（ブリストルスケール、色、血液や粘液付着） ● 排便時の疼痛の有無、残便感
	腹部・肛門の状態	● 腹痛、腹部膨満感（緊満）、腸蠕動の有無、左下腹部に便塊触知の有無 ● 直腸部の便貯留の有無、肛門部周囲の緊満、おむつへの便付着の有無 ● 肛門括約筋の収縮、痔核、出血、炎症など肛門部の状態
	全身状態	発熱、脱水、嘔吐・悪心
	皮膚の状態	びらんなど皮膚トラブルの有無
	便秘の原因となる疾患の有無	基礎疾患との関連（**表11**）
	下剤等の使用	下剤・浣腸の使用状況（用量・頻度）、止痢剤の使用状況
	食事の状況	食事（経管栄養剤も含む）内容、水分摂取量
	便秘を起こす薬剤の使用の有無	便秘・下痢を引き起こしやすい薬剤（**表12、15**）
	検査	便検査、腹部X線検査、CT検査など
	排泄動作	● 移動能力、立ち上がりや立位・座位保持能力 ● 下着の上げ下ろし、拭くなどの後始末など排便を済ませるために必要となる動作
	1日の生活状況	● 活動量（姿勢も含む）、活動と休息のバランス、入院（入所）前の生活歴
精神的側面		● 認知機能、不安やストレスの有無など精神状態、性格、コミュニケーション能力など
社会的側面		● 社会生活の状況 ● 介護者の状況（疾患の有無、介護力、介護に対する価値観など） ● 経済状況

表11 排便障害に関連する基礎疾患とその理由

基礎疾患	関連する理由
脳血管障害 （脳梗塞・脳出血）	● 便意を感じない、便意を適切に表現できない（意識障害、失語）、麻痺により排泄動作が困難になるなどで便秘・下痢を起こすことがある ● 大腸通過時間の延長、直腸固有の収縮や腹圧の減弱が起き、便秘をきたしやすい
関節リウマチ	● 運動機能の障害により排泄動作に支障を生じると、便秘・下痢を起こすことがある
認知症	● 便意を適切に表現できない、場所の見当識障害（トイレがわからない）による便秘・下痢をきたすことがある ● 精神症状に対し、抗精神病薬を使用している場合は、副作用により便秘を起こす場合がある
がん	● 疼痛コントロールのために使用する医療用麻薬の副作用として便秘が頻発する ● 大腸がんの症状として、便秘・下痢がある
パーキンソン病	● 腸管の末梢神経線維の変性により便秘をきたす ● 抗パーキンソン病薬が腸管運動を抑制し、便秘を起こしやすくなる ● 手足の振戦・筋固縮・寡動、姿勢反射障害などの運動障害が、便秘・下痢の要因となる
糖尿病	● 糖尿病性神経障害（体性または自律神経障害）により、便秘・下痢を生じる
慢性閉塞性肺疾患 （COPD）	● 労作性の呼吸困難による日常生活動作（ADL）制限、食欲低下、全身的な体力低下により、便秘をきたしやすい

表12 便秘を引き起こしやすい薬剤

種類	メカニズム
抗コリン薬	消化管運動の緊張や蠕動運動、腸液分泌を抑制
向精神薬（抗うつ薬、抗不安薬、抗精神病薬）	抗コリン作用
鎮咳薬	消化酵素の分泌抑制、蠕動運動を抑制
利尿薬	腸管運動能の低下、体内の水分排出を促進
麻薬	消化酵素の分泌抑制、蠕動運動を抑制
パーキンソン病治療薬	ドパミン活性の増加、抗コリン作用
降圧薬（カルシウム〔Ca〕拮抗薬）	腸管平滑筋を弛緩、蠕動運動を抑制
鉄剤	蠕動運動を抑制
緩下薬	長期使用で腸管平滑筋を弛緩、蠕動運動を抑制

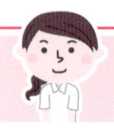

日常のケア

≫ 便秘

食事・活動・排便姿勢や排便環境を整え、まずは自然な排便ができるようにします[8]。

◉ 便秘予防によい食事を摂取する

便は食物残渣からできているので、便秘に有効な食品（**表13**）[9] を摂取するようにします。高齢者の場合、食欲不振や咀嚼・嚥下機能低下をきたしやすいため、できるだけ本人が食べたいもの、咀嚼・嚥下しやすい形態のものを選択します。

◉ 口腔内の機能を高める

食事前に**口腔ケア**を行い、より味を感じることができるようにします。食後は口腔内に食物残渣がないよう口腔内の清潔保持と保湿をします。義歯がある場合は、義歯の装着具合を確認し、調整が必要なときは歯科にコンサルトします。

◉ 排便習慣をつくる

排便周期を把握し、定期的にトイレに座る習慣をつくります。朝食後に排泄をする習慣をつくることは、とくに有効です。その理由として、朝食後は臥床の姿勢から身体を起こし、夜間の長い時間消化管を休めた後に胃に食物が入るため、腸が刺激され、最も大きな排便反射が起こるからです。また便意を催した際には、すぐに排泄ができるようにすることが大切です。そのままにしておくと、便意が消失してしまうばかりか排泄されなかった便塊から水分が吸収され、便が硬くなってしまい便秘になります。

◉ 日中に活動する

日中に適度な運動をする、身体を動かす、ベッドから離れるなどの活動をします。臥床状態の高齢者についても、ギャッチアップして過ごすなど、できるだけ身体を起こす姿勢をとる機会をつくります。

表13 便秘に有効な食品 （文献9の表6〜9より転載）

食物	食品名	期待される効果と留意点
乳酸菌	ヨーグルト 乳酸菌飲料	腸の動きを調整し、糖の分解吸収を助け、よい便をつくる 腸内で菌を固定するため、少なくとも2週間以上は続けてみる
食物繊維 不溶性繊維	玄米、ごぼう、きのこ、たけのこ	腸の内容物を増加させ、腸の動きを活発にする
食物繊維 水溶性繊維	海藻、こんにゃく、くだもの	水分を吸収し便をやわらかくする また病原菌の増殖を抑制する
発酵食品	納豆、チーズ、ぬか漬け	多くの乳酸菌が含まれる
特殊栄養食品	乳果オリゴ糖	腸内細菌食品と一緒にとることで腸内細菌のはたらきをうながす
腸内細菌食品	ビフィズス菌飲料 乳酸菌飲料	腸内細菌を増やし、腸内環境を整える
炭酸飲料		腸内にガスを発生させ、整腸作用をうながす
その他	玉ねぎ、にんにく、オリーブオイル	食品に含まれる化学物質が腸の動きをうながす

便秘時には、排便周期をつかみ、便秘のタイプをみきわめ、便秘の改善と苦痛の緩和を目指します。予防ケアに加え、便を排出するケアを行います。排便日誌（**表14**）を使用すると、排便周期を可視化できます。施設など複数人の介護者でかかわる場合も、情報の共有が容易になります。

◉ 水分摂取量を増やす

高齢者は、口渇感覚が鈍くなり、水分摂取量も十分でないことがあります。便性をやわらかくするために、水分制限がない場合には、それまでの摂取に加え 100 ～ 150mL ほどの水分摂取量を増やすことで効果が出る場合があります。

◉ マッサージや温罨法

腸蠕動を促進するため、腸の走行に沿って「の」の字を書くようにマッサージをしたり、腹部や腰部に温罨法を行うと、経皮的に骨盤神経を刺激し、腸の動きを活発化させる効果があります。マッサージ時には、膝下にクッションを入れるなどして膝立の姿勢とすることで腹部の緊張がやわらぎ、効果的です。皮膚が 1 ～ 2cm 沈むぐらいの力でマッサージをします。

◉ 薬剤の調整や処置（摘便・浣腸）

必要時は下剤の使用や浣腸・坐薬などの処置を行います（**表15**）。薬剤の使用は、まず整腸薬から開始し、便性状を整える塩類下剤の順で検討します。**大腸刺激薬**は、腸を過剰に刺激し、腹痛、悪心・嘔吐、効きすぎると血圧低下や脱水などを引き起こすことがあるので、排便周期に合わせて**最小限の使用**とします。下剤を漠然と使用するのではなく、その都度効果を確認します。

高齢者自身の不快感や苦痛に応じて、浣腸や摘便、ガス抜きの方法を検討します。肛門診で直腸に便が触れるのに排便できない場合は、下剤ではなく、まず**浣腸**を実施します。その際、便が硬すぎて浣腸も入らない場合は、指で摘便を行います。

≫ 下痢

まずは原因を特定し、対応します。感染性胃腸炎など感染症の場合は、迅速かつ適切に排泄物の処理を行い、ほかの患者さんや入所者などへ感染が拡大しないようにします。

表14 排便日誌の記入例
少なくとも1週間以上つけ、排便周期を把握するようにする。

日付	時間	便の性状 （ブリストルスケール）	量・色	下剤の 使用状況	備考
●月 ●日	8：00	2	少量茶色	使用なし	排便時に声を出す
▲月 ▲日	10：00	はじめは2、 途中から5	中等量	使用あり （薬剤名）	排便時に声が出たが途中 から出さなくなる

表15 排便をうながす代表的な薬剤

分類		作用	一般名		商品名	作用時間	備考
整腸薬		腸の動きを助ける菌を増加させることで腸内環境を整える	ラクトミン製剤		ビオフェルミン®	—	下痢にも便秘にも効果がある
			ビフィズス菌		ラックビー®		
緩下薬	塩類下剤	腸内の水分吸収を妨げ、便をやわらかくする	酸化マグネシウム		マグミット®	2〜3時間	●刺激性下剤を使用する前に使用 ●習慣性はない ●高マグネシウム血症に注意
					マグラックス®		
刺激性下剤	大腸刺激性下剤	腸粘膜や神経叢を刺激して、蠕動運動をうながす	アントラキノン系薬	センナ	アローゼン®	8〜12時間	●習慣性がある ●尿が黄褐色〜赤色を呈する
				センノシド	プルゼニド®	8〜13時間	
				ダイオウ	セチロ	8〜15時間	
			ジフェノール糸薬	ビコスルファートナトリウム	ピコスルファートナトリウム	8〜17時間	習慣性はない
	上皮機能変容薬	腸液分泌を促進する	ルビプロストン		アミティーザ®	24時間以内	●刺激性下剤を使用する前に使用 ●習慣性を示す頑固な便秘にも効果がある
			リナクロチド		リンゼス®		
	胆汁酸トランスポーター阻害薬	腸管運動の亢進	エロビキシバット		グーフィス®	3〜10時間	●食前服用
坐薬		腸内で炭酸ガスを発生させ、直腸を刺激する	炭酸水素ナトリウム・無水リン酸二水素ナトリウム		新レシカルボン®	10〜30分	●直腸性便秘時に行う
			ビサコジル		テレミンソフト®	5〜60分	
浣腸		直腸に注入し、浸透圧により肛門・直腸粘膜を刺激するとともに、グリセリンの潤滑作用により、直腸・結腸に停滞した便の排出を促進する	グリセリン		グリセリン浣腸液	15〜60分	●直腸性便秘時に行う ●直腸粘膜の損傷に注意する

経腸栄養剤が原因の場合は、注入速度・温度・量・内容を確認し、検討します。下剤の不適切な使用による下痢の場合は、便秘ケアも見直します。

◉ 腹痛の緩和

寒冷刺激は、腸管の運動を亢進させ腹痛を生じるので、腹部の露出を避けるようにします。また、温熱刺激は腸管の運動を抑制するので、温かいタオルやカイロなどによって腹部に温罨法をするのは下痢を抑えるのに有効です。ただし、温罨法による低温熱傷には十分に注意します。

◉ 脱水の予防

下痢が続くことで、脱水や電解質バランスが崩れるので、経口摂取ができる場合には少量ずつ水分摂取を進めます。水分摂取が困難な場合には、医師に報告し、補液を検討します。

◉ 食事内容への配慮

急性の下痢は、禁飲食として消化管の安静を保つようにします。下痢が軽症あるいは

回復し、経口摂取が可能になった際には、水分の摂取からはじめ、消化の良いものを少量ずつから摂取します。腸管を刺激する冷水や牛乳、カフェインの入った飲料は避けます。

　寝たきり・嚥下障害のある高齢者などは、禁飲食期間が長くなることでさらに嚥下機能の低下をきたすこともあります。そのため、経口摂取を再開する際には、覚醒状態や姿勢を整え、嚥下状態に注意しながら進めます。慢性の下痢には、消化のよい食品を選択し、栄養のバランスにも考慮し、原疾患に応じた食事内容を選択します。

◉薬物療法

　薬剤にはさまざまな種類があり、薬剤によって腸管への作用の仕方が違うことを踏まえて使用します。腸管運動抑制薬、抗菌薬、吸着薬、整腸薬などがあります。感染性胃腸炎による下痢の際は、止瀉薬はウイルスの排出を妨げ回復を遅らせることになるため、使用しません。

◉皮膚トラブルの予防[10)]

　胃腸からの分泌物を多く含む便は、下痢により肛門周囲の皮膚を汚染、浸潤させて、湿疹・びらんなどの炎症を起こします。便を拭き取る行為は皮膚の摩擦刺激によりトラブルを生じやすいため、押し拭きするか、洗浄器や温湯を用いて洗浄します。皮膚洗浄剤については、皮膚にやさしい弱酸性のものを選択しますが、高齢者は皮脂量が減少しており、頻回な使用は刺激となるため、避けるようにします。

　洗浄は、洗浄剤を泡立てて皮膚を擦らないように愛護的に行います。排泄物から皮膚を守るには、あらかじめワセリンやクリームなどの**皮膚被膜剤**を使用してスキントラブルを予防します。おむつを使用している場合には、排泄物による皮膚汚染が長時間とならないよう、排泄の有無をチェックし、確認された際にはすみやかにおむつを交換します。下痢便対応のパッドの使用などで工夫します。

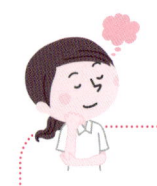

ケーススタディ わたしの経験

ケース アルツハイマー型認知症・高血圧（80歳代、女性）

　患者さんは、アルツハイマー型認知症（認知症高齢者の日常生活自立度Ⅳ）と高血圧がありました。加齢による筋力低下があり、日常生活は食事・お茶の時間以外は臥床し、全介助状態でした。食事は全粥軟菜食をほぼ全量摂取でき、お茶の時間に水分を摂取できていました。普段は穏やかな表情をして過ごしていました。移動は車いすで、便意を訴えることはできずおむつを使用していました。内服薬は、朝食後に降圧薬を内服していました。

◉排便に関する問題

　排便が3日ないときに大腸刺激性下剤（以下：下剤）を服用していました。その結果、下剤服用の翌日にはブリストルスケール1〜2の便がありましたが、その後は再び排便がない日が続き、下剤を服用するという状況を繰り返していました。また、下剤を使用しても便がないときには浣腸をしました。患者さんは排便時には、苦痛の表情をして大声が出て

いました。このことから、患者さんの排便ケアを見直すことになりました。

◉アセスメント

　患者さんは、普段は穏やかな表情をして過ごしていますが、排便時に大声を出したり、苦痛の表情をしたりすることがあることから、かなりの排便困難があると考えられました。下剤は腸粘膜や神経叢を刺激して、蠕動運動を促す薬剤なので、苦痛として考えられるのは腸蠕動に伴う腹痛になります。また、下剤服用の翌日にはブリストルスケール1～2の硬い便があり、再び排便がない日が続いていました。3日に1回の排便でもブリストルスケール3～5であれば便秘ではないとされていますが、患者さんはブリストルスケール1～2なので、便秘と考えられました。

　まずは患者さんの便秘のタイプから必要なケアを考えました。患者さんは全粥軟菜食を摂取しており、普通食に比べ食事量、食物繊維の摂食が少なく便のボリュームが減少して、腸管への刺激低下から腸管の蠕動が低下していることが考えられました。また車いすや臥床して過ごすことが多いことから、全身の筋力低下、とくに腹筋・呼吸筋の筋力低下によりいきむ力も脆弱化していると考えられました。さらに、仰臥位での排便となり、効果的にいきむことが困難になっているようでした。便秘のタイプとしては、機能性便秘の排便回数減少型の大腸通過時間遅延型と正常型の両方と考えられました。また、認知症により便意を適切に表出できないことから、直腸や肛門での便排出障害の排便困難型となる可能性も高いと考えられました。

　そこで、必要なケアとして、食事、活動を検討し、そのうえで必要であれば薬剤の使用について考えました。食事については経口的に取れているため、腸内環境を整えていきました。活動については、日中の活動の見直しを行いました。それでもなお便秘の場合は、薬剤の使用を考えました。薬剤については、腸内の水分吸収を妨げ、便をやわらかくする塩類下剤をまず選択しました。これにより、軽度のいきみで便の排出ができるようになり、大腸刺激性薬剤を使用したときのような強い腹痛を感じることはなくなると考えました。

◉ケアプラン

　上記のアセスメントをもとに、次のケアプランを立案しました。

- 排便周期の把握：腹部状態の確認や排便の有無、肛門診などの観察を継続する。排便日誌を使用して排便周期を可視化する。
- 食事・水分摂取の見直し：腸内環境を整えるため、朝にヨーグルト1個を追加する。便性状を整える食品を管理栄養士と検討する。高血圧の薬の服用時に水分100mLを増やす。
- 活動の見直し：日中は、疲労の状況をみながら、車いすで過ごす時間をつくる（例えば、散歩やレクリエーションなど、患者さんが集中できる過ごし方を考える）。日中ベッドで臥床しているときにも、覚醒しているときにはギャッチアップ30°程度とする。朝食後には腹部マッサージを行い、便意を察知してポータブルトイレに誘導する。
- 薬剤の見直し（医師と検討）：上記の生活状況を見直しても便秘が続く場合には塩類下剤を使用する。便の性状がブリストルスケール4～5になるように薬剤を調整する。

＊　　　＊　　　＊

　上記のように、排便周期を把握ながらケアを提供したところ、食事・水分摂取、活動へのケアにより腸蠕動が改善しました。ただ便性状はブリストルスケール2で、患者さんにとっては排出するのが大変そうであったため、医師と薬剤について検討し、朝食後に塩類下剤（酸化マグネシウム）の服用を開始しました。その結果、軽いいきみで排泄できるブリストルスケール4の便性状になりました。

引用・参考文献

1) 三原弘. "正常な排便メカニズム". うんこのつまらない話. 東京, 中外医学社, 2019, 4-5.

2) 食Do！排せつのしくみ：便と尿ができるまで. https://www.shoku-do.jp/outline/taisya/haisetu/（2024年10月閲覧）

3) 排泄ケアナビ. 排泄ケア実践編：蓄便・排便のメカニズム. https://www.carenavi.jp/ja/jissen/ben_care/chikuben/ben_01.html（2024年10月閲覧）

4) Lewis SJ, et al. Stool form scale as a useful guide to intestinal transit time. Scand J Gastroenterol. 32(9), 1997, 920-4.

5) 日本消化管学会編. "定義・分類・診断基準". 便通異常症診療ガイドライン：慢性便秘症. 東京, 南江堂, 2023, 2-3.

6) Agachan F, et al. A constipation scoring system to simplify evaluation and management of constipated patients. Dis. Colon Rectum. 39（6）, 1996, 681-5.

7) 排泄ケアナビ. 排泄ケア実践編：高齢者に多く見られる嵌入便（かんにゅうべん）. https://www.carenavi.jp/ja/jissen/ben_care/problem/problem04.html/2024.2.18（2024年10月閲覧）

8) 後閑容子. "下痢・便秘のある高齢者へのケア". 図でわかる エビデンスに基づく高齢者の看護ケア. 東京, 中央法規出版, 2003, 53-74.

9) 伴真由美ほか. "快便を目指すケア". 高齢者の生活機能再獲得のためのケアプロトコール：連携と協働のために. 中島紀惠子ほか監修. 東京, 日本看護協会出版会, 2010, 135-70.

10) 内藤直美. 排便障害によるスキントラブルとその対処法. 看護技術. 55（4）, 2009, 346-50.

11) 村井裕子. "排便障害（便秘, 下痢）". 生活機能からみた老年看護過程＋病態・生活機能関連図. 山田律子ほか編. 東京, 医学書院, 2008, 370-81.

4 脱水

松木佐知子 まつもと・さちこ　日本赤十字看護大学 さいたま看護学部 准教授／老人看護専門看護師

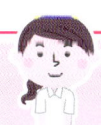

なぜ起こる？

脱水は全身の体液量が不足している状態で、高齢者にはよくみられる病態です。予備力が低下している高齢者では生命の危機につながりやすいので、予防に努めるとともに早期発見と対処が大切になります。

≫ 細胞内液量が低下している

高齢者の体液における細胞内液の割合は成人に比べて低くなります（**図1**）[1]。細胞内液は、脱水時には細胞外に移動して、細胞外液量（主に血漿量）の急激な低下を防ぐ働きがあります。このことから、細胞内液量の少ない高齢者は、**水分を保持する予備力が少ない**といえます。

≫ 腎臓からの水分・ナトリウム排泄が促進される

高齢者は抗利尿ホルモン（ADH）への反応が低下しているため、尿からの水分喪失が多くなります。また、心房性ナトリウム利尿ペプチド（ANP）の分泌も亢進するため、尿中への水分とナトリウムの排泄も増加します。つまり、水分だけでなく**ナトリウムも不足しやすくなります**。

≫ 口渇を感じにくい

高齢者は口渇中枢の感度が低下するため、体内の水分量が低下していても口渇を感じにくくなっています。このため、脱水になっていても自覚しづらく、対応が遅れて重症

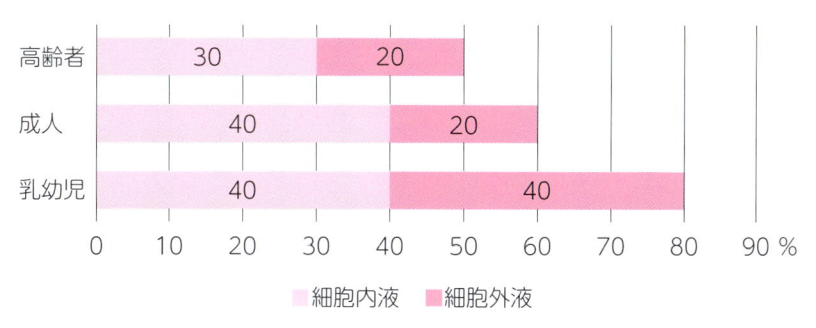

図1 年代による体重に対する体液構成比（文献1より転載）

化するリスクがあります。

≫ 故意に水分を控えやすい

　尿失禁や頻尿に悩んでいる高齢者は多く、排尿回数を減らすために水分を控える人も少なくありません。また、これらの症状がなくてもトイレに行くのが大変な場合（例：部屋からトイレが遠い、膝が痛くて動きたくない）も、水分摂取を控えることがあります。

≫ 環境の影響

　居住環境も高齢者の脱水のリスクを高めます。猛暑でも冷房を使わない状況はもちろん、冬季でも暖房器具や重ね着により不感蒸泄が増えて脱水が生じることがあります。

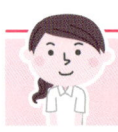

どんな症状？

　脱水が疑われる徴候を**表1**[2]にあげました。水分とナトリウム喪失のバランスによって、**水欠乏性脱水**（高張性脱水）、**ナトリウム欠乏性脱水**（低張性脱水）、**混合性脱水**（等張性脱水）に分類されます。

≫ 水欠乏性脱水（高張性脱水）

　主に水分が不足した状態で、高齢者に最もよくみられる脱水のタイプです[3]。水分摂取量の低下や大量の発汗などが原因となります。細胞内液が細胞外液に移動して循環血液量を保つため、血圧低下はあまりみられません。むしろ、口渇、尿量と発汗の減少が現れやすく、重症になると興奮、見当識障害などの神経症状をきたします[4]。

表1 脱水に生じやすい心身の徴候（文献2を参考に作成）

身体症状	口渇、口腔粘膜や舌の乾燥、皮膚（とくに腋窩）の乾燥、皮膚ツルゴールの低下、大量の発汗、発熱、頻脈、血圧低下、頭痛、めまい、けいれん、全身倦怠感、脱力、立ちくらみ、歩行時のふらつき、体重減少、尿量低下
検査データ	ヘマトクリット値（Ht）の上昇、血清尿素窒素（BUN）の上昇、血清総蛋白（TP）の上昇、血清Naの上昇あるいは低下*、血漿浸透圧の変化**、尿比重の上昇あるいは低下*、尿中電解質の異常
心理・精神症状	意識混濁（せん妄を含む）、認知症のBPSDの悪化（徘徊、落ち着きのなさ、興奮など）
生活面の変化	食欲低下、転倒・転落、活動量の低下、活気のなさ、傾眠

* 血清Naと尿比重は、水欠乏性脱水では高くなり、ナトリウム欠乏性脱水では低下する。混合性脱水はどちらの場合もある。

** 血漿浸透圧は、水欠乏性脱水では上昇、ナトリウム欠乏性脱水では低下、混合性脱水では正常となる。

≫ナトリウム欠乏性脱水（低張性脱水）

　水分より電解質が不足した状態で、細胞外液が著しく減少しています。高齢者は腎臓でのナトリウム排泄が増加しているため、大量の発汗、嘔吐、下痢、利尿薬の長期服用などで発症しやすくなります。循環血液量が低下するため、血圧低下や頻脈が起こりやすいです。また、口渇はあまりみられませんが、倦怠感、脱力感、頭痛をきたしやすく、重症になると傾眠、けいれん、昏睡状態を呈する重篤な脱水です[4]。

≫混合性脱水（等張性脱水）

　水分と電解質が同等の割合で失われた状態です。出血や嘔吐、下痢などにより、循環血液量が低下した場合に起こるため、頻脈、血圧低下、尿量減少、意識障害などがみられます[4]。

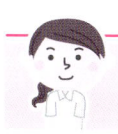

アセスメント

　表1に脱水が疑われる徴候をあげました。**高齢者は症状の現れ方が非定型**であることに注意しましょう。認知症がある人では、認知症の行動・心理症状（behavioral and psychological symptoms of dementia；BPSD）の悪化、認知機能が低下していない人でも転倒・転落、食欲低下、活気のなさなどの生活状態の変化が、脱水のサインである場合がよくあります。

　また、口渇などの自覚症状が乏しかったり、失語や認知症により症状が訴えられなかったり、1人暮らしで周囲の目が行き届きにくいことなどにより、発見が遅れやすいことも高齢者の特徴です。

　このように、脱水の徴候は高齢者の生活上の変化として現れやすいので、早期発見と対処のためには、日ごろの生活状況や健康状態をよく把握しておくことが必要です。自覚症状の乏しさや、本人が訴えられない可能性があることを念頭に、家族や介護職員な

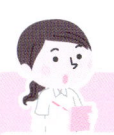

在宅医療におけるケア

コラム

　訪問看護を利用する高齢者の6割以上が脱水状態にあり、認知機能や身体機能と脱水の程度には関連がなかった、という研究結果があります[5]。この結果から、脱水は、自立度や健康レベルを問わず誰にでも起こりうる、定期的に看護師がアセスメントをしていても見逃しやすい状態といえます。救急受診はもちろんのこと、定期通院や予定入院の高齢者に対応する際にも、脱水の可能性をいつも念頭におくことが大切です。

表2 脱水のリスク評価チェックリスト （文献2より転載）

【属性】	【薬物療法】
☐ 85歳以上	☐ 下剤
☐ 女性	☐ 精神科用薬（抗精神病薬、抗うつ薬など）
	☐ 利尿薬
【身体状態】	**【摂食行動】**
☐ 尿失禁がある	☐ 飲水行動は自立しているが、飲むこと自体を忘れる
☐ BMI＜21 または＞27	☐ 嚥下困難
☐ ADLが半介助である	☐ 飲水に援助が必要
☐ 脱水の既往がある	☐ 食事量が少ない
☐ 感染症に繰り返し罹患している	
【精神状態】	
☐ 認知症と診断されている	
☐ MMSE＜24点	
☐ GDS≧6点	

Mentes JC, Wang J. Measuring risk for dehydration in nursing home residents：evaluation of the dehydration risk appraisal checklist. Research in Gerontological Nursing. 4（2）, 2011, 153 を参考に作成、松本佐知子. 脱水. 看護学テキストシリーズNiCE 老年看護学技術. 改訂第4版. 真田弘美, 正木治恵編. 東京, 南江堂, 2023, 195 より許諾を得て転載

どの周囲の人々からの情報収集や、居住環境（自室からトイレや台所までの距離、冷暖房の使用状況など）や介護力（同居人の有無、介護サービスの利用状況など）のアセスメントも欠かせません。

表2[2, 3]に高齢者の脱水のリスク因子をあげました。当てはまるものが多くなるほど脱水のリスクが高いため、注意が必要です。

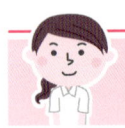

日常のケア

これまで述べてきたように、高齢者は水分出納バランスが崩れやすい状態にあります。つまり、**つねに脱水リスクがある**といってもよいでしょう。そのため、何らかのきっかけで水分が失われれば容易に脱水になるので、**予防的ケア**に努めることが大切です。

≫水分摂取量と排尿量のチェック

高齢者の1日の必要水分量は体重1kgあたり25mLとされており、体重50kgの人の場合は1,250mLの水分が必要となります[1]。なお、水分制限が必要な循環器疾患や腎疾患のある高齢者では、医師と相談してその人に合った必要水分量を決定します。適正な1日の尿量は体重1kgあたり20〜25mL[6]で、体重50kgの人では1日あたり1,000〜1,250mLとなります。嘔吐、下痢、出血などで体液を喪失したり、発熱や発汗しているときは、水分を追加します。例えば、室温28℃以上または体温38℃以上の場合は1日あたり約500mL、発汗が続く場合は約1,000〜1,500mLの水分が失われる[1]ので、その分の水分を補充します。

≫ こまめに水分摂取をすすめる

　一度にたくさん水分を摂るのが難しい高齢者もいます。そこで、おやつやレクリエーション、入浴などの日課を利用して、**こまめに水分摂取ができるような機会**をつくります。

　とくに運動障害、認知症のある人などは、自力で水分を摂りにくかったり、忘れてしまうことがあります。そこで、手の届くところに水分を準備するとともに、こちらから声をかけて水分摂取をうながしましょう。

≫ その人の好みや嚥下機能に合った水分を提供する

　食物の好みは人それぞれです。しかし、好物であっても毎日繰り返し口にすると飽きてしまう場合も少なくありません。味や口当たり、温度などにバラエティをつけ、水分摂取が苦痛にならないようにします。

　また、嚥下障害がある場合は、その人の嚥下能力に合わせて増粘剤でとろみをつけた水分を提供しますが、口に合わない場合もしばしばあります。増粘剤を使用しても味が変わりにくい飲料を選択したり、好みの飲料をゼリーにするなどの工夫をするとよいでしょう。

≫ 環境調整

　脱水は高齢者の生命を脅かす熱中症のリスク因子でもあります。夏季は冷房や扇風機をうまく使って室温が28℃を超えないようにします。テレビやラジオなどで「暑さ指数（Wet Bulb Globe Temperature；WBGT）」（**表3**）[7] を把握して、生活活動の調整をしましょう。冬季は、こたつに入ったまま1日を過ごしたり、厚着をすることで不感蒸泄が増えやすくなります。また、廊下などの寒い場所やトイレに行かずにすむよう、水分を控えることが加わると、脱水を助長します。加湿器を使って不感蒸泄による水分喪失を少なくしたり、トイレに行くのが嫌にならないよう、居室、廊下、トイレの温度の差が大きくならないように環境を調整します。

表3 日常生活における熱中症予防指針（文献7より転載）

WBGTによる温度基準域	注意すべき生活活動の目安	注意事項
危険 31℃以上	すべての生活活動でおこる危険性	高齢者においては安静状態でも発生する危険性が大きい。外出はなるべく避け、涼しい室内に移動する。
厳重警戒 28℃以上31℃未満		外出時は炎天下を避け、室内では室温の上昇に注意する。
警戒 25℃以上28℃未満	中等度以上の生活活動でおこる危険性	運動や激しい作業をする際は定期的に充分に休息を取り入れる。
注意 25℃未満	強い生活活動でおこる危険性	一般に危険性は少ないが激しい運動や重労働時には発生する危険性がある。

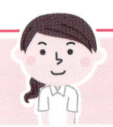

症状別のケア

脱水が起こった場合は、以下のケアを行います。

≫水分と電解質を補給する

◉経口からの補給

脱水になると、もともとの嚥下障害や脱水による意識混濁のために、経口摂取が難しい場合も少なくありません。しかし、高齢者は絶食状態が続くと嚥下機能や消化吸収能力の低下を起こしやすいので、**口からの水分摂取を可能な限り行います**。その際は、その人の好みや嚥下機能に合った水分をこまめにすすめます。

水分吸収をよくするためには、電解質の補給も必要です。経口から補給する方法として**経口補水液（ORS）**があります。電解質と糖質を含んだ水分で、一般的なスポーツドリンクよりナトリウム濃度が高いことが特徴です。もともとは開発途上国の小児の急性胃腸炎に伴う脱水の治療法として導入されたもので[8]、商品化されたものもあります。経口補水液は、在宅や高齢者ケア施設での脱水対策として有用です。

◉輸液による補給

意識レベルの低下や嘔吐などで経口摂取が難しい場合は、輸液による水分・電解質補給を行います。

輸液は医師の指示のもとで実施しますが、ナトリウムが低下するナトリウム欠乏性脱水（低張性脱水）と混合性脱水（等張性脱水）では、等張液である生理食塩液や乳酸リンゲル液を投与します。水欠乏性脱水（高張性脱水）では5％ブドウ糖液が選択されます[9, 10]。高齢者では1日の維持輸液量は、体重1kgあたり20～25mL以下が推奨されており[11]、そこに現在の体液量や体液喪失量を加味して輸液量を決定します[10]。

輸液を行った場合は、意識状態、バイタルサイン、水分出納バランス（In/Outバランス）、体重、検査データ（とくに電解質）を継続して観察します。高齢者は心肺機能や腎機能が低下している人も多いので、**大量に輸液したり投与スピードが速かったりする場合は、心不全や肺水腫を起こしやすい**ことに留意しましょう。

また、高齢者では輸液のための血管確保が難しいという問題があります。その理由として、血管が細く針の刺入が難しい、血管が脆弱なために輸液の血管外漏出（いわゆる「点滴漏れ」）を起こしやすい、せん妄に伴う輸液ラインの自己抜去が繰り返されやすいことがあげられます。自己抜去対策として、輸液ラインが目に入りにくいよう衣類の中を通したり、カーテンで隠すなどの方法があります（**図2**）。場合によっては、持続皮下注射が用いられることもあります。

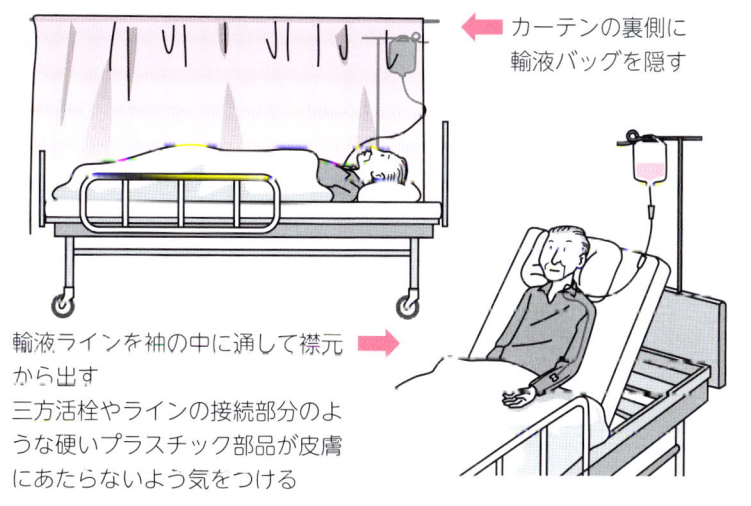

カーテンの裏側に
輸液バッグを隠す

輸液ラインを袖の中に通して襟元
から出す
三方活栓やラインの接続部分のような硬いプラスチック部品が皮膚にあたらないよう気をつける

図2 輸液ラインを目立たなくする工夫の例

≫ 2次障害を予防する

◉ 皮膚や粘膜の保護

脱水が起こると、もともとドライスキンになっている高齢者の皮膚はさらに乾燥し、**かゆみが生じやすくなります**。このため、皮膚を掻きむしって傷ついたり、それがもとで炎症や感染を起こすこともしばしばあります。認知症がある人では、かゆみにより BPSD が悪化する場合があります。また、脱水による全身倦怠感のため臥床時間が長くなると、褥瘡発生リスクも高まります。

これらの予防のためには、入浴時に使う石鹸を刺激が少ないものにしたり、ローションやクリームなどの保湿剤を使用して皮膚の保湿に努めます。保湿剤には尿素軟膏（ケラチナミン®軟膏など）、ヘパリン類似物質軟膏（ヒルドイド®ソフト軟膏など）、ワセリンなどがあり、入浴後すぐに塗布すると保湿効果が高まります。また、重度認知症やせん妄などにより、かゆみががまんできず無意識に皮膚を掻きむしってしまう場合は、爪を短くしたり手袋の着用*が必要になることもあります。

脱水に伴い舌や口腔粘膜が乾燥することで、**口腔内の自浄作用が低下**します。その結果、口内炎などのトラブルが発生するだけでなく、口腔内が不潔になることで誤嚥性肺炎のリスクも高くなります。歯磨きや含嗽、口腔内清拭によって清潔を保つとともに、乾燥がひどい場合は口腔保湿ジェルを用いて保湿しましょう。

◉ 転倒・転落防止

脱水による脱力感、ふらつき、せん妄は転倒・転落のリスクを高めます。転倒・転落

---

*手袋の着用…やむを得ず手袋を使用する場合は、指の動きを妨げないよう5本指に分かれたものを選択する（ミトンタイプのものは身体拘束にあたる）

は骨折や慢性硬膜下血腫の原因となるだけでなく、打撲や骨折に伴う痛みによる不動による廃用症候群の引き金となります。

部屋を適度に明るくする、段差をなくす、手すりをつける、ベッドの高さを調整する、ベッドや車いすなどのストッパーを確認する、身の回りの整理整頓をするなど、環境整備を十分に行います。それと同時に、痛みの緩和や活動の促進などのせん妄に対する予防的ケアも必ず行いましょう。

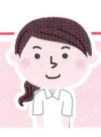
セルフケアはどうする？

高齢者は頻尿や尿失禁への不安から水分摂取を控えがちです。1人暮らしや、いわゆる「老老介護」のように介護力が低下している場合だけでなく、介護力はあってもスタッフや家族への遠慮、排泄介助への羞恥心から、水分を控えている事例もあります。また、IADL/ADLの低下や認知機能の低下から水分を摂りたくてもできない人もいます。

セルフケアをすすめるためには、水分摂取の必要性を本人に加えて家族にも理解してもらえるように働きかけます。その際には、**高齢者が十分に水分を摂らない（摂れない）理由・状況はさまざまであることを忘れず**に、高齢者と家族の自尊心を尊重してかかわります。

介護する家族やスタッフへの遠慮や羞恥心といった高齢者の思い、介護に十分な手間がかけられない後ろめたさを抱く家族の思いなど、高齢者と家族それぞれの気持ちを受け止めることが大切です。そして、本人や家族のもてる力だけでなく、生活様式や経済的側面も考慮して、適切に水分摂取できる方法をともに考えていきます。

とくに、要介護高齢者は脱水のリスクが高いため、在宅や介護施設などで直接ケアを提供する機会の多い**介護職員にも、脱水予防と早期発見・対処のための知識と技術が求められます**。介護職員を対象とした学習の機会を設けることも、看護師の大切な役割です。

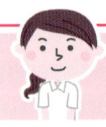
基礎疾患との関連

≫嚥下障害

脳血管障害や重度認知症などがある場合は、嚥下障害を生じていることが少なくありません。このような人は水分摂取量が低下しやすくなるだけでなく、誤嚥性肺炎のリスクも高まるので、その人の嚥下能力に応じた水分形態で提供します。

≫運動障害

脳血管障害や骨折、廃用症候群などがある場合は、水分摂取のための一連の動作（**図3**）

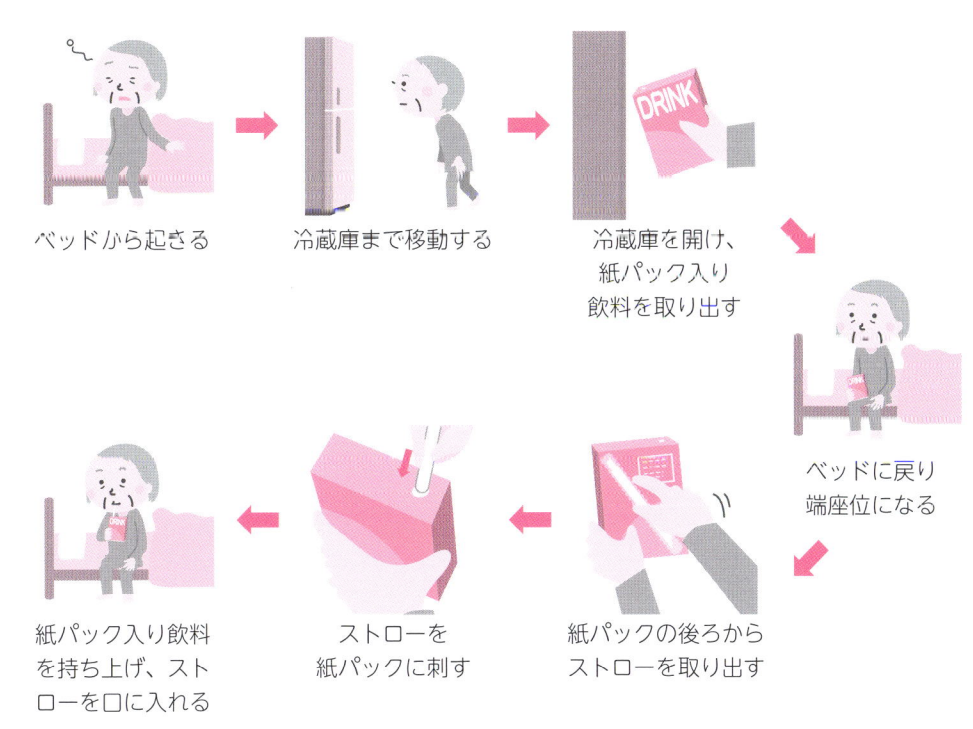

図3 水分摂取のための一連の動作の一例

ベッドから起きる → 冷蔵庫まで移動する → 冷蔵庫を開け、紙パック入り飲料を取り出す → ベッドに戻り端座位になる → 紙パックの後ろからストローを取り出す → ストローを紙パックに刺す → 紙パック入り飲料を持ち上げ、ストローを口に入れる

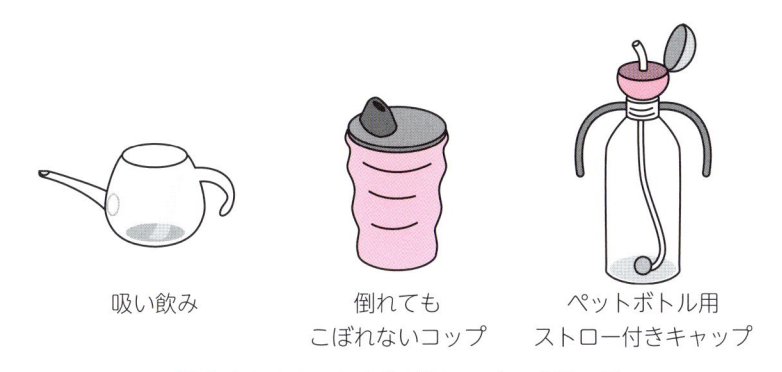

吸い飲み　　倒れてもこぼれないコップ　　ペットボトル用ストロー付きキャップ

図4 寝たままでも水分が摂りやすい食器の例

の一部またはすべてが難しくなります。手の届きやすいところに水分を準備したり、食器の工夫（**図4**）をします。

≫認知症・抑うつ状態

　認知症がある人も、認知機能障害（中核症状）である失認・失行・実行機能障害のために、**図3**のような水分摂取のための動作が難しくなります。運動障害と同様に水分を摂りやすくする工夫に加え、水分を摂ることを忘れないよう声をかけたり、ティータイムなど水分摂取の時間を日課に取り入れるとよいでしょう。

さらに幻覚や妄想、興奮などのBPSDが起きている場合は、ふだん以上に食事や水分を認識できない、飲食に集中できない、食べ物に毒が入っていると思い込んで食事を嫌がるなどにより、水分摂取量が低下しやすくなります。BPSDに対して、抗精神病薬や抗うつ薬などを用いた場合、**過鎮静となり水分摂取ができなくなるケースもあります。**

また、高齢者に多い抑うつ状態も、食欲低下や食事を拒むことが起こりやすいため、水分を十分に摂りにくくなります。

≫ 排尿障害

頻尿や尿失禁を避けるために水分を控える高齢者は、少なくありません。排尿に関する本人の気持ちを尊重しつつ、水分摂取の重要性を説明します。そのうえで、頻尿や尿失禁のアセスメントにもとづく適切な支援を行います。

尿量低下は脱水のサインとして重要ですが、高齢者では神経因性膀胱や前立腺肥大により**尿閉が起きていることもしばしばある**ことを覚えておきましょう。「尿が出ない・少ない」場合は、これらの疾病との鑑別が必要です。

≫ 感染症

感染症は、脱水の原因となる代表的な疾患です。インフルエンザ、新型コロナウイルス感染症（COVID-19）、感染性胃腸炎などに罹患すると、発熱や消化器症状（嘔吐、下痢）による水・電解質の喪失を起こしやすくなります。また、発熱による倦怠感や意識レベルの低下のために、経口摂取が難しくなる場合もあります。その人に適した水・電解質の補給（メニュー、投与経路）について、医師と検討することも必要です。

病院や介護施設では集団感染が起こりやすいので、日ごろから標準予防策（スタンダードプリコーション）を確実にして感染予防に努めることが必要です。また、感染症が発症した場合は感染経路別予防策も併せて行います。

≫ 糖尿病

感染症（風邪など）に罹患したり、インスリン注射の打ち忘れなどによって**高血糖になった場合に、浸透圧利尿を起こして脱水になる**こともあります。

≫ 薬物の影響

利尿薬を長期服用している高齢者では、水・電解質バランスを崩しやすくなっています。また、便秘のために下剤を常用している人も、便からの水・電解質の喪失量が多くなりがちです。

高齢者は認知症や視力低下などにより薬物の自己管理が難しい場合も多いため、服薬状況を確認して服薬アドヒアランスが高まるような支援を検討します。

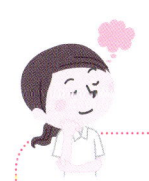

ケース アルツハイマー型認知症、脱水（80歳代、女性）

　利用者さんは、要介護1の認定を受け、サービス付き高齢者向け住宅で一人暮らしをしています。その夏は「身体がだるい」「気持ちが悪い」と何度か緊急コールがあり看護師が訪室すると、エアコンが効いていない部屋で汗をびっしょりかいていました。

　エアコンをつけることに利用者さんはその場では同意するものの、認知症のためエアコンを適切に使うことができません。自分でスイッチを切ってしまったり設定を暖房に切り替えてしまい、室温は30℃を超えていました。さらに、テーブルや流し台の上にはコップもなく、冷蔵庫にペットボトル飲料などの水分も入っていませんでした。この状況から、水分摂取不足に伴う慢性的な脱水状態にあり、熱中症のリスクが高いと考えられました。

　利用者さんと話した結果、「エアコンは身体に悪いし、大して暑くないから大丈夫」「水分を買いに行くのは面倒くさいし、重くて大変」「喉もあんまり渇かないよ」と感じていることがわかりました。

　担当ケアマネジャーと相談し、訪問介護スタッフがエアコン使用状況の確認と飲水量チェックのために毎日訪室すること、週1回水分を買い届けることにしました。水分は、ミネラルウォーターや利用者さんが好きな麦茶に加え、果物ジュースやヨーグルトなども用意しました。そして、毎日ペットボトル（500mL）3本に水分を準備して、残量から飲水量を推定するようにしました。また、利用者さんは加齢により口渇感が低下しているうえに、認知症のため水分を摂ることを忘れてしまうときがあるので、訪室時には水分を摂るよう声かけするだけでなく、時にはスタッフが自分の飲み物を持参して、一緒にお茶を飲むことで水分摂取をうながしました。

＊　　＊　　＊

　ケアを続けた結果、室温は28℃程度を維持することができ、食事以外の水分も1,000mL/日以上は摂れるようになり、気分不快などの訴えも聞かれなくなりました。

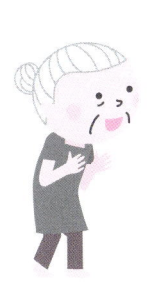
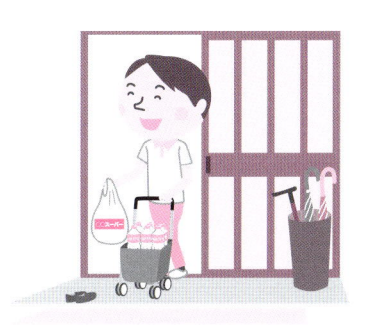

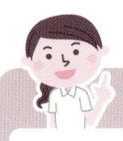

後期高齢者に対するケア

コラム

　後期高齢者の入院では、脱水はよくみられる病態です。平均年齢約85歳の入院患者を対象とした研究から、入院時に脱水がある人は、退院後も日常生活でのセルフケア能力の低下が続くことが明らかになっています[12]。つまり、脱水は将来セルフケア能力が低下する予測因子と考えることができます。この研究結果は、入院中にこのような高齢者を見逃さないこと、脱水の治療・ケアと同時にIADL/ADL能力の維持に向けたケアを十分に行うことが、いかに重要かを示しているといえるでしょう。

引用・参考文献

1) 阿部詠子. 高齢者の水代謝と排泄：体内水分量の変化における加齢の影響およびナトリウム過剰摂取による夜間頻尿への影響. 日本生理人類学会誌. 27 (3), 2022, 97-102.

2) 松本佐知子. "脱水". 老年看護学技術. 改訂第4版. 真田弘美ほか編. 東京, 南江堂, 2023, 191-9.

3) Mentes JC. et al. Hydration Management. J Gerontol Nurs. 46 (2), 2020, 19-30. doi: 10.3928/00989134-20200108-03.

4) 谷口英喜. 総論：栄養管理における体液状態の評価. 日本静脈経腸栄養学会雑誌. 32 (3), 2017, 1126-30.

5) Higashimura S. et al. A pilot epidemiological study on chronic dehydration of older adults in home care setting. Journal of Nursing Science and Engineering. 9, 2022, 123-35.

6) 日本排尿機能学会／日本泌尿器科学会. 夜間頻尿診療ガイドライン. 第2版. https://www.urol.or.jp/lib/files/other/guideline/37_nocturia_v2-2.pdf (2024年10月閲覧)

7) 日本生気象学会.「日常生活における熱中症予防指針」Ver.4. https://seikishou.jp/cms/wp-content/uploads/20220523-v4.pdf (2024年10月閲覧)

8) 戎五郎. 高齢者の脱水と経口補水療法. Geriatric Medicine (老年医学). 46 (6), 2008, 577-81.

9) 佐藤菜摘美ほか. 脱水症の病態生理. medicina. 60 (8), 2023, 1216-8.

10) 座間味亮. 輸液療法による注意点と治療評価. 前掲書9). 1312-6.

11) National Institute for Health and Care Excellence (NICE). Intravenous fluid therapy in adults in hospital. https://www.nice.org.uk/guidance/cg174 (2024年10月閲覧)

12) Nagae M. et al. Dehydration and hospital-associated disability in acute hospitalized older adults. European Geriatric Medicine. 14, 2023, 113-21. https://doi.org/10.1007/s41999-022-00722-5 (2024年10月閲覧)

5 摂食嚥下障害

直井千津子 なおい・ちづこ 金沢医科大学 看護学部老年看護学 講師／老人看護専門看護師

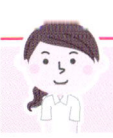

なぜ起こる？

摂食嚥下は、食べ物を認識し、手や道具を使って口腔内に取り込み、咀嚼し、咽頭、食道を経て、胃へ送り込むまでの過程であり、口唇、歯、頬、舌、軟口蓋、硬口蓋、咽頭、喉頭、食道など各器官の協調運動と嚥下反射によって機能しています（**図1、2**）。高齢者は、加齢による全身の機能低下や疾患、薬剤、廃用などの原因が重なり、**摂食嚥下障害**を起こしやすくなります。

≫摂食嚥下障害を引き起こす原因

◉摂食嚥下障害をきたす疾患

摂食嚥下障害をきたす原因疾患として、脳血管障害、神経難病、認知症などがあります。高齢者では、治療での安静期間や食事を摂取できない期間が長くなると**廃用性による嚥下障害**につながります（**表1**）[1].

◉加齢による摂食嚥下機能への影響

高齢者は食べるために必要な筋肉の収縮力が全般的に低下し、そのうえ味覚や嗅覚などの感覚機能の低下、唾液分泌機能の低下、喉頭の下垂が加わり、咀嚼・嚥下機能の低下をきたしやすくなります（**表2**）[1,2]。

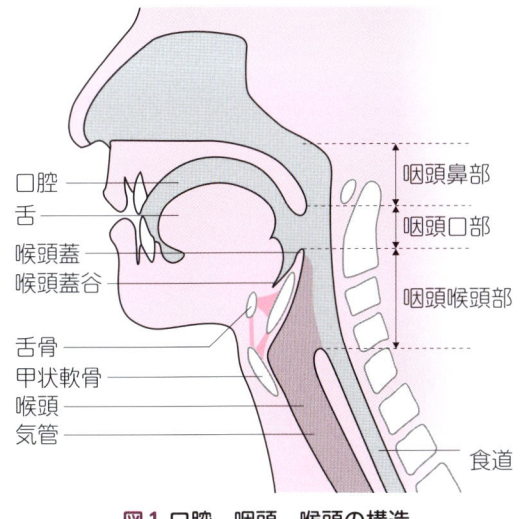

口腔
舌
喉頭蓋
喉頭蓋谷
舌骨
甲状軟骨
喉頭
気管

咽頭鼻部
咽頭口部
咽頭喉頭部
食道

図1 口腔、咽頭、喉頭の構造

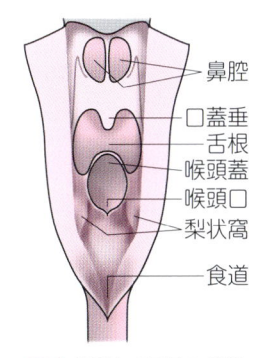

鼻腔
口蓋垂
舌根
喉頭蓋
喉頭口
梨状窩
食道

図2 咽頭、喉頭の構造
（咽頭を後ろから開いて見た図）

表1 摂食嚥下障害を伴う高齢者に多い疾患・症状（文献1より作成）

疾患		症状の特徴
脳血管障害		● 麻痺による口唇・舌の運動・知覚機能の障害 ● 仮性球麻痺・球麻痺による咽頭期の障害 ● 片麻痺で食事姿勢が崩れることによる摂食中断や誤嚥のリスク ● 半側空間無視により、片側の食事を残す ● 摂食意欲の低下
認知症	アルツハイマー型認知症中期	● 失認・失行による摂食開始困難 ● 注意障害による摂食中断
	アルツハイマー型認知症後期	● 口腔顔面失行により「口腔内に食物をためて飲み込まない」「口を開けない」など ● 咽頭期の嚥下障害
	レビー小体型認知症	● 幻視・妄想、認知機能の変動による摂食開始困難や摂食中断 ● 舌の萎縮・運動障害による食塊の送り込み困難 ● 咽頭期の嚥下障害
	前頭側頭型認知症	● 脱抑制により「食事の途中で歩き出す」「食べ物を次々に口に詰め込む」など ● 常同行動により「決まった時間に決まったものを食べる」「同じ場所で食べる」など
廃用症候群		● 活動耐性・姿勢保持力の低下による食事の中断や誤嚥のリスク ● 嚥下関連筋群の筋力低下による全般的な摂食嚥下障害

表2 加齢による摂食嚥下機能への影響（文献1、2より作成）

口腔	● 嗅覚、味覚の感覚機能の低下 ● 歯牙数の減少、咀嚼筋力の低下、咀嚼時間の延長 ● 唾液分泌能の変化 ・刺激唾液（食物の味覚や嗅覚刺激により分泌された唾液）は変化なし ・安静時唾液（刺激が加わっていないときに分泌される唾液）は減少 ● 口腔での食塊保持能力の低下 ● 顔面筋の機能低下
咽頭・喉頭	● 喉頭・舌骨の挙上減少 ● 安静時の喉頭位置の低下（若年者：第6頸椎、高齢者：第7頸椎） ● 咽頭筋の収縮力の低下 ● 喉頭の閉鎖不全 ● 咽頭声門閉鎖反射（咽頭への液体の浸入刺激による声門閉鎖）の低下 ● 上部食道括約筋の機能不全
食道	● 蠕動運動の低下 ● 食道拡張 ● 下部食道括約筋の機能不全、胃食道逆流
呼吸	● 健康若年者では通常呼気中に嚥下が始まり、嚥下後に呼吸が呼気で再開される ● 高齢者では、吸気中に嚥下が開始する割合が増え、嚥下後に呼吸が吸気で始まり、誤嚥しやすくなる

◉ 嚥下機能に影響する薬剤

　多数の疾患を併せ持つ高齢者は、複数の薬剤を服用する場合が多く、内服薬により摂食嚥下機能の低下（**表3**）[3] を引き起こす可能性が高くなります。夜間せん妄により抗

表3 摂食嚥下機能に影響する可能性のある薬剤（文献3より作成）

分類		一般名	商品名	作用
抗精神病薬	定型	ハロペリドール	セレネース®	● 錐体外路障害（手指振戦、筋硬直、頸・顔部の攣縮） ● サブスタンスPの放出低下による咳・嚥下反射の低下 ● 意識レベルの低下 ● 口腔内乾燥
		クロルプロマジン	コントミン®	
		スルピリド	ドグマチール®	
		チアプリド	グラマリール®	
	非定型	リスペリドン	リスパダール®	
		クエチアピン	セロクエル®	
		オランザピン	ジプレキサ®	
抗不安薬・ベンゾジアゼピン系睡眠薬		ゾルピデム	マイスリー®	● 意識レベルの低下 ● 筋弛緩作用 ● 口腔内乾燥
		ブロチゾラム	レンドルミン®	
		エチゾラム	デパス®	
制吐薬		メトクロプラミド ドンペリドン	プリンペラン® ナウゼリン®	● 錐体外路障害 ● サブスタンスPの放出低下による咳・嚥下反射の低下 ● 意識レベルの低下
抗てんかん薬		プレガバリン	リリカ®	意識レベルの低下
抗うつ薬		トラゾドン	タリージェ®	
抗コリン薬		プロピベリン	バップフォー®	口腔内乾燥
利尿薬		フロセミド	ラシックス®	
中枢性筋弛緩薬		チザニジン	テルネリン®	● 筋の過弛緩 ● 意識レベルの低下
		メトカルバモール	ミオナール®	
ステロイド薬 （グルココルチコイド）		プレドニゾロン	プレドニン®	ミオパチーによる筋力低下

　精神病薬を服用し、傾眠傾向となり食事も摂取できず、生活リズムが崩れ、嚥下関連筋の機能低下により誤嚥をし食事ができなくなるというように、薬剤により悪循環を起こしてしまうことも少なくはありません。

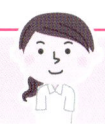

どんな症状？

≫摂食嚥下のプロセス

　まずは正常な摂食嚥下のプロセスについて理解しましょう。**5期モデル**（**図3**）[4] で説明します。

1. 先行期

　見たり、においをかいだり触れたりして、目の前の食物を認知し、おいしい、まずい、

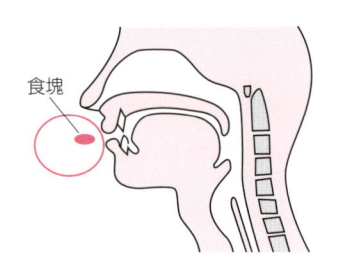
1．先行期
（食物を認識し、摂食の準備をする）

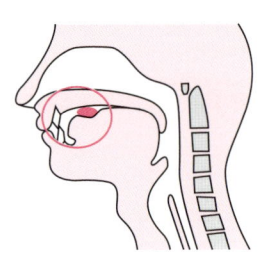
2．準備期
（食物を咀嚼し、飲み込み
やすい食塊にする）

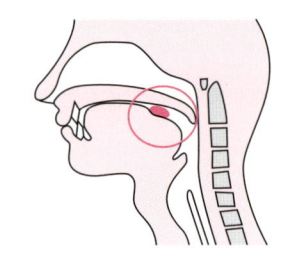
3．口腔期
（食塊を舌の動きにより口の奥へ移動
させる。鼻腔と咽頭が遮断される）

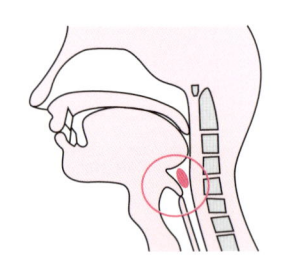
4．咽頭期
（食塊が咽頭から嚥下反射により食道へ送り込
まれる。喉頭は挙上し喉頭蓋が閉鎖する）

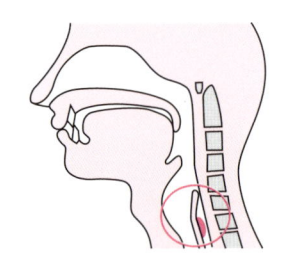
5．食道期
（食道に入った食塊が胃に運ばれる。
上部食道括約筋が閉鎖する）

図3 摂食嚥下の5期モデル（文献4より作成）

硬い、軟らかいを判断し、何をどのように、どれだけ、どんな方法で、どれくらいのスピードで食べようか瞬時に決定し、口腔内に食物を捕食する段階です。その際、視床下部の空腹中枢、視覚、嗅覚、記憶などの中枢神経系や自律神経系が機能し、身体各部の感覚器、運動器、消化器全般が準備を始めます。

2．準備期

準備期は、食物を捕食し、咀嚼し、食塊を形成する段階です。口唇でとらえた食物は、形、硬さ、温度などが瞬時に選別され、咀嚼や送り込みの運動に連動します。咀嚼が必要なものは、口唇で感知され、舌で左右どちらか一方の臼歯に送られ、**咀嚼運動**が開始されます。液体やムース、プリンなどペースト状のものは、咀嚼が省略されます。

3．口腔期

口腔期は、形成された食塊を、舌の動きによって口腔から咽頭まで送り込む段階です。口唇閉鎖、**鼻咽腔閉鎖**（軟口蓋と咽頭後壁の密着）により、口腔内圧を高めなければスムーズな送り込みはできません。鼻咽腔閉鎖が不十分だと、食塊の一部が鼻腔に進入してしまうおそれがあります。

4．咽頭期

咽頭期は、咽頭へ送り込まれた食塊が**嚥下反射**によって食道へ運び込まれる段階です。食塊が咽頭に入ると、嚥下反射によって舌骨上筋群が収縮し、舌骨が前上方に挙上します。同時に、上食道括約筋が弛緩し、食道入口部が開きます。また、喉頭蓋は**喉頭挙上**

表4 摂食嚥下の5期モデルにおける摂食嚥下障害の症状と関連する障害（文献5より作成）

各期	主な症状・状態	障害
先行期 ［食物認知 摂食動作 姿勢準備］	● 食べ物を見ても食べ物とわからない ● 食べ方がわからない ● 箸や茶碗の使い方、持ち方がわからない ● 集中力がない、そわそわ落ち着きがない ● 飲み込んでいないのに食べ物を次々に口に運ぶ ● 食事のスピードが速い ● 一口量が多い ● お膳の片側だけの食べ物しか食べない ● 失調、筋力低下、関節拘縮により食べ物を口まで運べない、こぼす ● 頭頸部、体幹、骨盤など座位姿勢の不安定 ● テーブル、いすの不具合	● 意識障害 ● 高次脳機能障害 ● 認知機能の低下 ● 半側空間無視 ● 麻痺 ● 関節可動域制限 ● 筋力低下 ● 失調 ● 巧緻性の低下　など
準備期 ［咀嚼 食塊形成］	● 開口できない、顎関節の運動障害 ● 口唇閉鎖ができない、パ・マが発声できない ● 流涎が多い ● 食べ物をこぼす ● 頬を膨らます・すぼめることができない ● 麻痺側の口腔内に食べ物が残る ● 舌の偏移や萎縮、運動低下、味覚の低下、舌苔付着 ● 唾液の分泌、歯の欠損、義歯の不具合	● 歯や口腔内の疾患 ● 脳神経の障害 　・顔面神経 　・三叉神経 　・舌下神経 ● 高次脳機能障害 ● 廃用症候群　など
口腔期 ［食塊を奥舌 へ移送］	● 食物の送り込みが不良 　・いつまでも咀嚼している 　・麻痺側に食物が残る 　・舌の動きが悪い 　・疲労、食欲低下 ● 舌の運動機能低下 　・舌の偏移、運動障害 　・構音障害、舌尖音（タ、ラ）、奥舌音（カ、ガ）が発声できない	● 歯や口腔内の疾患 ● 脳神経の障害 　・顔面神経 　・三叉神経 　・舌下神経 ● 高次脳機能障害 ● 廃用症候群　など
咽頭期 ［嚥下反射 そのもの］	● むせ・咳 　・水分や固形物での違い 　・姿勢での違い 　・食事の途中で話すことによるむせや咳 ● 嚥下反射の遅延・低下 　・嚥下反射が起こらない 　・唾液が口腔内に貯留または流涎が多い 　・嚥下反射が遅い 　・飲み込むのに何回もかかる ● 喘鳴、湿性嗄声（ガラガラ声）、気息性嗄声（かすれ声） ● 咽頭残留感 ● 鼻咽頭閉鎖不全 　・鼻水、飲食物が鼻から出る 　・鼻声、カ・ガ行の奥舌音が不明瞭	● 脳神経の障害 　・迷走神経 ● 反回神経の障害 ● 球麻痺、仮性球麻痺 ● 筋固縮 ● 廃用症候群　など
食道期	● 食物の逆流、吃逆、嘔吐 ● 喉につかえる感じ、食道につかえる感じ ● 頸部の保持困難・筋緊張	● 脳神経の障害 　・舌咽神経 　・迷走神経 ● 筋固縮 ● 廃用症候群　など

により反転し、気道を閉鎖します。このとき、食塊は喉頭蓋にぶつかるため、左右の咽頭を流れます。延髄の嚥下中枢によって行われる嚥下反射は、咽頭に食塊が触れ知覚受容体が刺激されることによって惹起されます。この嚥下反射に要する時間は約0.5秒といわれています。

5. 食道期

食塊が食道入口部を通過すると、食塊が逆流しないように食道入口部が閉鎖され、食道の蠕動運動と重力によって下食道括約筋部を通り、食道へ運ばれます。

> ≫ 摂食嚥下のプロセスでみられる摂食嚥下障害の症状

先行期、準備期、口腔期、咽頭期、食道期にどんな症状が出現するか、原因は何かをアセスメントすることで対応策を見いだすことができます。各プロセスにおける症状と関連する障害について**表4**[5] に示します。

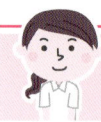

アセスメント

摂食嚥下の各プロセスにおける障害については、前述の**表4**を参照してください。ここでは、フィジカルアセスメントや摂食状況、スクリーニングテスト、検査、栄養状態について記します。

> ≫ フィジカルアセスメント

◉ 意識レベル

はっきりと覚醒しているかどうかを確認します。意識レベルが悪い場合は、食物の認知ができません。また、嚥下反射や咳反射が起こりにくくなります。

◉ 呼吸状態

嚥下と呼吸は協調運動です。通常、若年健常者では、息を吸って吐く途中に息を止め、飲み込んだ後に息を吐くというパターンを示します。呼吸状態が悪いと、このような嚥下と呼吸の協調パターンが乱れ、誤嚥をしてしまうことがあります。また、高齢者の場合、吸気中に嚥下が始まるパターンが増えるため、誤嚥を起こしやすくなります。

◉ 痰の量

痰の量の増加は誤嚥を疑わせる症状です。また、痰の量を減らすための口腔ケアや排痰などの呼吸ケアが必要となります。

◉ 口腔内の状態

口腔機能が保たれている場合は、自浄作用があり、食べたり、話したりすることで、ある程度の汚れは除去されますが、汚染状態が激しい場合は摂食嚥下機能の低下が疑われます。

高齢者の口腔は、残存歯の状況や義歯、インプラントなどの治療状況、舌苔や食物残

渣といった口腔内の汚染状況など、個別性が高いのが特徴です。口腔の観察ツールとしては、OHAT-J（ORAL HEALTH ASSESSMENT TOOL日本語版）[6] が有効とされています。

◉ 声の変化

声は嚥下機能を知るうえで重要な情報となります。発声をうながし、**気息性嗄声**（かすれ声）がある場合は、声門閉鎖が不十分である可能性があります。健常者では、食物が咽頭に入った際に声門閉鎖が起こり、誤嚥をしないように防御が働きますが、声門閉鎖が不良な場合は誤嚥のリスクが高まります。

また、「パ」は口唇閉鎖、「タ」は舌尖と硬口蓋、「カ」は奥舌と軟口蓋が接することによって発せられる音であり、それらの音がうまく発せられない場合には、口唇や舌の運動障害、鼻咽腔閉鎖の不良が考えられます。

◉ 甲状軟骨の位置

嚥下反射の際、甲状軟骨を持ち上げて咽頭を収縮させますが、甲状軟骨の位置が低下していると咽頭腔が広くなるため、嚥下反射を起こすのにより力が必要になります。この場合、筋の収縮力の低下した高齢者はより飲み込みづらく、誤嚥のリスクも高まることになります。

◉ 姿勢

入院中に頸部が伸展（後屈）した状態で臥床している高齢者を見かけます。このような姿勢では、喉頭の動きが妨げられ嚥下反射が起こりにくくなってしまいます。**頸部が中間位から軽度前屈位になるように、枕やバスタオルなどで調整**しましょう。

≫ 摂食場面の観察

◉ むせ

むせとは飲食物が気管に入り、息苦しくなったり咳込んだりすることで、誤嚥の重要なサインです。**どんなときにむせるのか、食形態や時間経過との関連での観察が大切**です。

水分にだけむせる場合は、口腔内での保持が不良であることによる嚥下反射のタイミングのずれが考えられます。食べ始めにむせる場合は、十分な準備が整っていないことによる嚥下反射のタイミングのずれが考えられます。また、食事の途中からむせる場合は、嚥下筋の疲労、筋力低下による疲労、続けて飲もうとするとむせる場合は、咽頭への食物残留や嚥下反射が弱いことが考えられます。

◉ 咳

食事の途中や食後に咳が出る場合は、誤嚥が疑われます。また、食後に横になると咳が出る場合は、**胃食道逆流**が考えられます。

◉ 食物残留感

嚥下反射、咽頭の収縮が不十分な場合、梨状窩や喉頭蓋谷に食物が残留する場合があります。残留した食物は、嚥下が終了し喉頭が元の位置に戻った際に、気管に流入し誤嚥してしまう危険があります。

食物が咽頭に残留したり喉頭に進入した場合、**湿性嗄声**（ガラガラ声）になる場合があります。誤嚥して、むせた後は、気息性嗄声（かすれ声）になることがあります。

⦿食欲低下、食事内容の変化

嚥下障害が強くなるとむせたり、飲み込みが困難になったりすることから食欲が低下し、食事摂取量が減少してきます。また、水分でむせる場合は水分を摂らなくなったり、パサパサしたものは口の中に残るため、軟らかいものばかり食べるようになったりと、食事内容の変化が起こってくる場合があります。

⦿食事姿勢

食事中の姿勢は、緊張のないリラックスした状態に整えることが大切です。いすからずり下がっていないか、足底が床についているか、体幹が安定しているか、テーブルが高過ぎたり低過ぎたりしていないか確認が必要です。また、介助者が立ったままなど高い位置から食事介助を行った場合、患者さんは上を向いて食物をとらえる体勢になりやすく、頸部が伸展することにより嚥下しにくくなり、結果として誤嚥しやすくなってしまいます。

⦿食べ方

一口量が多過ぎると、咽頭通過が困難となり咽頭残留が多くなります。咽頭残留が多くなると誤嚥の機会が増えてしまいます。逆に一口量が少な過ぎると、なかなか飲み込まない場合があります。また、口の中に食べ物があるのに次々と口に入れる場合にも、誤嚥、窒息の危険があります。

患者さんの**喉頭の動きを見て嚥下反射が起きているか**を確認すること、嚥下を確認した後、時々口を開けてもらい、**口腔内に食物が残っていないか**の確認が必要です。

≫ 嚥下障害のスクリーニングテスト

⦿反復唾液嚥下テスト（repetitive saliva swallowing test；RSST）（**図4**）[7]

嚥下障害のスクリーニングとして最も簡便な方法です。30秒間にできるだけ空嚥下を繰り返してもらい、評価します。

⦿改訂水飲みテスト（modified water swallowing test；MWST）（**図5**）[7]

3 mLの冷水を嚥下してもらい、嚥下運動を評価する方法です。

⦿その他

フードテスト（food test；FT）、咳テスト、頸部聴診法[7,8]があります。

≫ 嚥下障害の精査法

⦿嚥下内視鏡検査（videoendoscopic examination of swallowing；VE）

嚥下内視鏡検査は、経鼻的に鼻咽腔喉頭内視鏡を挿入し、直視下で嚥下状態を見る検査です。食物や唾液の咽頭残留の状態を観察できますが、嚥下そのものは見ることができません。ベッドサイドで容易に行えるので、早期に検査ができるという利点があります。

①口腔内を清潔にし、湿潤した状態にする
②患者さんの舌骨・甲状軟骨に指腹をあて、30秒間嚥下運動を繰り返すよう「できるだけ何回も"ごっくん"と飲み込むことを繰り返してください」と指示する
③甲状軟骨が指を乗り越えた場合を1回とカウントする
④高齢者では30秒間に3回できれば正常とする

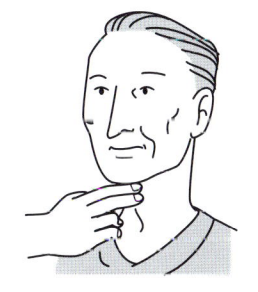

図4 反復唾液嚥下テスト（文献7より作成）

①シリンジで冷水3mLを口腔前庭に注ぎ、嚥下してもらう
②5段階で評価する。1）～3）以下は、誤嚥を疑う
　1）嚥下なし、呼吸切迫、むせる
　2）嚥下あり、呼吸切迫
　3）嚥下あり、呼吸良好、むせる
　4）嚥下あり、呼吸良好、むせない
　5）4）に加え、反復嚥下を30秒以内に2回できる

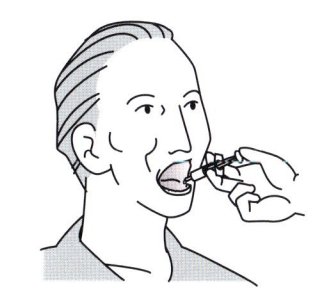

図5 改訂水飲みテスト（文献7より作成）

◉嚥下造影検査（videofluoroscopic examination of swallowing；VF）

　嚥下造影検査は、X線透視下で造影剤入りの種々の食形態を摂取してもらい、嚥下状態を見る検査です。特徴としては、口への取り込みから嚥下の終了までの過程を観察することができる、外からはわからない誤嚥を観察することができる、嚥下障害の重症度の判定ができる、誤嚥しにくい形態や姿勢を決定するための情報が得られる、**不顕性誤嚥**（むせのない誤嚥）の確認ができるなどがあげられます。

≫栄養状態

　摂食嚥下障害の患者さんは、実際に提供されている食事や水分が全量摂取できていないことが多く、低栄養状態が続くと体内の脂肪や蛋白が分解され、やせが進行し、免疫能も低下します。定期的な身体計測を行い、BMI値や体重減少率（**表5**）[9]を測定して栄養評価を行うこと、また、測定値から必要なエネルギー量や水分量（**表6**）[10]を算出し、栄養状態を整えていくことが大切です。

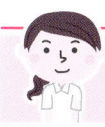

日常のケア

◉口腔内の清潔と口腔機能の維持・改善のための口腔ケア

　口腔ケアは誤嚥性肺炎を予防するとともに、口腔・咽頭の感受性を高め、嚥下反射を起こりやすくするなどの効果が期待されます。

表5 栄養状態の指標：BMIと体重減少率 （文献9より作成）

BMI (kg/m^2)	計算式	体重(kg)/身長(m)^2	
	判定	＜18.5　　　　　やせ 18.5≦　＜25　　正常 25≦　　　　　　肥満	
体重減少率 (%)	計算式	$\dfrac{通常体重(kg)-測定時体重(kg)}{通常体重(kg)} \times 100$	
	判定	期間	明らかな体重減少	重症の体重減少
		1週間	1〜2%	＞2%
		1カ月	5%	＞5%
		3カ月	7.5%	＞7.5%
		6カ月	10%	＞10%

表6 必要エネルギー量と必要水分量 （文献10より作成）

必要エネルギー量 (kcal/日)	必要エネルギー量＝BEE× 活動係数× ストレス係数 ● 基礎エネルギー消費量（BEE）の算出〈Harris-Benedictの式〉 　・男性：66.47＋(13.75×体重〈kg〉)＋(5.0×身長〈cm〉)－(6.76×年齢〈歳〉) 　・女性：655.1＋(9.65×体重〈kg〉)＋(1.85×身長〈cm〉)－(4.68×年齢〈歳〉) ● 活動係数 　・寝たきり：1.0〜1.1、車いす：1.1〜1.2、歩行：1.2〜1.3 ● ストレス係数 　・手術後3日間 　　　軽度（胆嚢・総胆管切除・乳房切除）：1.1 　　　中度（胃亜全摘、腸切除）：1.2 　　　重度（胃全摘、胆管切除）：1.3 　・臓器障害：1.2＋（1臓器追加で0.2アップ）、4臓器以上2.0 　・熱傷：熱傷範囲10%ごとに0.2ずつアップ（最高2.0） 　・体温：平熱から1.0℃以上で0.2ずつアップ（例：37.0℃ 1.2、38.0℃ 1.4）
必要水分量 (mL/日)	必要水分量＝1日の予定尿量＋大便量＋700mL*　または 必要水分量＝30〜35mL×体重（kg）（尿量が不明な場合） 　　　　　　　　　　　　　　　　　＊不感蒸泄900mL－代謝水200mL

≫ 口腔ケアのポイント

- ⦿ **口腔内は湿潤環境とし、清潔を保持する**
- ● 口腔内の保湿のために、綿棒やスポンジブラシに水分をつけて口腔内を潤す、ウェットケア商品の使用、脱水の補正、唾液分泌促進として唾液腺マッサージ・咀嚼運動を行う
- ● 口呼吸による口腔内の乾燥があれば、口を閉じるよう体位を工夫し、加湿器を使用する
- ● 薬剤の副作用に口腔内乾燥があることも考慮する
- ● 舌苔は保湿ジェルなどで浸軟させ、舌ブラシでやさしく除去する。**無理にこすると舌の粘膜を傷つける**ので注意が必要

- ◉ 歯がある場合
- 自分で歯磨きができない場合は、ブラッシングを介助する
- 歯肉炎がある場合は歯茎からの出血がみられる。軽度であれば柔らかい歯ブラシでブラッシングを継続することで改善する。改善のない場合は歯科を受診し、歯垢（歯垢は細菌の温床）の除去など、専門的な治療を行う
- ◉ 義歯を使用する高齢者の場合
- 呼吸状態、意識状態を観察し、**可能な範囲でなるべく早期に義歯を装着する**。義歯を装着しておくことにより、上下の歯が咬み合うことで下顎が安定し、口を閉じて嚥下ができる
- 義歯がないと下顎が安定せず、舌骨と喉頭が十分挙上できず、喉頭蓋の反転が不十分となり、誤嚥しやすくなる。また、義歯がないと舌の動きが制限され、誤嚥しやすくなる
- 義歯床が粘膜を圧迫するので、日中は装着し、夜間は外す

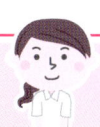

症状別のケア

≫ 摂食嚥下機能を低下させないためのケア

　栄養と活動で筋力を維持します。とくに、**ふだんから摂食嚥下にかかわる器官を使用すること**が、嚥下機能を低下させないことにつながります。抑揚のある発声を意識して会話したり、歌を歌うことも有効です。臥床時間を減らし、なるべく起きて過ごすことも筋力の維持につながります。

≫ 絶食期間のケア

　摂食嚥下障害による絶食期間は、栄養管理、口腔ケア、リハビリテーションを行い、廃用や誤嚥性肺炎を予防し、経口摂取が開始できるように準備を整えます。

≫ 経口摂取時における摂食嚥下各期の症状に対するケア

　摂食嚥下の各期の症状に対するケアについて、**表7**[11, 12] に示します。摂食嚥下機能に合わせた食事については、嚥下調整食分類（**表8**）[12] を示します。

表7 摂食嚥下各期の障害に対するケア

各期	症状	ケア
先行期	食事に集中できない	●テレビを消す、カーテンを閉めるなど、食事に集中できる環境を整える ●食事中の会話は最小限にし、確認する場合は飲み込んだ後に声かけをする
	食事時間に目覚めない	●生活リズムを整え、睡眠と覚醒のパターンを整える ●五感を刺激して覚醒を図る
	食べる方法がわからない	●食事が進まないときには食べ方がわからなくなっている場合があるので、食器を持たせてその手を支えるように介助をする、手で持って食べられるような食物を準備するなどの工夫が必要 ●無理やり食べさせようとすると、拒否反応を示す場合があるので、食事のアプローチだけでなく、清潔ケアやこれまでの生活習慣を取り入れながら心地よい時間が過ごせるようにしていくことも重要
準備期	開口障害がある	●口唇に触れること、Kポイント（**図6**）を刺激することで開口がうながされる場合がある
	咀嚼が起こらない、食塊形成ができない	●口腔内の知覚を高めるため、舌苔を除去し口腔内の清潔を保つ ●食物の量が少な過ぎると咀嚼が誘発されない場合があるので、食物の一口量を調整する ●食物を口腔内に入れる際に舌を軽くスプーンで押して引き抜くように刺激をすることで、咀嚼が誘発される場合がある ●それでも咀嚼・食塊形成が困難な場合は、丸飲みできるようなペーストやスライスゼリーなど食形態の工夫が必要
口腔期	食物を咽頭に送り込めない	●ベッドをリクライニング30～60°にし、重力によって送り込みを助ける ●咽頭に送り込みやすいように、ペーストやゼリーなど食形態を調整する
	食物が麻痺側の口腔内に貯留する	●健側を使って咀嚼、送り込みができるように、健側をやや下に向けるよう姿勢を調整する
咽頭期	随意的な嚥下ができない	●脳血管障害などで意識が低下し、指示に従えず、開口してくれない場合などにも、絶食期間中から摂食嚥下の機能が維持できるように、口唇・頬・舌・頸部の運動に加え、嚥下反射を誘発する「喉のアイスマッサージ」を行う（**図7**）
	水分で誤嚥する	●通常、無意識に行われる嚥下を「意識化」することで、嚥下運動を確実にし、誤嚥を防ぐ ●水分にとろみをつけることにより、口腔・咽頭通過時間を延長し、誤嚥を防ぐ
	咽頭残留がある	●喉頭蓋谷（**図1**、**2**参照）への食物の残留は、喉頭蓋が十分に反転しないことによって起こる。うなずくように嚥下をすることで、喉頭の挙上、喉頭蓋の反転を助け、残留を改善する ●廃用性が進行し咽頭の収縮力が低下した高齢者の梨状窩や脳血管障害による麻痺側の梨状窩には、食物が残留しやすくなる。横を向いて梨状窩をつぶすことにより残留物を押し出し、押し出された食物を嚥下する方法で残留を解消する（横向き嚥下） ●1回で嚥下できない場合は、もう1度嚥下を繰り返す（複数回嚥下）
	食事中にむせが生じる	●口腔内の食物を再び誤嚥しないように、口腔内に食物がある場合は、それを取り除く ●顔を下に向け「アー」と発声してもらい、声の変化がなく、呼吸が安定していれば食事を再開する ●かすれ声やガラガラ声があれば、誤嚥物を喀出できるように咳をうながす。効果的な咳を行うために、高齢者の後ろから呼気に合わせて両手で胸郭を軽く圧迫するように介助する ●誤嚥物が十分喀出できない場合は、吸引を行う ●以上の対応を行っても、呼吸が平静にならない、または酸素飽和度（SpO_2）に3％以上の低下があれば食事は中止する
食道期	食物が逆流する	●食後30分は上体を起こしておく ●胃の停滞時間の短い食品を選択する

表8 嚥下調整食基準案の概要（文献12を参考に作成）

名称	形状	目的・特色	必要な咀嚼能力
嚥下訓練ゼリー	均質で、付着性・凝集性・硬さに配慮したゼリー	重度の嚥下障害を対象に評価も含め訓練する段階。少量をすくってそのまま丸飲み可能。残留した場合吸引が容易	咀嚼の能力は必要ない
嚥下調整食1（ゼリー食）	付着性・凝集性・硬さに配慮したゼリー・プリン・ムース状のもの	少量をすくってそのまま丸飲みが可能（主食：おもゆゼリー）	咀嚼の能力は必要ない
嚥下調整食2（なめらか食／ミキサー食）	ピューレ・ペースト・ミキサー食などのうち、べたつかず、まとまりやすく、なめらかさのあるもの	口腔内の簡単な操作で食塊状となるもの（主食：付着性が高くなく、ゆるすぎないミキサー粥）	咀嚼の能力は必要ない
嚥下調整食3（ソフト食）	形はあり、押しつぶしが容易、食塊形成や移送が容易、咽頭でばらけず、嚥下しやすいように配慮されたもの	舌と口蓋間で押しつぶしが可能なもの。押しつぶしや送り込みの口腔操作を要し、かつ、誤嚥のリスク軽減に配慮がなされているもの（主食：離水しないように配慮した全粥）	舌と口蓋間の押しつぶし能力以上は必要
嚥下調整食4（軟菜食）	硬さ・ばらけやすさ・ねばりつきやすさのない料理	誤嚥と窒息のリスクを配慮し、素材と調理方法を選んだもの。歯がなくても対応可能だが、上下の歯槽堤間での押しつぶし・すりつぶしが必要。舌と口蓋間で押しつぶすことは困難なもの（主食：全粥あるいは軟飯）	上下の歯槽堤間で押しつぶし・すりつぶし能力以上は必要

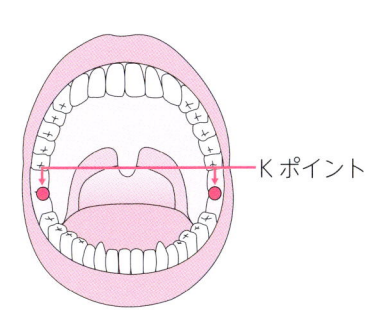
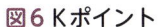

Kポイント

図6 Kポイント

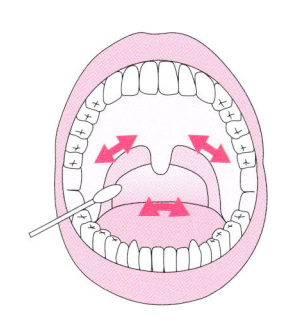

凍らせた綿棒に水をつけ、前口蓋弓・舌根部・咽頭後壁の粘膜面を軽くなでたり、押したりして、マッサージ効果により嚥下反射を誘発する。
繰り返し嚥下運動を行うことにより、嚥下関連筋群を強化し、嚥下運動のタイミングを改善させる。

図7 喉のアイスマッサージ

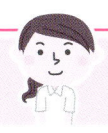

セルフケアはどうする？

≫ 口腔ケアの必要性について理解してもらう

　歯の残根や歯槽膿漏が放置されていること、義歯の手入れが不十分なことがあります。感染のリスクになるため、歯科受診の必要性や口腔ケアの実施について理解してもらいます。

　また、高齢者は不都合があっても家族に遠慮していたり、年だからと諦めていたりすることがあるため、家族の協力が得られるよう支援が必要です。

≫ 安全な摂食を行うための方法を理解してもらう

　摂食嚥下運動がスムーズに行えるよう、食事前に深呼吸、肩の運動（上げ下げ）、口唇・頬の運動（ウ・イの発声を繰り返す、頬を膨らます・へこます）、パ・タ・カの発声、

首の運動（前後、左右、回旋）といった嚥下体操を行うよう指導します。

　また、嚥下機能、とろみの必要性や安全な食事形態、食事姿勢、摂取方法について説明し、安全な摂食動作をとれるようにします。高齢者自身の理解が不十分な場合は、家族の協力を得るようにします。

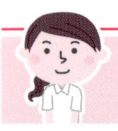

基礎疾患との関連

≫認知症

　わが国の認知症高齢者数は、2022年では443.2万人、90歳以上の50％が認知症であり、2040年には584万人になると推計[13] されています。今後、ますます認知症高齢者が増加するなかで、認知症高齢者の尊厳を守り、その人らしい最期を迎えられるよう、口から食べることを支えていくケアが重要になります。

　認知症高齢者の食事場面では、詰め込んで食べる、早食いといった摂食ペースの障害や、食事に関心を示さない、周りが気になって食事が進まない、食べ方がわからないといった認知機能障害を主体とした**先行期の症状が特徴的**です。そして、認知症の進行とともに、口に食物を入れたまま咀嚼しない、飲み込まないといった準備期、口腔期を経て、咽頭期の障害へと進行します。

　食事に集中できない場合は、呼吸と嚥下のタイミングがずれて誤嚥のリスクが高まります。また、食物を口腔内にため込んでしまう場合は、何かの拍子にため込んだ大量の食物を飲み込み窒息のリスクが高まります。認知症が進行して、最終的に経口摂取ができなくなったときに、人工的な水分・栄養補給をどうするかの選択について、本人の意思が尊重されるようにかかわることも重要です。

≫脳血管障害

　脳血管障害による嚥下障害は、仮性球麻痺、球麻痺、一側性の大脳病変といった病態が考えられます。意識障害を伴うような大きな病変では必ず嚥下障害が伴っていると考

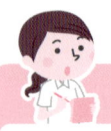

在宅医療におけるケア

コラム

　摂食嚥下障害のある在宅療養高齢者が、在宅や施設で歯科診療が受けられる訪問歯科診療はありますが、認知度は低いままです。歯科治療をはじめとする口腔機能の維持管理は、食べるという機能改善やオーラルフレイルの予防につながります。看護師が高齢者の口腔機能に着目し、必要時に歯科医師と連携して必要な嚥下機能検査を行い、多職種で介入することで、在宅終末期においても安全に口から食べ続けるケアを目指すことができます。

えます。急性期の治療と同時に、摂食嚥下機能評価を基に、多職種で早期にリハビリテーションを開始します。

　高齢者では治療の過程で誤嚥性肺炎など合併症の併発や廃用の進行により、回復に時間を要する場合が多くあります。急性期病院、回復期病院・施設、療養施設、在宅へと、高齢者の回復過程に合わせて、経口摂取に向けたケアの継続が必要となります。

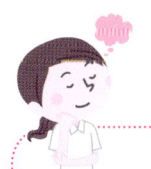

ケーススタディ わたしの経験

ケース 認知症・摂食嚥下関連筋の萎縮（80歳代、女性）

　患者さんは、認知症で施設入所中に、食欲低下、仙骨部に黒色壊死の褥瘡を発症、四肢屈曲拘縮があり、寝たきりの状態でした。簡単な挨拶や自分の名前は話すことができましたが、記憶障害、場所・時間の見当識障害がみられ、生活全般に介助が必要でした。今回発熱を認め、誤嚥性肺炎と褥瘡の治療目的で入院となりました。

　入院時は、痰が多く自己喀出は困難で、適宜吸引を行っていました。嚥下造影で嚥下反射の遅延、咽頭残留著明、水分で誤嚥あり、経口摂取は困難との評価でした。褥瘡の局所処置と同時に、経鼻経管栄養による栄養管理を開始しました。褥瘡の治療は、壊死組織を除去した後、低圧持続吸引を行いました。

◉アセスメント

　低栄養による嚥下関連筋の萎縮により、咽頭期の障害と嚥下機能の低下による誤嚥性肺炎の発症が考えられました。また、認知症により食欲や空腹感の表出がみられませんでした。

◉ケア

　口腔ケアと気道クリアランスのケアを継続しながら、訪室時には声かけし会話を持つようにしました。また、日中はテレビをつけて刺激が入るようにし、少しでも快適な時間を過ごせるようにしました。約半年間の治療により褥瘡の改善がみられたため、徐々に車いすで過ごす時間を持ち、洗面所での手洗いと口腔ケアを実施しました。口腔ケアの後に喉のアイスマッサージ（**図7**）を行い、嚥下反射を誘発しました。当初患者さんからは、「もういいです」「ご飯はいりません」と拒否的な言葉が聞かれました。しかし、洗面器にお湯をためて手浴をし、髪をとかすなど身づくろいをすることで、徐々にケアを受け入れられるようになり、アイスマッサージの受け入れも可能となりました。さらに、医師、言語聴覚士と相談し、1mLの冷水を用いて、顎を引いて飲む飲水訓練を行いました。むせが少なくなり、徐々にスムーズに嚥下できるようになりました。そこで、あらためて嚥下評価を行い、ペースト食の摂取が可能となり、経鼻経管栄養は中止となりました。

＊　　＊　　＊

　全身状態の悪化に伴う嚥下障害で長期にわたり経口摂取が中断された認知症高齢者への経口摂取再開に向けたケアのポイントは、①栄養状態を改善し、全身状態を整える、②高齢者の興味・関心への働きかけを継続し、潜在能力を引き出す、③関係性を構築し、嚥下訓練を受け入れられるように働きかける、④多職種と連携し、経口摂取開始時期を見極めるといった4点があげられます。患者さんが回復過程にあることを認識し、もっている力を引き出すかかわりを継続することで、座位での経口摂取を再獲得することができました。

引用・参考文献

1) 山田律子. "高齢者の生活機能を整える看護：高齢者に特徴的な変調". 老年看護学. 第 9 版. 東京, 医学書院, 2018, 146-9.

2) 松尾浩一郎. "知っておきたい基礎知識：摂食・嚥下機能に対する加齢の影響". 摂食・嚥下障害リハビリテーション. 馬場尊ほか編. 東京, 新興医学出版社, 2008, 37-9.

3) 金原寛子ほか. 嚥下サポートチームにおける薬剤師の役割. 日本摂食嚥下リハビリテーション学会雑誌. 24 (2), 2020, 184-93.

4) 廣瀬善清. "摂食嚥下のメカニズムはこうなっている". 食べるって楽しい！ 看護・介護のための摂食・嚥下リハビリ. 田中靖代編. 東京, 日本看護協会出版会, 2001, 21-6.

5) 浅野均. "高齢者の生活を支える看護：摂食嚥下障害". ナーシング・グラフィカ老年看護学②高齢者看護の実践. 第 6 版. 堀内ふきほか編. 大阪, メディカ出版, 2023, 35-43.

6) TMDU. OAHT について. https://www.ohcw-tmd.com/research/ohat.html（2024 年 10 月閲覧）

7) 戸原玄. "摂食嚥下障害の評価（スクリーニングテスト）". 日本摂食嚥下リハビリテーション学会 e ラーニング対応 第 3 分野 摂食嚥下障害の評価 Ver.3. 日本摂食嚥下リハビリテーション学会編. 東京, 医歯薬出版, 2020, 21-7.

8) 髙橋浩二. "その他のスクリーニングテスト". 前掲書 7). 28-33.

9) 白木亮. "栄養療法の基礎：身体計測". 日本臨床栄養代謝学会 JSPEN テキストブック. 日本臨床栄養代謝学会編. 東京, 南江堂, 2021, 139-47.

10) 山田律子. "高齢者の生活を支える看護：食生活のアセスメント". 前掲書 1). 150-5.

11) 鎌倉やよいほか. "嚥下障害に関する情報と嚥下訓練". 訪問看護における摂食・嚥下リハビリテーション：退院から在宅まで. 東京, 医歯薬出版, 2007, 74-9.

12) 日本摂食嚥下リハビリテーション学会. "摂食嚥下障害の評価 2019". 医療検討委員会作成マニュアル. https://www.jsdr.or.jp/doc/doc_manual1.html（2024 年 10 月閲覧）

13) 厚生労働省. 認知症および軽度認知障害（MCI）の高齢者数と有病率の将来推計. https://www.mhlw.go.jp/content/001279920.pdf（2024 年 10 月閲覧）

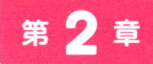

6 易感染

日向園惠 ひなた・そのえ　石巻赤十字病院 老人看護専門看護師

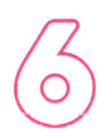

なぜ起こる？

　私たちの身体には微生物の侵入や増殖を防ぐ免疫機能が備わっており、感染症の発症を防いでいます。この免疫機能が老化の影響を受けると、感染症やその他の疾患にかかりやすくなる[1)]、いわゆる易感染（いかんせん）の状態になります。免疫機能には、抗体をつくって異物に対抗する液性免疫と、免疫細胞が直接異物を攻撃する細胞性免疫がありますが、高齢者では、一般的に細胞性免疫が低下し、細菌や真菌に対する抵抗性が弱まることで易感染性が高まります。重度アルツハイマー型認知症となるとさらに免疫力が低下します[2)]。そこで、高齢者の易感染について理解を深め、早期発見・早期治療につなげ、感染症を予防していくケアが非常に重要になっています。

　また、高齢者は老化により生理的予備能が少しずつ低下し、恒常性維持機能が失われていき、日常生活にも支障をきたすようになります。さらに、高齢者は**多疾患併存状態（マルチモビディティ）**である場合が多く、高血圧や糖尿病などの基礎疾患を複数もっている人がほとんどです。基礎疾患のなかでもとくに**糖尿病**については易感染になりやすい状態でもあります。

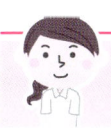

どんな特徴・症状？

　高齢者の疾患の特徴として、症状が非典型的であることがあげられ、感染症はとくにその傾向が強いとされています。高齢者は症状を訴えない、または訴えられないことも多いため、日常と異なる変化があったときには、つねに全身諸臓器の感染症を疑う必要があります[3)]。いつもより元気がない、不眠が続いている、活気がない、つじつまの合わないことを急に話すようになったなどのサインは見逃すことなく診察につなげましょう。

　高齢者の場合、微熱であっても重症化していることがしばしばみられます（**表1**）[3)]。また、熱発していないからといって感染症を否定できないので、普段の様子と異なる点がないか注意深く観察し、活気がない、食欲がないなどの**体温以外の症状の変化**にも意識を向けます。

　ここでは、高齢者に多くみられる感染症として、肺炎、結核、帯状疱疹、疥癬についてみていきます。

表1 高齢者の体温管理における注意点（文献3より転載）

- 平熱が低い、個人差が大きい
- 発熱を自覚しない、訴えられない
- 測定されない、測定しにくい
- 消炎鎮痛薬などにより装飾されていることが多い
- 行動性体温調節が難しいことあり

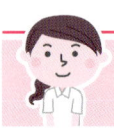
アセスメント

≫肺炎

　2023年の統計によると、肺炎は日本人の死因の第5位、誤嚥性肺炎が第6位であり、脳血管疾患の次に多い死因となっています[4]。肺炎は病原微生物によって生じる肺の感染症であり、その発症形態から、市中肺炎（community-acquired pneumonia；CAP）と院内肺炎（hospital-acquired pneumonia；HAP）／医療・介護関連肺炎（nursing and healthcare-associated pneumonia；NHCAP）に分けられ、HAP/NHCAPの主な原因として誤嚥性肺炎があります。

　肺炎患者の多くは高齢者であり、肺炎発症の背景には**免疫機能の低下**や**低栄養**などの全身状態の悪化があります。**表2**[5]のように誤嚥をきたしやすいリスク因子をアセスメントし、肺炎の予防や再発防止に努めます。また、高齢者のもっている力を最大限に発揮できるように多職種チームで協働し、肺炎からの回復を支援します。

≫結核

　結核は決して過去の病気ではありません。毎年約10,000人以上が新たに発症し、1,600人以上が亡くなっています。最近の日本の結核患者の傾向をみると、70歳以上の高齢者が約6割を占めています[6]。

　結核に感染したからといって必ず発症するわけではありません。通常は、身体の免疫力によって結核菌は増殖を抑え込まれていわば休眠状態になるため、そのまま感染者が亡くなるまで発症しなかったり、いったんは感染しても免疫力によって結核菌が死滅し

表2 誤嚥のリスク因子

神経疾患	脳血管障害、パーキンソン病、認知症など
寝たきり状態	原疾患を問わず
口腔の異常	嚥下障害、口腔内乾燥など
医原性	鎮静薬、睡眠薬、抗コリン薬、経管栄養など

石井正紀ほか．"肺炎（誤嚥性肺炎）"．生活機能からみた老年看護過程＋病態・生活機能関連図．第4版．東京，医学書院，2020，131 より転載

たりすることが大半です。しかし、身体の免疫力が結核菌を抑えきれない場合、結核菌は感染後時間をかけてゆっくりと増殖し、発症にいたります。また感染者が高齢になったり、ほかの病気にかかったりして免疫力が落ちると、休眠していた結核菌が増殖を始め、結核を発症することがあります[7]。

初期症状は風邪とよく似ていますが、**咳が2週間以上続く場合**や**血痰が出るなどの症状がある場合**は、結核を疑い、受診してもらいましょう。そして、患者さんから既往歴や結核罹患者との接触の有無、家族の罹患歴、ツベルクリン反応歴などを聴取することが重要です。

≫帯状疱疹

子どものころによくかかる病気の一つに水ぼうそう（水痘）があります。水ぼうそうはウイルス性の病気で、一度発症して治ってしまうと一生感染しません。ところが、そのときのウイルスは死んだのではなく、身体のなかの神経節（三叉神経節を含む知覚神経節）に潜伏しています。このウイルスが、病気や加齢などにより抵抗力が弱くなったときに再活性化することがあります[8]。**再帰感染**といって、一般に初感染と比較して感染力は低いとされています[9]。これが皮膚の病気である**帯状疱疹**になります。

帯状疱疹は神経の通っている部分に、それも身体の左右のどちらかに帯のように現れます。はじめはピリピリ・チクチクした痛みから始まり、しばらくするとその部分が赤くなり、やがて水ぶくれになって神経痛のような激しい痛みを伴います。痛みは水ぶくれが治るころに消えますが、治った後も長期間にわたってしつこく痛むことがあります。これは「帯状疱疹後神経痛」と呼ばれ、高齢者に多い症状です[8]。帯状疱疹後神経痛にまで進行する前に、できるだけ早く皮膚科で診てもらうようにしましょう。

≫疥癬

疥癬は、高齢者が長期間にわたって集団生活をする長期療養施設などで集団感染する例もあり、注意が必要な皮膚感染症の一つです。

「疥癬」はダニの一種である「ヒゼンダニ」（疥癬虫、*Sarcoptes scabiei*）がヒトの皮膚に寄生して起こる皮膚の病気で、腹部、胸部、大腿内側などに激しいかゆみを伴う皮疹を生じる感染症です。直接的に肌から肌、また、衣類やリネン類を介して間接的にヒトからヒトへ感染します。疥癬には、**通常疥癬**と**角化型疥癬**の2つのタイプがあります。通常疥癬で寄生するヒゼンダニの数は数十匹以下ですが、角化型疥癬では100万～200万匹であり、その感染力に大きな違いがあります[10]。角化型疥癬は全身衰弱者や、重篤な基礎疾患を有する人、ステロイド薬や免疫抑制薬の投与などにより免疫能の低下している人など、つまり易感染状態の人や高齢者に発症しやすいです。

疥癬トンネル（皮膚表面からわずかに隆起し、蛇行して、白っぽく見える線状皮疹）は疥癬に特異的な皮疹で、雌成虫が産卵しながら角質層内を掘り進んでいる道筋そのものであるため、虫体、虫卵の検出率が高い症状です[10]。

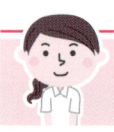

症状別の治療とケア

≫ 肺炎

　肺炎は病原微生物による感染症のため、基本的に抗菌薬による治療が行われますが、重症度を考慮して治療が行われる急性期の肺炎と、**誤嚥性肺炎**に代表される高齢者の肺炎とでは治療方針が異なります[3]。

　日本呼吸器学会の「成人肺炎診療ガイドライン2017」[11] では、繰り返す誤嚥性肺炎や終末期の肺炎に対する治療において、個人の意思やQOLを重視する方針、すなわち、**アドバンス・ケア・プランニング（advance care planning；ACP）** の考え方が加わりました。口から食べることは喜びでもあり、生活そのものでもあるので、口から食べる力を維持できるように、口腔ケアを丁寧に行い、口腔内の乾燥を防止し、食事形態についても多職種と協働しながら支援していきます。また、疾患の終末期や重度認知症・老衰の終末期などの状態では、残された時間をどのように過ごしたいかについて高齢者の意思を尊重し、QOLが維持できるように、家族や多職種と話し合いながら支援していくことが重要です。

≫ 結核

　治療は病期・病態・重症度にかかわらず、**4剤併用療法（抗結核薬）** による薬物療法が基本です[12]。長期間におよび抗結核薬を確実に内服することが必要になるため、薬の必要性や考えられる副作用の症状について十分に説明します。抗結核薬の主な副作用としては肝機能障害や薬疹の出現などがあるので、早期に発見できるように皮膚状態の観察や血液データの評価を行います。

　結核菌の排菌が確認されると、患者さんは個室での陰圧隔離が必要となります。認知機能の低下がみられる高齢者は、個室隔離が必要な理由が理解できなかったり、不安や孤独感などのストレスから精神的に不安定になったりします。安静臥床による便秘や褥瘡などを予防し、訪室時には個室での隔離の必要性を繰り返し説明し、不安の軽減に努めるようにします。

　感染予防・発症予防のどちらにも共通する重要なことは、**身体の免疫力**を高めておくことです。もし結核菌を吸い込んでも、免疫力が高ければ、結核菌が体内深く侵入する前に退治できます。また、結核菌に感染してしまった場合でも、免疫力が高ければ結核菌の増殖が抑えられるため、発症せずにすみます。そして、免疫力を高めるには、規則正しい生活と栄養バランスのよい食事、十分な睡眠、適度な運動などが重要です[7]。

≫ 帯状疱疹

　できるだけ初期に治療を始めたほうが早く治ります。帯状疱疹の治療は、原因療法と

して**抗ウイルス薬**、対症療法として**消炎鎮痛薬**が処方されます。抗ウイルス薬は、ウイルスの増殖を阻止して治癒を早めます。神経がまだ破壊されていない初期の段階で使用すれば、帯状疱疹後神経痛の予防が期待できます[8]。早期に治療を始めるためには、身体の左右どちらかの皮膚にチクチク・ピリピリした痛みの訴えがないかどうかをしっかりと問診し、帯状に赤くなったり、水ぶくれを起こしている皮膚がないか十分に観察することが重要です。

　帯状疱疹予防ワクチンは、帯状疱疹の発症率を低減させ、重症化を予防するとともに、間接的に帯状疱疹後神経痛の発症リスクを低減させるとされています。日本では2016年に乾燥弱毒生水痘ワクチンの効能・効果に、「50歳以上の者に対する帯状疱疹の予防」が追加されました[9]。

　ただし、帯状疱疹予防ワクチンは、現状では予防接種法に基づく公費負担される予防接種には指定されていないので、接種にあたっては主治医とよく相談する必要があります[9]。

≫疥癬

　感染拡大を予防し、集団感染を引き起こさないためには、皮膚の観察が重要です。疥癬トンネルのなどの皮疹がみられ疥癬が疑われる場合は、なるべく早期に皮膚科で確定診断を受け治療を開始できるように支援します。

　治療は、ヒゼンダニを殺すことを目的とした飲み薬や塗り薬があります。塗り薬は正常なところも含めて塗り残しがないように、首から下の全身にくまなく塗るようにします。また、かゆみに対してはかゆみ止めの内服薬を使用します[13]。

　通常、疥癬では皮膚の直接接触を避ければ感染の心配はないので、隔離の必要はありませんが、感染力の強い角化型疥癬の場合は個室管理とし、処置をする場合は感染予防として**標準予防策（スタンダードプリコーション）**に努める必要があります。また、角化型疥癬の場合、ダニの数が著しく多いので、患者さんが使用したリネン類は洗濯後に乾燥機を使用します[10]。ヒゼンダニは乾燥に弱く、ヒトの体温より低い温度では動きが鈍く、16℃以下では動かなくなります。皮膚から離れると、おおむね数時間で感染力が低下すると推定されています。高温に弱く、50℃、10分間でヒゼンダニは死滅します[13]。診察室や処置室などでは、日ごろからベッドに**ディスポーザブルシーツ**などを使用して、患者さんごとに交換するようにします。

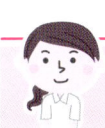

日常のケア

　皆さんの病院や施設でも、具体的な感染対策について書かれた感染対策マニュアルなどが整備されていると思います。まずはその内容を熟読し、感染対策に対する正しい知識を習得して感染を予防しましょう。また、感染が発生した場合もすみやかに拡大を防

ぐ対応をとれるようにしておきましょう。

　また、介護現場における感染対策として、厚生労働省より出されている「介護現場における（施設系通所系訪問系サービスなど）感染対策の手引き」[14] は、日ごろの感染対策としての基礎知識や高齢者がかかりやすい感染症についても簡潔にまとめており、参考になります。

≫ 標準予防策（スタンダードプリコーション）

　新型コロナウイルス感染症（COVID-19）の世界的大流行により、日々の診療やケア場面で標準予防策をとる機会が増えていると思います。病原微生物の感染源確認の有無にかかわらず、血液、体液、分泌物、嘔吐物、排泄物、傷のある皮膚、そして粘膜などには感染する危険性があるという考えに基づき、「標準予防策（スタンダードプリコーション）」や「感染経路別予防策」と呼ばれる基本的な措置を徹底することが重要となります[15]。

≫ 感染対策としての手指衛生

　手指衛生は、医療施設における感染対策の基本となります。手指衛生は、図[16] にある5つのタイミングを意識しながら行います。これにより、患者さんへの不要な感染を防ぎ、感染の拡大を予防することができます。

≫ ワクチン接種の推奨

　高齢者の感染症予防には、ワクチン接種が大切です。とくに予防接種法では、**高齢者のインフルエンザおよび肺炎球菌感染症**が、予防接種を受ける必要性の高い感染症として定められているので、接種の機会を逃すことがないよう、本人や家族に接種の呼びかけを行いましょう。新型コロナウイルス感染症や帯状疱疹についても、予防接種を受けることで重症化の予防などが期待できます[15]。

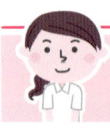
基礎疾患との関連

≫ 糖尿病による易感染

◉ 微細血管障害
　糖尿病の合併症として、高血糖が持続することで毛細血管や微小動脈に障害をきたす微細血管障害があります。糖尿病の三大合併症といわれる糖尿病網膜症、糖尿病性腎症、および糖尿病性神経障害は、微細血管障害が原因で起こります。このうち糖尿病性神経障害は、初期にはしびれなどの症状で始まり、進行していくと感覚障害が現れ、さらに進行すると血管障害をきたし、糖尿病性足病変を引き起こします[17]。

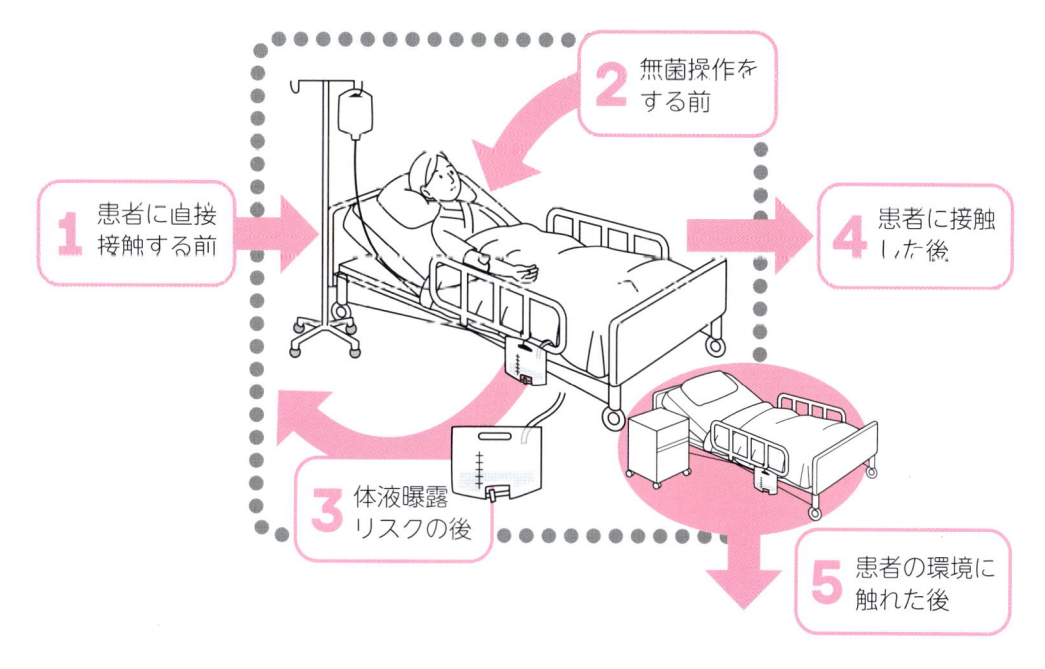

状況	具体例
①患者に直接接触する前	入室前、診察前、検温、血圧測定
②無菌操作をする前	侵襲的処置の前、カテーテル挿入、創傷処置、注射、口腔／歯科処置・ケアの前、手袋着用前など
③体液曝露リスクの後	検体採取および処理後、ドレーン排液の廃棄後、粘膜や創傷被覆に触れた後、嘔吐物処理後、気管吸引の前後、汚染器具の使用後、手袋の脱衣後
④患者に接触した後	検温、血圧測定、胸腹部の触診、移動や介助の後、同一患者のある部位から別の部位にケアを移すときなど
⑤患者の環境に触れた後	リネン交換の後、ベッドサイドの清掃後、モニターアラームの確認後など

図 医療における手指衛生の5つのタイミング（文献16より作成）

また、好中球機能低下をはじめとする免疫機能低下、血流障害、神経障害などにより、易感染状態となっています。通常の細菌やウイルス感染に加えて、結核や真菌にも感染しやすくなり、カンジダ症や歯周病などを合併することもあります[17]。下肢の神経障害や末梢血管障害により起こる糖尿病性足病変は、足趾の動脈に血流障害が起こることで感染しやすくなり、血栓などができて閉塞することで潰瘍や壊疽をきたします[17]。

◉ 蜂窩織炎
蜂窩織炎は、皮膚とそのすぐ下の組織に生じる、広がりやすい細菌感染症です。皮膚の病気などによって、皮膚にできた小さな傷口から細菌が侵入します。足からふくらはぎにかけた部位に最もよく生じますが、身体のどの部分にも発生します。皮膚の腫れ、発熱や痛みの症状があり、急速に拡がります。悪寒や倦怠感などを伴うことも多くあります。ほとんどは抗菌薬ですみやかに回復しますが、時に膿瘍が生じる場合もあるので注意が必要です[14]。

糖尿病性足病変を防ぐためには、感染症の予防と異常の早期発見が重要です。患者さんには毎日足を観察し、皮膚の清潔を保ち、足に合った靴を履くように説明します。また、歯周病のリスクも高くなるので、口腔内の観察と口腔ケアの方法についても説明し、セルフケアに努めてもらうことが重要です。

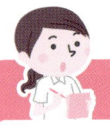

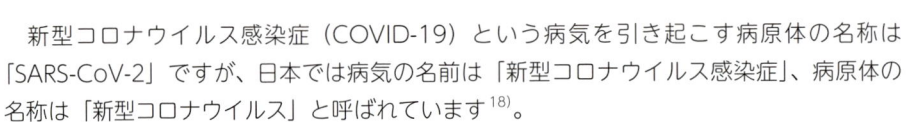

新型コロナウイルス感染症をもつ認知症高齢者へのケア コラム

新型コロナウイルス感染症（COVID-19）という病気を引き起こす病原体の名称は「SARS-CoV-2」ですが、日本では病気の名前は「新型コロナウイルス感染症」、病原体の名称は「新型コロナウイルス」と呼ばれています[18]。

2019年に中国武漢市で発見され、全世界に感染拡大しましたが、2023（令和5）年5月に感染症法における法的位置付けが「五類感染症」に変更されました。咳や飛沫を介して起こるので、密閉・密集・密接の三密の空間、つまり、高齢者施設などでのクラスター発生が頻繁に確認され、認知症高齢者や超高齢者への対応にさまざまな配慮や工夫が求められました。

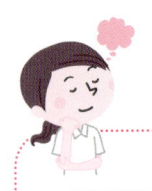

ケーススタディ わたしの経験

ケース アルツハイマー型認知症・新型コロナウイルス感染症（90歳代、女性）

アルツハイマー型認知症の患者さんは、デイサービスに通い、仲間とのおしゃべりやカラオケを楽しんでいました。しかし、そのデイサービス先でのクラスター発生により、新型コロナウイルス感染症に罹患し、喘息の基礎疾患があったため呼吸苦もみられ中等症の診断を受けて入院となりました。

当初、酸素マスクを着用することへの協力が難しく、看護師がマスクの必要性を繰り返し説明したり、「マスクは大切なもの」と書いた紙を部屋に掲示するなどケアを工夫しながら対応しました。

また、ナースステーション近くの部屋で、患者さんからも看護師の姿が見えやすく、安心してもらえるように環境調整も行いました。徐々に呼吸状態も安定し、隔離も解除になりましたが、以前のようにベッドから起き上がる力が乏しくなり、食欲も減っていました。隔離での入院生活でフレイルが進行し、意欲低下につながってしまっていたのです。

そこで、入院前に通っていたデイサービスの看護師に連絡をとり、患者さんが好きだった食事の献立などについて情報収集を行いました。すると、患者さんはコーヒーが大好きで、おやつの時間には欠かさず飲んでいたことがわかりました。管理栄養士と相談し、コーヒー味の嚥下補助食品を提供することにしました。

　その後、患者さんはコーヒー味の補助食品をおいしそうに飲みながら昔話をしてくれて、少しずつ食欲も意欲も回復していき、自宅退院することができました。

　高齢者にとって、慣れない環境下での隔離生活は身体的な影響だけでなく、それまでできていた仲間との触れ合いや楽しみ、役割の喪失など、社会的・精神的・スピリチュアルな側面への影響が非常に大きいと感じました。だからこそ、高齢者の入院前のふだんの生活の様子を把握しケアに活かすことが、疾病からの回復を支援することにつながると学んだ事例でした。

引用・参考文献

1）健康長寿ネット. 免疫系の老化. https://www.tyojyu.or.jp/net/kenkou-tyoju/rouka/meneki-rouka.html（2024 年 10 月閲覧）

2）平原佐斗司. "認知症の人が体験している身体的苦痛と緩和：進行期に必要となる視点として：認知症の進行期・末期の苦痛と緩和ケア：感染症". 認知症の緩和ケア：EOLC for ALL すべての人にエンドオブライフケアの光を. 平原佐斗司ほか編. 東京, 南山堂, 2019, 97.

3）日本老年医学会編. "高齢者の感染症：高齢者感染症の特徴". 改訂版 健康長寿診療ハンドブック：実地医家のための老年医学のエッセンス. 東京, 日本老年医学会, 2019, 119-21.

4）厚生労働省. "死亡数・死亡率（人口 10 万対）, 性・年齢（5 歳階級）・死因順位別". 令和 4 年（2022）人口動態統計月報年計（概数）の概況. https://www.mhlw.go.jp/toukei/saikin/hw/jinkou/geppo/nengai22/dl/h7.pdf（2024 年 10 月閲覧）

5）石井正紀ほか. "肺炎（誤嚥性肺炎）". 生活機能からみた老年看護過程＋病態・生活機能関連図. 第 4 版. 山田律子ほか編. 東京, 医学書院, 2020, 131.

6）厚生労働省. 結核（BCG ワクチン）. https://www.mhlw.go.jp/stf/seisakunitsuite/bunya/kenkou_iryou/kenkou/kekkaku-kansenshou03/index.html（2024 年 10 月閲覧）

7）政府広報オンライン. 病気予防：日本では毎年約 12,000 人が新たに発症！ 古くて新しい感染症、「結核」にご注意を！ https://www.gov-online.go.jp/useful/article/201509/3.html（2024 年 10 月閲覧）

8）日本医師会. 「帯状疱疹の原因」. https://www.med.or.jp/forest/check/taijo/index.html（2024 年 10 月閲覧）

9）厚生労働省. "帯状疱疹ワクチンについて". 第 21 回厚生科学審議会予防接種・ワクチン分科会予防接種基本方針部会ワクチン評価に関する小委員会：資料 2. 2023（令和 5）年 11 月 9 日. https://www.mhlw.go.jp/content/10900000/001165467.pdf（2024 年 10 月閲覧）

10）日本皮膚科学会疥癬診療ガイドライン策定委員会. 疥癬診療ガイドライン（第 3 版）. 日本皮膚科学会雑誌. 125（11）, 2015, 2023-48.

11）日本呼吸器学会成人肺炎診療ガイドライン 2017 作成委員会編. "『成人肺炎診療ガイドライン 2017』フローチャート". 成人肺炎診療ガイドライン 2017. 東京, 日本呼吸器学会, 2017, ⅲ.

12）三宅修司. "結核". 病期・病態・重症度からみた疾患別看護過程＋病態関連図. 第 2 版. 井上智子ほか編. 東京, 医学書院, 2012, 54-8.

13）国立感染症研究所. 疥癬とは. https://www.niid.go.jp/niid/ja/kansennohanashi/380-itch-intro.html（2024 年 10 月閲覧）

14）厚生労働省老健局. 介護現場における（施設系 通所系 訪問系サービスなど）感染対策の手引き. 第 3 版. 令和 5 年 9 月. https://www.mhlw.go.jp/content/12300000/001149870.pdf（2024 年 10 月閲覧）

15）厚生労働省. 高齢者介護施設における感染対策マニュアル. 改訂版. 2019. https://www.mhlw.go.jp/content/000500646.pdf（2024 年 10 月閲覧）

16）WHO. 世界保健機関 医療における手指衛生ガイドライン：要約（新潟県立六日町病院）. https://iris.who.int/bitstream/handle/10665/70126/WHO_IER_PSP_2009.07_jpn.pdf?sequence=12&isAllowed=y（2024 年 10 月閲覧）

17）医療情報科学研究所編. "糖尿病慢性合併症". 病気がみえる vol.3：糖尿病・代謝・内分泌. 第 5 版. 東京, メディックメディア, 2008, 76-7.

18）国立感染症研究所. コロナウイルスとは. https://www.niid.go.jp/niid/ja/kansennohanashi/9303-coronavirus.html（2024 年 10 月閲覧）

7 転倒・転落

花房由美子 はなふさ・ゆみこ 地方独立行政法人神戸市民病院機構神戸市立医療センター中央市民病院
看護師長／老人看護専門看護師

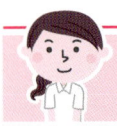 ## なぜ起こる？

≫ 高齢者の転倒・転落の原因

　高齢者の転倒・転落には患者要因（内的要因、行動要因、心理的要因）、外的要因（環境的要因）などさまざまな要因が関与しています（**表1**）[1]。

◉ 患者要因（内的要因）

　患者要因である内的要因として、まず患者さんの身体的要因があります。加齢による

表1 高齢者の転倒・転落の要因（内的要因・外的要因） （文献1より改変）

内的要因			外的要因
身体的疾患	薬物	加齢変化	環境的要因
1. 循環器系 　不整脈 　起立性低血圧、高血圧 　心不全、虚血性心疾患 　脳循環障害 　一過性脳虚血発作 　脳血管疾患 　硬膜下血腫　など 2. 神経系 　パーキンソン症候群 　脊髄後索障害 　末梢性神経障害 　てんかん発作 　小脳障害 　認知症　など 3. 筋骨格系 　骨関節炎、慢性関節リウマチ 　骨折、脱臼 　ミオパチー　など 4. 視覚−認知系 　白内障 　屈折異常 　眼鏡不適合 　緑内障　など	1. 睡眠薬、精神安定剤、抗不安薬 2. 抗うつ薬 3. その他の向精神薬 4. 降圧利尿薬 5. その他の降圧薬、血管拡張薬 6. 非ステロイド性抗炎症薬 7. 強心薬など心疾患治療薬 8. 抗けいれん薬 9. 抗パーキンソン病薬 10. 鉄剤	1. 最大筋力低下 2. 筋の持続力低下 3. 運動速度の低下 4. 反応時間の延長 5. 巧緻性低下 6. 姿勢反射の低下 7. 深部感覚低下 8. 平衡機能低下	1. 1〜2cmほどの段差 2. 滑りやすい床 3. 履物（スリッパ、サンダル） 4. つまずきやすい敷物 5. 電気器具コード類 6. 照明不良 7. 戸口の踏み段 8. 不慣れな環境 9. 不慣れな場所での障害物

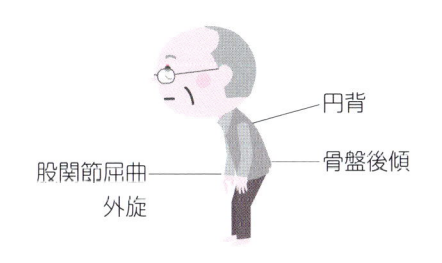

図1 高齢者の姿勢の特徴

筋力低下、歩行機能の低下、バランス機能の低下（**図1**）、反応性の低下、感覚障害などに加え、循環器疾患や脳血管障害、筋骨格系疾患など加齢による疾患の影響もあります。さらに、降圧薬や睡眠薬など薬物の副作用によるものもあります。また、高齢者は手術や検査による侵襲、身体的な不調、入院という環境の変化などによって**せん妄**を発症しやすい状況にあります。せん妄を発症すれば不穏状態となり、転倒・転落を起こしやすい状況になってしまいます。また、認知症があると、自身の身体的状況を理解できなかったり、ナースコールで看護師を呼ぶことができず、安全な行動をとることが難しくなります。

◉ **患者要因（行動要因、心理的要因）**

　患者要因は、内的要因だけでなく、行動要因にも着目することが重要です。貧血のある患者さんが歩行中に転倒する、睡眠薬を服用している患者さんが歩行中に転倒する、ベッドから手を伸ばして物を取ろうとして転落するなど、内的要因と行動要因は密接に関連しています。高齢者は、加齢や認知症などによる記憶力低下もあり、動く際にはナースコールをするよう説明していてもそれを覚えていなかったり、「他人に迷惑をかけたくない」という思いや、「看護師が忙しそうだからナースコールをするのは遠慮してしまう」など、他人に対する気遣いや遠慮から1人で動いて転倒してしまう、ということもあります。また、健康なときの自分の身体のイメージのまま動いてしまったり、「これくらいは大丈夫、自分でできる」という自分に対する過大評価から、1人で動き、その結果、自分の描いているイメージよりも筋力や平衡感覚が低下しており転倒してしまう、といったこともみられます。

◉ **環境的要因（外的要因）**

　環境的な要因として、低い段差や滑りやすい床、電気器具のコード類、夜間の照明不良など、さまざまな物理的要因も原因として考えられます。

≫ 転倒の発生率

　在宅高齢者を対象とした全国規模での転倒の年間発生率に関する調査では、65歳以上の在宅高齢者における1年間での転倒発生率は、約20％程度となっています。つまり、在宅で生活する高齢者の5人に1人は転倒していることになります。また、過去1年間での転倒経験がある高齢者は、その後に転倒を起こす危険性がきわめて高いといわれて

います。**一度転倒を経験した高齢者は再転倒のリスクが高い**と考えてよいでしょう。高齢者の場合、転倒すると約７割に外傷が認められ、約１〜２割に骨折が認められるといわれています[2]。

≫管理的要因（ケア要因）

前述の要因に加えて、日常的なケアの方法が転倒・転落の要因になることにも注目する必要があります。例えば、「患者さんが転落して骨折でもしたら大変だ」「夜間は人員不足だから仕方ない」として身体拘束が当たり前になっていたり、転倒・転落が発生した際に担当看護師の責任が問われる一方で、転倒・転落予防対策を多職種で検討する機会がない、といった状況はないでしょうか。日常的なケアの方法に職場文化が関与していると認識することも重要です。

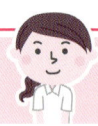

どんな症状？

≫起立した際にふらついて転倒する（血圧低下）

高齢者は加齢によって血圧調節機能が低下しています。そのうえ、高血圧や心不全、脳血管障害などさまざまな疾患を併せもっています。またそれらの疾患に対する薬剤もたくさん内服していることが少なくありません。そのため、臥位から立位になった際に一時的に血圧が下がりふらついて転倒するといったことが多くみられます。また、食後は消化機能が活発となり、副交感神経が優位となります。そのため、食後に血圧が低下し（食後低血圧）、食後に歩行したときにふらついて転倒することもあります。レビー小体型認知症のある患者さんは、食後低血圧が起きやすいため、注意が必要です。

≫薬物が要因で転倒する（筋弛緩作用）

高齢者は環境の変化に適応する能力が低下しています。そのため、施設に入所したり病院に入院したりすると夜間不眠になったり昼夜逆転したりしてしまいます。それに対して、睡眠薬や精神安定剤などが処方されて内服することも多いでしょう。すると、夜間トイレ歩行時にふらついて転倒してしまうことがあります。これは、薬剤による筋弛緩作用によって下肢筋力が低下するためです。

≫環境的な要因で転倒する

高齢者は、加齢によって視覚の低下、注意力の低下、夜間の明暗順応低下、見当識障害などによって、ベッド周囲の電気器具のコード、オーバーテーブルの脚、いすなどにつまずいて転倒することもあります。とくに、夜間の施設などにおいて自宅にいると勘違いしてしまい、自宅の環境に沿って動いたことによって、思わぬところに障害物があっ

てつまずくといったこともみられます。

≫ せん妄や認知症のために思わぬ行動をして転倒・転落する

　高齢者は身体の不調や環境の変化などによりせん妄を発症しやすくなっています（**参照**〈第2章8 生活リズムの乱れ（睡眠障害・せん妄）〉p.128）。せん妄を発症すると、意識混濁や見当識障害のために現実認識ができず、思わぬ行動を起こし、転倒・転落してしまうことがあります。また、認知症によって注意力・記憶力・判断力が低下すると、ナースコールで助けを求めたり、自身で周囲の環境に注意しながら安全な行動をとることが難しくなり、転倒・転落してしまうことがあります。

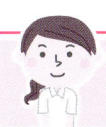

アセスメント

　先に述べた転倒・転落のリスクファクターである患者要因（内的要因、行動要因、心理的要因）や外的要因（環境要因）、管理的要因（ケア要因）の有無をアセスメントします。

≫ 身体機能のアセスメント

　転倒は歩行や起立時など活動時に発生するため、移動能力やバランス能力をアセスメントします。

◉ 歩行速度のアセスメント

　2mを日ごろの速度で歩いてもらい、0.8m/秒より遅いものを転倒リスクありとする評価方法や、5mを歩いてもらい10秒より遅いものを転倒リスクありと評価する方法があります。

◉ 移動能力のアセスメント

　移動能力を評価する方法として、**Timed Up & Go テスト**があります。これは、いす（45cmの高さ）から立ち上がり、3m先まで歩行して、いすに戻るまでの一連の動作について、ストップウォッチで遂行時間を測定するものです。遂行時間が10～12秒以上、または14秒以上を転倒リスクありとします。

◉ Functional Reach テスト（**図2**）

　これはバランスを評価するための方法です。高齢者に壁に対して垂直に肩幅程度に足を開いて立ってもらい、壁側の上肢を肩関節90°屈曲位で手関節中間位、前腕回内、肘関節伸展にし、その状態からできるだけ前方に手が届くように伸ばしてもらいます。そして、スタートポイントとエンドポイントまでの距離を測定します。距離が短いほど転倒リスクが高く、15cm以下では転倒のリスクありと評価します。

　このテストは、測定当初から立位が不安定な高齢者には、危険なため実施できません。

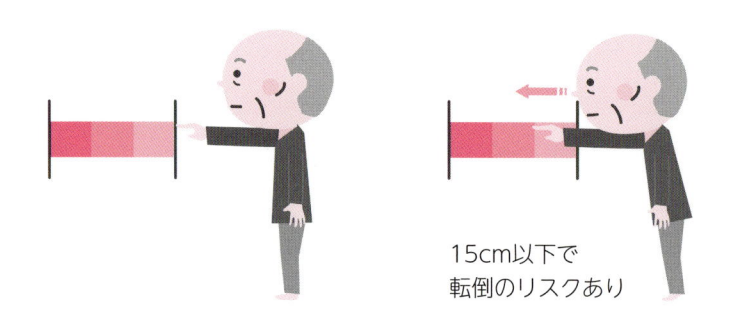

15cm以下で
転倒のリスクあり

図2 Functional Reach テスト

表2 Morse Fall Scale（文献3より改変）

		点　数
転倒経験	なし あり	0 25
合併症	なし あり	0 15
補助具の使用	なし/安静/ナース介助 松葉杖/杖/歩行器 家具などの伝い歩き	0 15 30
静脈内注入療法/ ヘパリンロック	なし あり	0 20
歩行レベル	正常/ベッド上安静/車いす 不安定 歩行障害	0 10 20
精神状態	自分の能力を判断できる 過剰評価/限界を忘れる	0 15
		合計（　　　）点

45点以上が転倒リスクあり

≫転倒リスクアセスメントツール

　アセスメントツールの多くが欧米の研究によるもので、日本におけるエビデンスに基づくリスクアセスメントツールの開発が求められています。現在ではさまざまな病院や施設で独自の転倒リスクアセスメントツールを作成し、活用しているのが現状です。

　転倒アセスメントツールはたくさんありますが、一部を紹介します（**表2**[3]、**表3**[4]）。

　さまざまなアセスメントツールが開発されていますが、多くの研究で**転倒経験**があげられており、転倒経験は最も転倒の可能性の高いリスクファクターであるといえます。また、看護師や介護職の（直感的な）臨床判断も、アセスメントツールと同様の予測妥当性があると考えられています。いくつかのアセスメントシートを参照して、各病院で

表3 泉らの改訂版アセスメントツール（文献4より転載）

1．この患者さんはここ1〜2年くらいの間に転倒したことがありましたか？ 　　0点：いいえ　　4点：はい（いつごろですか　　　　　　　）
2．この患者さんの知的活動は以下のどれですか？ 　　0点：とくに問題ない 　　1点：問題あり（a. 混乱している　b. 部分的に忘れる　c. 過大評価する　d. その他）
3．この患者さんは日常生活に影響を及ぼすような視力障害があると思いますか？ 　　0点：いいえ　0.5点：はい（判断の手がかりは　　　　　　）
4．排泄の介助が必要ですか？ 　　0点：いいえ　　1点：はい（どんな介助ですか　　　　　　）
5．この患者さんの移動レベルは以下のどれですか？ 　　0点：自立またはベッド上安静　0.5点：歩行器や杖などの補助具を使用　1点：車いす
6．最近3〜4日くらい前から患者さんに次のような変化がありましたか？ 　　（薬が変わる、発熱、部屋替えなど環境が変わる、家族に変化があった、施設での行事、他） 　　＊入院・転病棟・転室時は「はい」になります 　　0点：いいえ　　1点：はい（それはどんなことですか　　　　　）
7．あなたは（直感的に）この患者さんが転倒の危険があると思いますか？ 　　0点：いいえ　　1点：はい（とくに判断した手がかりは　　　　　）
総得点（　　　　　　）点

このアセスメントツールでは、転倒リスクの評価が施設ごとに異なるとされている。一般病院では4点、老人保健施設では5点、療養型病床群では6点以上を転倒リスクありと判断する。

オリジナルのアセスメントシートを作成し、活用していることが多いですが、標準化には至っていないのが現状です。

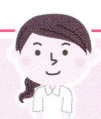
日常のケア

　転倒・転落には多くの場合、複数の要因が関与しており、転倒・転落予防のためには、いかにしてリスクファクターを少なくすることができるかが重要です。転倒・転落ハイリスク患者の危険要因を予測し、個々の状況に合わせて、運動機能状態、環境整備、性格や行動パターンなどを含めて複合的にアプローチを行うことが必要です。

≫下肢筋力を維持する

　とくに特殊な器具を使用しなくても、**図3**のような**筋力トレーニング**ができます。高齢者の場合は、筋力やバランス機能が低下しているので、いすなどにつかまって行うようにします。

　このような筋力トレーニングができない高齢者には、**できるだけ臥床時間を短くする**ようにします。例えば、日中はできるだけいすやソファに腰掛けておく、気軽に尿器やポータブルトイレを使用せず、できるだけトイレに行く、車いすでトイレへ行くよう介

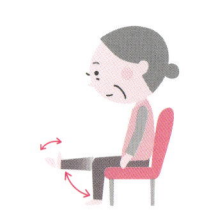
①膝伸展運動（大腿四頭筋）
足首を起こしながら、膝を伸ばす

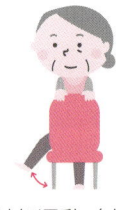
②股外転運動（中殿筋）
膝を伸ばしたまま足を横に開き、身体は傾けないようにする

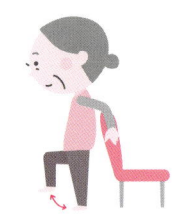
③股屈曲運動（大殿筋）
膝を高く持ち上げる

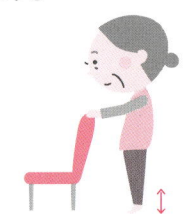
④足底屈運動（下腿三頭筋）
つま先立ちをする。余裕があれば片足でする

図3 下肢筋力トレーニング例

助するなど、できるだけ離床を進めます。また、ベッドに臥床している際でも、**できるだけベッドをギャッチアップ**しておきましょう。

≫ 感覚機能障害に対するケアを行う

　転倒・転落のリスクとして、視覚・聴覚障害があげられます。ふだん眼鏡や補聴器を使用しているにもかかわらず、入院中はセルフケア不足に陥りやすく、自ら使用しなくなる高齢者もいます。高齢者の状況に合わせて、眼鏡や補聴器を使用するようにしましょう。

≫ ベッド周囲の環境を整える

　高齢者が生活するベッド周囲や廊下、トイレなどの環境に危険がないかをチェックします。ベッド周囲では、電気器具類のコードやオーバーテーブルの脚、いす、カーペットのほころびなど、高齢者がつまずきやすそうな物はないかを確認し、あればつまずかないように整理しましょう。また、点滴や心電図モニター、ドレーン類もひっぱってバランスを崩しやすくなります。これらのチューブ類も高齢者が動きやすいように整理しましょう。

　ベッドの高さも高すぎたり低すぎたりすると起立する際にバランスを崩してしまうので、高齢者が起立しやすい高さに調節します。

　入院時にスリッパを持参する高齢者も多いですが、転倒リスクの高い高齢者には、介護用シューズのようなものが望ましいかもしれません。高齢者がつまずかないような履物を選択しましょう。

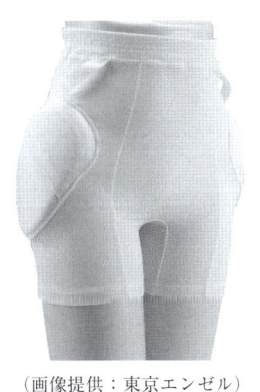

図4 ヒッププロテクター

　転倒時の大転子部へ加わる衝撃を和らげるための下着として「ヒッププロテクター」という製品があります（**図4**）。ヒッププロテクターは転倒時の骨折を予防する効果が期待されています。転倒リスクの高い高齢者にはヒッププロテクターの使用について説明してみるのもよいでしょう。

≫ 不必要な身体拘束を見直す

　ベッド柵の設置や身体拘束をしているにもかかわらず、転倒・転落事故が起きていることが多くの研究で示されており、**身体拘束が転倒・転落予防の手段にはならない**ことが証明されています。転倒・転落を恐れるあまり、過剰なベッド柵や抑制帯などで高齢者の生活をむやみに抑制することは、かえって廃用性機能低下につながり、さらに転倒・転落リスクを高めることにもなりかねません。高齢者の転倒予防ケアは、個人の生活の質を低下させたり、高齢者の尊厳を侵害するものであってはなりません。身体拘束に頼らず、その他のケアを見直してみましょう。

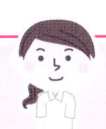 ## 症状別のケア

≫ 起立性低血圧・食後低血圧に対するケア

　高齢者は血圧調整機能が低下しているので、**起立性低血圧**が起こりやすくなっています。起立時に転倒しやすい危険性があるので、臥位から立位になる際には、まず坐位になってから2〜3分ほど待ち、それからゆっくり手すりなどを持って起立するように説明します。自分で工夫して転倒予防ができるように支援しましょう。

　降圧薬などの薬物療法が開始された後は、急に血圧が下降していないかに注意します。臥位から立位になる際のふらつきがある場合は、血圧が下がりすぎている可能性があります。必ず血圧を測定して、低くなりすぎる場合は医師に相談しましょう。

また、食後は消化機能が活発となり、副交感神経が優位となります。そのため、とくに高齢者は食後に血圧が低下し**（食後低血圧）**、食後に歩行したときにふらついて転倒することもあります。食後は30〜60分間程度は安静にするよう説明しましょう。

≫薬物の影響に対するケア

　新たに転倒リスクの高い薬物が開始・増量された際には、循環動態の変化や筋弛緩作用に注意しましょう。その**最高血中濃度の到達がいつごろなのかを把握**し、その時間帯はとくに注意して観察します。夜間睡眠薬や精神安定剤を内服した場合、内服してうとうとしているころにトイレ歩行をしようとして転倒することが多くみられます。必ず内服前に排泄をすませておきましょう。

≫せん妄に対するケア

　せん妄を発症させる要因（準備因子、直接因子、誘発因子）をアセスメントし、疼痛、瘙痒感、発熱などの身体的苦痛を積極的に軽減させるようにします（**参照**〈第2章8 生活リズムの乱れ（睡眠障害・せん妄）〉p.128）。また、時計やカレンダーを設置したり、季節や日時を会話のなかに盛り込み、現実認識を補強します。日中の活動と休息のバランスを整え、夜間睡眠できるように支援しましょう。

≫認知症に対するケア

　不安や恐怖を与えないコミュニケーションにより、患者さんが落ち着いて生活できるようにかかわりましょう。また、認知症の中核症状のアセスメントを行い、適切なケアを提供することが重要です。中核症状によって障害されている部分を補い、患者さんが自分のもっている力を十分に発揮できるようにケアを行います。認知症が軽度から中等度であれば、見当識を補うためのリアリティ・オリエンテーションを繰り返し行うことで、ナースコールを押せるようになったり、トイレの場所を覚えたりすることができるようになる場合もあります。

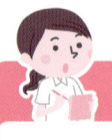

急性期病棟におけるケア・対応

コラム

　急性期病院では、治療のために必要な体内挿入物や医療機器を使用する状況においては、転倒・転落を予防することが難しい場合があります。そのようなときこそ、医師、理学療法士、薬剤師などの多職種チームで予防対策を検討することが重要です。多職種がそれぞれの専門性を発揮して検討することで、身体拘束を回避しつつ、転倒・転落予防対策が可能になることも少なくありません。

　高齢者は、他人に対する気遣いや遠慮から1人で動いて転倒してしまうことがあります。看護師はどうしても「1人で動かないでください」など「○○しないでください」といった説明をすることが多いのではないでしょうか。このような否定形で説明することは、高齢者の自尊心を傷つける結果になりかねません。高齢者に協力してほしいときには「○○していただけますか？」「○○をお願いできませんか？」のように依頼形で話しましょう。高齢者は1人では何もできないと決めつけるのではなく、どのようにすれば高齢者が自分でできるかを一緒に考える姿勢が重要です。

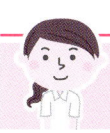

セルフケアはどうする？

　転倒・転落予防のためには、高齢者本人や家族の協力が必要です。高齢者本人が転倒しないように自分で注意したりセルフケアできるように支援したりすることが重要です。入院中は、病状や体内への挿入物についてわかりやすく説明します。また、検査や治療での安静、薬物療法、環境の変化などにより、転倒しやすくなることを高齢者や家族に説明しましょう。そして、ふだん使用している眼鏡や補聴器などがあれば持参してもらいます。移動補助具として、ふだんからシルバーカーを使用している高齢者もいます。ふだん使い慣れているものがあれば持ってきてもらい、入院中も使用できるようにします。ベッド周囲の環境も、どのようにすれば安全に生活できるかを高齢者本人や家族と一緒に検討しましょう。

　また、できるだけ筋力を低下させないように、ベッドに臥床している時間を少なくし、日中はいすやソファに腰掛けるようにうながしましょう。どのようなときに転倒・転落をしやすくなるかを説明し、高齢者が自分でも注意してゆっくり体動したり、何かにつかまって移動できるように支援します。睡眠薬や精神安定剤などを内服する場合は、内服前に必ず排尿をすませるようにうながしましょう。

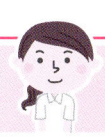

基礎疾患との関連

　高血圧や心不全、不整脈など、循環動態が変化しやすい疾患をもっている場合は血圧が変動しやすく、転倒しやすくなります。また、脳梗塞や一過性脳虚血発作など脳循環障害がある場合も、起立時に急に脳血流が低下し、失神発作などを起こして転倒しやすくなります。

≫ 神経系疾患

パーキンソン病や小脳障害、水頭症、認知症（とくにレビー小体型認知症）などをもっている場合は、**前傾姿勢**や**小刻み歩行**になったり、バランス機能の障害によって、転倒しやすくなります。

≫ 筋骨格系疾患

骨関節炎や関節リウマチなどの筋骨格系疾患をもっている場合、関節の変形や痛みによって、また筋力低下やバランス機能の低下によって転倒しやすくなります。

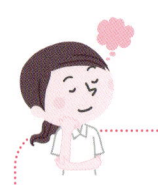

ケーススタディ わたしの経験

ケース 転倒・転落（80歳、女性）

　患者さんは夫と2人暮らしです。もともと健康で、杖なども使用せず自立して歩行できていましたが、胃がんがみつかり、手術のために入院しました。術後2日目に38℃台の発熱がみられ、患者さんは夜間不穏状態となり、点滴を自己抜去してしまいました。そして、トイレに行く際にはナースコールを押すよう説明していたにもかかわらず、1人でトイレに行こうとしてふらふらしながら廊下を歩いているところを看護師が発見し、車いすでトイレに行くよう介助しました。看護師は患者さんの転倒・転落予防のために、ベッド柵を4点使用し、離床センサーも設置しました。そして、再三「1人で動かないでくださいね。トイレに行くときは必ずナースコールを押してください」と説明しました。しかし、患者さんは「こんなところに閉じ込めて。トイレくらい1人で行けるのに」と言っていました。深夜、離床センサーのアラームが鳴って患者さんの病室を訪れると、患者さんはベッド柵を乗り越えて、転倒していました。幸い骨折はしていませんでした。

◉ アセスメント

　患者さんは、術後の発熱のためにせん妄を発症していると考えられます。また、もともと健康だった患者さんは、術後筋力が低下しているにもかかわらず、1人でトイレに行けると考え、自分の歩行能力を過大評価しています。看護師が転倒・転落予防のためにベッド柵や離床センサーを使用したことが、かえって患者さんの拘束感を強める結果となっていると考えられます。

◉ ケア

　せん妄へのケアとして、解熱鎮痛薬などを早いタイミングで使用し、発熱や術後疼痛などの身体的苦痛をできるだけ軽減しました。また、カレンダーや時計をベッド周囲に設置し、いつ手術をしたのか、今日は術後何日目になるのかなど、現実認識を強化しました。日中は離床をうながし、看護師と一緒に歩行訓練をしたり、夫にも協力してもらって日中は庭園を散歩し、覚醒リズムを整えるようなケアも行いました。ベッド周囲の環境も整え、ベッド柵は足元を外し、患者さんが拘束感を抱かないように配慮しました。排泄についてはベッドサイドにポータブルトイレを設置することを提案しましたが、患者さんは「ポータブル

トイレは嫌。トイレに行きたい」と希望しました。そこで「〇〇しないでください」といういい方ではなく、「もう数日すれば1人で歩行できるようになりますよ。それまでは、トイレの際にはナースコールを押していただけますか？ 転倒や骨折を予防するために協力をお願いできませんか？」と患者さんに先の見通しを伝えて協力をお願いするような言い方で協力依頼をしました。すると、患者さんは「わかった。これを押したらいいんやね」と納得しました。夜間眠前には声をかけて排尿をすませ、夜間の睡眠も得られるようになりました。

　患者さんは徐々に回復し、以後は転倒・転落することなく、1人で安全に歩行できるようになりました。

引用・参考文献

1) 鈴木隆雄. 転倒の疫学. 日本老年医学会雑誌. 40 (2), 2003, 85-94.
2) 日本老年医学会編. "転倒・骨折". 老年医学テキスト改訂第3版. 東京, メジカルビュー社, 2008, 104-6.
3) Morse, JM. et al. Development of scale to identify the fall-prone patient. Can J Aging. 8 (4) , 1989, 366-77.
4) 泉キヨ子ほか. 入院高齢者の転倒予測に関する改訂版アセスメントツールの評価. 金沢大学つるま保健学会誌. 27 (1). 2003. 95-103.
5) 渕田英津子. "老年期に特有な健康障害と看護：転倒". 最新 老年看護学 2024年版. 第4版. 水谷信子ほか監修. 東京, 日本看護協会出版会, 2024, 220-4.
6) 杉山良子編. "転倒・転落：発生構造と要因". 転倒・転落防止パーフェクトガイド. 東京, Gakken, 2023, 19-23.
7) 鈴木みずえ編. "認知症高齢者の生活障害・生活支障と転倒予防". 認知症plus転倒予防：せん妄・排泄障害を含めた包括的ケア. 東京, 日本看護協会出版会, 2019, 1-34.

8 生活リズムの乱れ（睡眠障害・せん妄）

高梨早苗 たかなし・さなえ　神戸女子大学大学院 看護学研究科博士後期課程／老人看護専門看護師

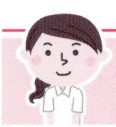

生活リズムの乱れはなぜ起こる？

生活リズムとは、**生体リズム**に基づき、環境の影響を受けて、睡眠・覚醒、活動・休息、食事・排泄など、生活の各要素が影響し合い、その場や状況に合わせて、一定の周期で短期的・長期的に繰り返している状態[1] を指します。

高齢者は、加齢による生体時計の変化や身体機能の低下、社会的役割の変化による生活時間の変化、生活リズムに影響する薬剤の使用などにより、生体リズムが乱れやすくなります。**この生体リズムの乱れや活動量の低下、うつ、不安、睡眠障害、せん妄、認知症の行動・心理症状（behavioral and psychological signs and symptoms of dementia；BPSD）**などが、生活リズムに影響を及ぼします。さらに、居住環境、ストレス、かゆみや痛み、便秘などの不快な身体症状も生活リズムに影響します。

生活リズムの乱れは、健康状態に影響を及ぼしたり、社会参加を制限したりすることからフレイルに陥るリスクが高まります。逆に、健康状態の悪化や社会参加の制限が、生活リズムを乱すこともあります。

ここでは、睡眠障害とせん妄について見ていきます。

≫睡眠障害

高齢者では、加齢により生体リズムと睡眠の機能低下が起こり、それらに身体的要因や心理的要因、社会的要因、睡眠環境要因、生理的要因が関係し、睡眠障害が起こるといわれています（**図1**）[2]。身体的要因には、痛みやかゆみ、頻尿、咳、呼吸困難といった身体疾患による症状や、認知症やうつ病など不眠の原因となる疾患があります。心理社会的要因としては、退職による生活スタイルの変化や配偶者・友人との死別、子どもの親離れによる孤独感、経済的問題や生活場所の確保など将来に対する不安、病気や健康上の心配などがあげられます。

高齢者は、就床から入眠までの時間が延長し、深い眠りが減少することで、睡眠が浅く中途覚醒しやすくなり、中途覚醒後には再入眠できず早朝覚醒となります。認知症のある高齢者の場合、高齢者の睡眠障害の特徴が強まった状態であるといわれています[3]。夜間の不眠とともに昼寝が増え、昼夜逆転に陥りやすく、また、覚醒しきれないことでせん妄状態にもなりやすいです。さらに、**夕方から就床の時間帯に落ち着かなくなる「夕暮れ症候群」**も、睡眠・覚醒リズムが関係しています。

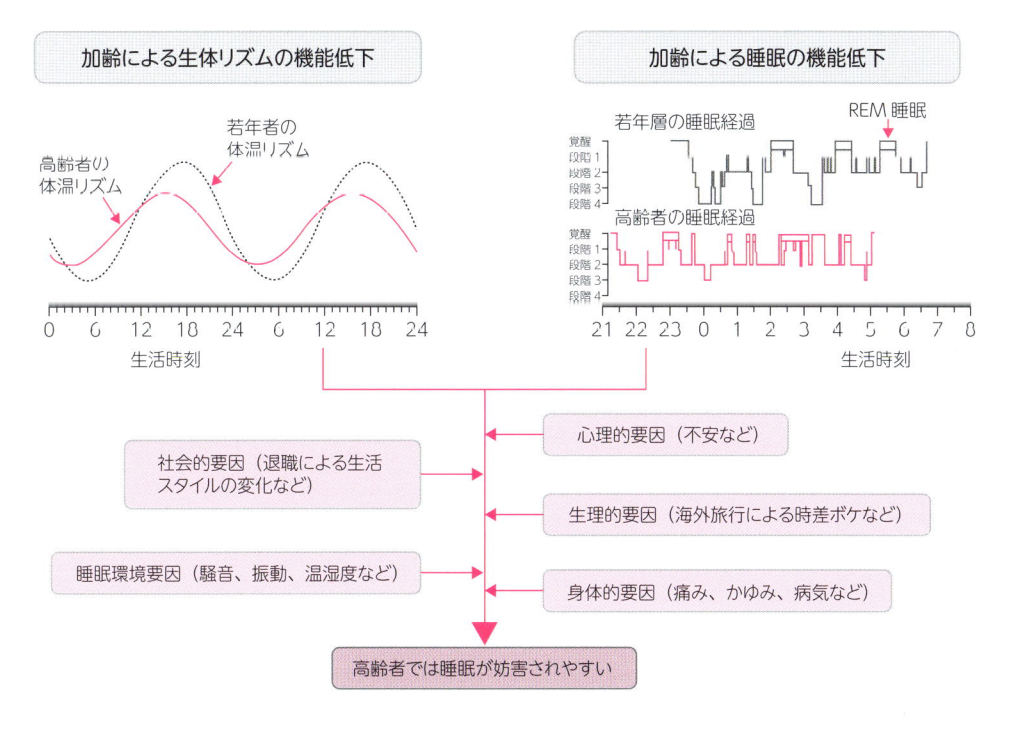

図1 高齢者における睡眠妨害の生理的背景と睡眠衛生に関連した妨害因子（文献2より転載）

≫せん妄

　せん妄とは「脳の一時的な機能失調によって起こる、注意の障害を伴った、軽い意識のくもり（意識混濁）を基盤とする症候群」[4] といわれています。一般的に、せん妄は3つのタイプに分けられます。1つ目は無関心、傾眠傾向、混乱などを示す低活動型、2つ目はライン類を抜去しようとしたり、落ち着きなく動き回ったりするなどの過活動型、3つ目は両方が混合する混合型です。

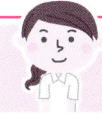

アセスメント

≫睡眠障害

◉問診

　睡眠時間や睡眠パターンなどの睡眠状態、1日の過ごし方などを確認します。さらに、高齢者が「不眠」についてどう思っているのか、「眠れない要因」を高齢者自身が特定できているのか、何か対処方法をとっているのか、夜間の不眠によって日中の生活活動に支障があるのか、また支障がある場合はどのような支障をきたしているのかなどをみていきます。

多くの高齢者は複数の疾患を有し、そのため複数の治療薬を服用しています。その治療薬が不眠を引き起こしている場合もあります。不眠の原因になるせん妄やうつを引き起こす可能性のある薬剤は、**抗パーキンソン薬や降圧薬、抗不整脈薬、強心薬、利尿薬、鎮痛薬**などがあります。さらに**睡眠薬や抗不安薬**などもせん妄を引き起こす可能性が高いです。

また、高齢者の周囲の人々である家族や看護師、介護職員が、高齢者の睡眠状態や生活状況を客観的にどう見ているのかについても確認します。

◉生活リズム観察表を用いた記録（**図2**）

生活リズム観察表は、高齢者が不眠を訴えたり、夜間不眠状態にある場合に使用します。1週間ほどは記録し、生活リズムを観察します。睡眠と覚醒の時間帯、薬剤の使用時間、食事、排泄、活動などを記録します。

◉入院している不眠の高齢者に対するアセスメントのポイント

入院前の生活パターン、睡眠状況を把握する

もともとの就寝時刻が22〜23時だった高齢者が、病院の消灯時刻（21時）に寝るのは容易ではありません。また、年齢を重ねるごとに実際に眠れる時間は短くなり、高齢者の多くは睡眠時間が6時間前後です。そのため、仮に消灯時刻に眠れたとしても、夜中の3時に目が覚めてしまうのは仕方がないといえます。

そこで、入院前の日中の活動状況や睡眠状況から**生活パターンや就寝前の習慣を知る**必要があります。高齢者が答えられない場合や、施設入所中、一人暮らしの場合は、家族や施設職員、介護職員などから情報を収集します。

眠れない原因を探る

眠れない原因を多角的に探っていく必要があります。痛みや苦しさなどの身体的な問

		0時			6時			12時			18時			24時
入院 〇日目	睡眠・覚醒													
	食事													
	排泄													
	活動													
〇日目	睡眠・覚醒													
	食事													
	排泄													
	活動													
〇日目	睡眠・覚醒													
	食事													
	排泄													
	活動													

- ●睡眠・覚醒欄に以下の状態を記載する。
  - □覚醒　■浅眠　□入眠　■大声・独語
- ●睡眠導入剤を使用した時間に薬剤名を記載する。
- ●食事欄には食事量を記載する（例：0割、5割など）。
- ●排泄欄にはトイレでの排尿・排便、もしくはオムツ交換などを記載する。
- ●活動欄にリハビリや保清ケア、車いす乗車などを記載する。

図2 生活リズム観察表

題がないか、病気や将来への不安はないか、家族のことや経済的な問題はないか、また日中どのように過ごしているのかといった生活リズムをみていくことで、眠れない原因がみえてきます。このような観点から看護師が問いかけることで、高齢者自身も「そういえば……」と、眠れない原因に気づくことがあります。

　また、入院中の何らかの治療や使用している薬剤が睡眠に影響を及ぼすことにも留意します。例えば、24時間の持続点滴による拘束感や頻回の排尿、看護師の点滴管理行動が高齢者の睡眠にどのように影響するのか、また、ステロイド製剤や利尿薬、ベンゾジアゼピン系薬など、睡眠に影響を及ぼす薬剤を使用する際には、睡眠状況が変化するのかを確認します。

「眠れない」体験に耳を傾ける

　「患者さんは『眠れない』と言っていたが、夜間ラウンドしたときはいびきをかいて寝ていた」など、看護師の観察と高齢者の訴えが一致しないことがよくあります。その場合、まずは高齢者本人の訴えに耳を傾け、なぜ眠れないと訴えているのかを考えることが大切です。「夜間ラウンド時に寝ている＝患者さんが眠れていると実感している」というわけではないことを念頭に置き、**高齢者本人の「眠れない」という体験を丁寧に聴く**必要があります。

≫せん妄

　出現している症状からせん妄かどうかを判断するためには、**表1**にあげた診断基準やアセスメントツールを活用します。スケールの特性を理解し、用途に合わせて使い分けます。また、**改訂長谷川式簡易知能評価スケール（HDS-R）やMini-Mental State Examination（MMSE）**のように、面接や質問で認知機能を直接測定するツールもあります。しかし、これらだけではせん妄のアセスメントは十分とはいえないため、**表1**にあげたDSTやJ-NCSと併用していくことが望ましいとされています。

　次に、せん妄の原因をみていきます。これには、**図3**[5、6]に記した**Lipowskiのせん妄発症因子の分類**[7]を活用することで、原因の整理が容易になります。この分類をみると、直接因子はせん妄発症要因の必要条件であり、準備因子はせん妄が出現するための基盤となる因子、誘発因子はせん妄の発症を誘発・促進する因子です。これらの因子を多数抱えている高齢者は、せん妄発症のハイリスク状態にあるといえます。

表1 せん妄の判断の指標

診断基準	精神疾患の分類と診断の手引（DSM-5）（米国精神医学会）	
アセスメントツール	せん妄スクリーニング・ツール（DST）	せん妄を発症しているかどうかのみを判断する
	日本語版ニーチャム混乱／錯乱スケール（J-NCS）	せん妄の有無と重症度を判断する

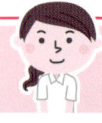

直接因子
・中枢神経系疾患
　脳血管障害、脳腫瘍、脳外傷、脳・髄膜炎 etc.
・内科的疾患
　代謝性疾患（糖尿病、腎疾患、肝疾患）
　内分泌疾患（甲状腺疾患、副腎疾患）etc.
・依存性薬物からの離脱
　アルコール、睡眠薬、抗不安薬 etc.
・中枢神経系に作用する薬物の使用
　抗コリン薬、抗不安薬、睡眠薬、H₂ブロッカー、
　抗がん薬、ステロイド etc.

準備因子
・慢性的な中枢神経の脆弱性
　高齢、脳血管障害（慢性期）、
　認知症 etc.

誘発因子
・入院などによる環境の変化
・ICU、CCUなどにおける過剰刺激
・睡眠妨害要因（騒音、不適切な照明 etc.）
・心理的ストレス（不安）
・身体的ストレス（痛み、かゆみ、頻尿 etc.）
・感覚遮断（視力・聴力の問題 etc.）
・拘禁状態

図3 Lipowskiのせん妄発症因子の分類 （文献5より改変）

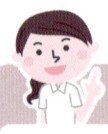

日常のケア

≫睡眠障害

◉生活リズムを整える

　睡眠障害へのケアとしては、まず**生活リズムを整えます**。例えば、午前中に日光を浴びる、就床・覚醒時刻や食事時刻を定時にする、決まった時刻に運動をする（ただし、就床前の4時間は避ける）などがあげられます。高齢者が自ら運動しようと思えるようにするためには、どのような日課（例えばラジオ体操や散歩など）があったのか、どの

後期高齢者に対するケア　コラム

　さまざまな機能が低下する後期高齢者は、運動や外出の機会が減ることが多くなります。運動や外出の機会が減ることで、消費エネルギーが低下し空腹を感じにくくなり、食事回数が減ることも多くなります。また、外出の機会が低下すると昼夜を区別する時間的な手がかりが減弱したり、刺激も少なくなったりします。生体リズムが障害されることで生活リズムが乱れやすくなるため、運動や外出の機会を確保することで生活リズムを整えることができます。

表2 環境調整

- 朝、カーテンを開け、部屋を明るくする
- 必要時、昼寝をとる（15時までに、1回30分以内にとどめる）
- 就寝環境を整える
  - 夕刻以降は水分を過剰摂取しないようにする
  - 本人にとって最適な空温、照度、音、寝具を整える
  - アルコール、カフェイン、ニコチンの摂取を避ける
  - 就寝間近に熱いお風呂に入ることは避ける
  - 就寝後に痛みやかゆみが出現する可能性がある場合、内服薬や外用薬の使用時間を調整する
  - 認知症治療薬（コリンエステラーゼ阻害薬）の午後以降の服薬を避ける
  - 入院中であれば、看護師のラウンドや医療処置により覚醒しないよう注意する

表3 高齢者で使用される主な睡眠薬

分類	一般名	商品名
ベンゾジアゼピン系抗不安薬（中間型）	ロラゼパム	ワイパックス®
セロトニン1A部分作動薬	タンドスピロン	セディール®
ベンゾジアゼピン系睡眠薬（短時間型）	ロルメタゼパム	エバミール®
非ベンゾジアゼピン系睡眠薬（超短時間型）	ゾルピデム	マイスリー®
メラトニン受容体作動薬	ラメルテオン	ロゼレム®
オレキシン受容体拮抗薬	スボレキサント	ベルソムラ®
	レンボレキサント	デエビゴ®

ようなテレビを見ていたのか、お風呂はどのように入っていたのかなど、普段の生活でどのように活動していたのかを把握することも大切です。

◉ **環境調整**

睡眠障害のケアとしては、**環境調整**も重要です（**表2**）。

◉ **薬物療法とモニタリング**

生活リズムを整え、環境調整を行っても睡眠障害が改善されない場合は、まず**非薬物療法的アプローチ**を行います。そして、それらに効果がなく、日中の生活に支障をきたす場合には、本人と医師、薬剤師と睡眠薬の使用について話し合います。高齢者に使用されている睡眠薬を**表3**に示します。

高齢者が睡眠薬を使用する際に注意する点は、加齢によって肝機能が低下しているため、薬物代謝に時間がかかり、**副作用が強く出現する**ことがあります。さらに、**持ち越し効果**による昼夜逆転も起こりやすくなります。また、ベンゾジアゼピン系薬は、高齢者では感受性が亢進し、過鎮静、ふらつき、転倒、一過性健忘、認知障害、呼吸抑制、せん妄、常用量依存などのリスクがあり、使用には慎重さが求められます[7]。睡眠薬は少量から始め、すぐに効果が現れなくても3〜4日様子を見ながら量を調節していくことが望ましいです。

看護師は、以上の内容を踏まえ、睡眠薬使用時にはモニタリングを行い、医師や薬剤師と連携を図ります。

せん妄の発症は、現疾患の治療や回復の遅れ、転倒やルート類の自己抜去といった二次的な合併症の併発、入院期間の長期化、本人と家族の不安増強、医療職の疲弊など、誰も望んでいない影響をもたらすため、**予防ケア**が重要です。結果的に予防しきれないときもありますが、予防ケアを徹底することが必要不可欠です。

また、過活動型せん妄は、症状が目立ちやすいため早期に発見、介入されますが、低活動型せん妄は見過ごされることも多く、それゆえに重症化しやすいです。そのため、入院中の低活動型せん妄の患者さんは過活動型せん妄の患者さんに比べて、死亡率が高いという報告[8]があります。看護師は、**低活動型せん妄を見過ごさない**ようアンテナを張り巡らせておかなくてはなりません。

以下、具体的なケアを示します。

◉ 予防ケア

せん妄を予防するためには、直接因子となりうる身体要因を取り除き、全身状態を整えることが必要です。そのためには、脱水を予防し、水分・電解質のバランス、適切な酸素化と循環動態を保持し、普段の排泄パターンを維持することが重要です（とくに便秘を予防する）。また、睡眠パターンを把握し、活動・休息のバランスを保ち、せん妄を引き起こしやすい薬剤も把握しておきます。

せん妄の誘発因子を取り除き、高齢者にとって心地よい生活環境を維持するための要素について、**表4**[9]に示します。

◉ 発症時のケア

せん妄が発症したときは、転倒・転落の予防といった「安全の確保」、混乱や見当識

表4 予防ケア（文献9より作成）

環境調整	• 病院環境を家庭的なものに近づけ、家族や友人の面会時間を増やす • 見当識を高める • 照明や音（騒音や機械音など）の工夫 • 環境に対する高齢者の受け止め方を知る　など
コミュニケーション	• 明確で簡潔なコミュニケーション • 繰り返し質問したり、「覚えているか」などの問いかけは避ける • 患者の名前をきちんと呼び、自分が誰であるのかを名乗る • 現状について説明する • 患者の言動を否定しない　など
視聴覚の問題、 感覚遮断の最小限化	• 眼鏡や補聴器、義歯などははずしている時間を最小限にする　など
活動と休息のバランス	• 夜間不眠の場合は午前中休息をとるといった工夫が必要 • 午睡は15時までに終了し、1回30〜40分がいいといわれている　など
拘束の最小限化	• ライン類を早期に抜去する • 早期離床を図る • 同じ状態を長時間続けない　など

表5 発症時のケア（文献9より作成）

環境の変化	できるだけ同じ看護師が担当する （※その他、予防ケア「環境調整」〔**表4**〕を参照）
心理面	• 受容的な態度で接し、心理状態を知る • 本人にとって親しみを感じられる人とのかかわりを促す • 不安や心配を聞き、解決の手助けをする
手術・処置	• 全身状態の観察 • 高齢者の目を見て、ゆっくり、はっきり話す • 繰り返し情報を提供する • 眼鏡や補聴器をできるだけ使用する • せん妄の誘因となる薬剤使用を確認し担当医師に相談する • 早期離床を促し、治療上不要となったライン類は早期に抜去する （「環境の変化」「疼痛」にも着目する）
疼痛	• 疼痛の原因が明らかであれば、除去する • 薬剤以外の方法も考慮に入れ、24時間を通して鎮痛を図る • 疼痛コントロールについて専門家と相談する
睡眠のトラブル	• 日中の覚醒を維持し、夜間睡眠をとれるように1日のスケジュールを立て、睡眠・活動・休息のバランスを整える • 原因への対策を行う • 休息や睡眠を促すケアを行う • 休息や睡眠の中断を最小限にする • 覚醒時には、適度な外的刺激を与える （※「環境の変化」「不安」「疼痛」「排泄（便秘）」にも注目する）
薬剤	せん妄を引き起こしやすい薬剤を使用している場合、医師と相談し継続するかどうかを検討する
感染	• 感染源と感染部位を明らかにする • 感染徴候以外の状態にも注目する • 症状緩和ケア • 水分出納のバランスを維持する
排泄のトラブル	• 排尿障害の原因、程度を明らかにする • 水分出納バランスを確認する • 排尿ケアを行う • 便秘の原因を明らかにする • 食事や水分のバランスを確認する • 排便ケアを行う
代謝異常	原因を明らかにして除去する
慢性疾患の増悪	専門家へのコンサルトを行う

障害といった「その時点で生じている症状への対応」、および「せん妄の原因についての判断」を行い、介入することが求められます。せん妄の原因へのアプローチについては、**表5**[9] に示します。

◉ 家族へのケア

　高齢者がせん妄を起こすと家族は「認知症になったのかも」「これまでのお父さんではない」など不安を抱き、治療している医療従事者に申し訳ないといった感情をもつことが多くあります。そのような家族の心理状態に寄り添いながら、症状がせん妄であると考えられることを知らせ、せん妄の特徴や対応について具体的に伝えます。

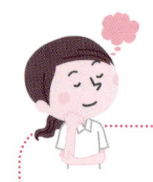

ケース 認知症高齢者の生活リズムの乱れ（80歳代、男性）

慢性閉塞性肺疾患（chronic obstructive pulmonary disease；COPD）と血管性認知症のため自宅で介護を受け、過ごしていた患者さんが呼吸状態の悪化により入院しました。患者さんは入院前より昼夜逆転傾向にあり、入院初日の夜間、落ち着きがなく、大声を出すなど、易怒性が高いことがわかりました。看護師は患者さんの疾患や身体状態、入院後の様子、睡眠リズムから、せん妄を発症している可能性が高い、もしくはせん妄発症のハイリスク状態だと考えました。この状態が持続すると、食事やリハビリテーションを十分行えず、COPDの治療にも影響を及ぼすと判断し、**生活リズムを整える介入**を始めました（**表5**）[9]。

◉ 光環境の調整

起床時には病室のカーテンを開けて光をとり入れるなど、午前中に光療法を行い、夜間には高照度の光を浴びないように工夫しました（夜間の体位変換や排泄介助時の点灯にも気をつけました）。

◉ 1日の過ごし方に注意する

検温や清潔ケア、リハビリテーションなどの日課を一定にし、生活リズムを整えやすいようにしました。とくに**サーカディアンリズムの同調因子である食事**を規則的に行えるように、整えました。また、1回の昼寝を30分とし、15時以降には入眠しないようにしました。

◉ 昼間の活動度を高める

呼吸状態が安定し始めたころから、医師や理学療法士と相談しながら昼間の活動度を高めるため、**ギャッチアップ座位**の時間を増やし、**車いすに乗車**するようにしました。

＊　　＊　　＊

以上のような介入を継続した結果、入院時に昼夜逆転傾向があり、大声や易怒性といった精神症状が出ていた患者さんは、週単位で夜間の睡眠時間が増加し、精神症状も改善しました。

引用・参考文献

1) 茂野香おるほか. 介護老人保健施設入居者の生活リズム調整に関する看護師のアセスメント視点. 千葉県立衛生短期大学紀要. 25 (2), 2007, 61-8.

2) 白川修一郎ほか. 高齢者の睡眠障害と心の健康. 精神保健研究. 12 (45), 1999, 15-23.

3) 中村祐. 認知症高齢者の睡眠障害. 日本認知症ケア学会誌. 6 (1), 2007, 84-9.

4) 一瀬邦弘. "せん妄と痴呆はどう違う". せん妄：すぐに見つけて！ すぐに対応！ 一瀬邦弘ほか監修. 東京, 照林社, 2002, 8-12, (ナーシング・フォーカス・シリーズ).

5) Lipowski ZJ, et al. Delirium (acute confusional states). JAMA. 258(13), 1987, 1789-92.

6) 中村純. 看護師のための：せん妄のアセスメント・予防・治療. 看護学雑誌. 68 (6), 2004, 556-61.

7) 日本老年医学会 日本医療研究開発機構研究費・高齢者の薬物治療の安全性に関する研究研究班編. "精神疾患（BPSD, 不眠症, うつ病）". 高齢者の安全な薬物療法ガイドライン2015. 東京, メジカルビュー社, 2015, 40-51.

8) van Velthuijsen EL, et al. Detection and management of hyperactive and hypoactive delirium in older patients during hospitalization: a retrospective cohort study evaluating daily practice. Int J Geriatr Psychiatry. 33(11), 2018, 1521-9.

9) 太田喜久子ほか. せん妄様状態にある高齢者への看護ケアモデル：一般病院における高齢者ケアの探求. 看護技術. 44 (11), 1998, 1217-26.

慢性疾患を
かかえる
高齢者のケア

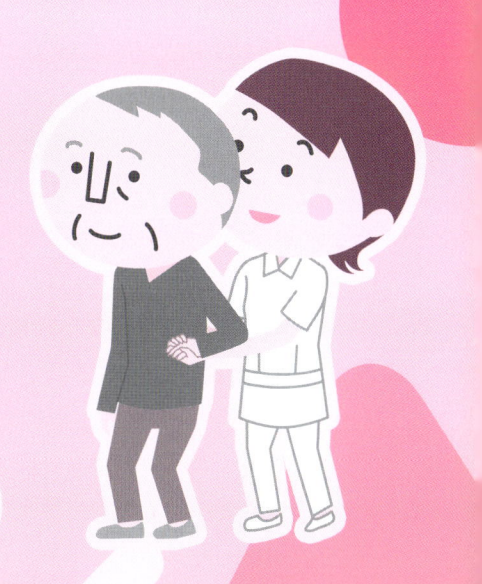

1 高血圧

池畠真由美 いけばたけ・まゆみ　社会医療法人近森会近森病院 急性・重症患者看護専門看護師

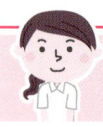 ## どんな疾患？

≫高血圧とは

　血圧とは、心臓から送り出される血液が動脈を押し拡げようとする圧力のことです。心臓が収縮するときに最も高くなり、これを収縮期血圧といいます。逆に心臓が拡張するときに最も低くなり、これを拡張期血圧といいます。そして、収縮期血圧と拡張期血圧の差を脈圧といいます。血圧は、心臓が送り出す血液の量（心拍出量）と血管内の血液の流れやすさ（末梢血管抵抗）で決まります。

　高血圧とは、血管に強い圧力がかかり過ぎている状態であり、日本高血圧学会の「高血圧治療ガイドライン」[1] では、**収縮期血圧140mmHg以上または拡張期血圧90mmHg以上**を高血圧と定義しています。また自宅で測る家庭血圧の場合は、診察室よりも低い基準が用いられます。これらの基準は、病気につながるリスクを考えて数年ごとに見直されています。

≫高血圧のタイプと特徴

　高血圧は、本態性高血圧と二次性高血圧とに分けられます（**図1**）[2]。日本人の高血圧の90％は、本態性高血圧であるといわれています[3]。また、高血圧は喫煙と並んで、日本人にとって最大の生活習慣病リスク要因とされています。

◉本態性高血圧

　原因ははっきりしておらず、自覚症状がほとんどないものをいいます。そのため、健康診断などで初めて指摘される場合が多くあります。特徴として、塩分の過剰摂取、肥満、飲酒、運動不足、ストレス、遺伝的体質などが組み合わさって起こると考えられています。なかでも、日本人にとって重要なのは、塩分の過剰摂取[4] です（**図2**）。

◉二次性高血圧

　甲状腺や副腎などの病気があり、それが原因で高血圧を起こすものをいいます。また、睡眠時無呼吸症候群でも二次的な高血圧を起こす場合があります。そのため、本態性高血圧との区別が大切になります。

```
                    ┌─────────────┐
                    │   高血圧    │
                    └──────┬──────┘
              ┌────────────┴────────────┐
```

原因が明らかでない 本態性高血圧	原因が明らかな 二次性高血圧
過度な飲酒、運動不足、ストレス、肥満、塩分の過剰摂取、喫煙、遺伝的体質など	腎臓の病気（腎血管性高血圧、腎機能障害、高度な蛋白尿）、副腎腫瘍（原発性アルドステロン症、クッシング症候群）によるホルモン異常、薬物の副作用など

図1 高血圧の分類（文献2より作成）

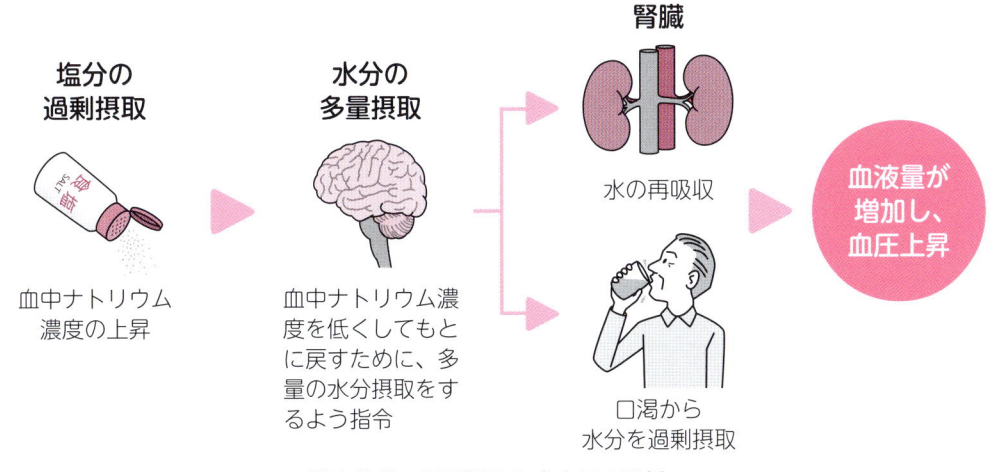

塩分の過剰摂取　→　血中ナトリウム濃度の上昇

水分の多量摂取　→　血中ナトリウム濃度を低くしてもとに戻すために、多量の水分摂取をするよう指令

腎臓　水の再吸収

口渇から水分を過剰摂取

血液量が増加し、血圧上昇

図2 塩分の過剰摂取と高血圧の関係

≫ 高血圧は何がいけないのか

　高血圧が進んで動脈硬化になると、心臓では狭心症や心筋梗塞、心不全など、脳では脳梗塞、脳出血や認知症を引き起こします。その場合、つらい治療や療養生活が必要となり、最悪の場合は死に至ることもあります。

≫ 高齢者の高血圧の特徴

　高血圧は加齢とともに増加し、75歳以上の74％が高血圧を発症しているといわれています[1]。高齢者の特徴は、身体的、精神的、社会的背景が多様であり、複合的な病気をかかえて生活しているため、血圧が「変わりやすく、見つけにくい」ことです。

　以下のような加齢による特徴だけでなく、生活背景が大きく影響するため、血圧上昇と動脈硬化が悪循環の関係（**図3**）にあることも念頭に置きながら、認知症の有無や生活の自立度、病気の認識などに目を向けることが大切です。

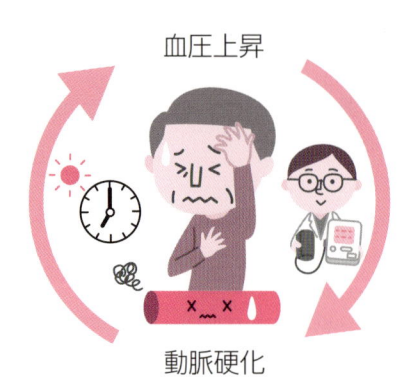

血圧上昇

動脈硬化

- 加齢によって血管の弾力性が下がる。
- 自律神経の働きが悪くなり、血管の収縮や拡張がうまくできなくなる。
- 早朝に血圧が上がりやすい。
- 医療者が測定したときに血圧が上がる（白衣高血圧）。

図3 血圧上昇と動脈硬化の悪循環

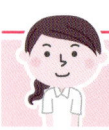

アセスメント

≫ リスク因子の情報収集

　高齢者の血圧の特徴をふまえて、血圧の数値が正確なものか、どのような状況で測定されたものか、高血圧の背景因子は何かを把握することが大切です。そのうえで、治療の必要性やその治療を続けることができるか、また必要な支援は何かなどについてアセスメントすることが必要です。

　まず、早急な治療が必要かどうかをアセスメントします。180/110mmHgといった重症高血圧でなければ、しばらく時間をおいて2回以上測定したうえで治療が必要かどうかを判断します。そして、自覚症状とともに複合的な病気がないかを確認します。医療者が測定した血圧が緊張した状態で測定されたものである可能性を考え、家庭血圧を測定していればふだんの血圧を確認しましょう。また、リスク因子である生活習慣（塩分の過剰摂取、飲酒、喫煙、肥満、ストレスなど）や生活背景（認知症、フレイル、転倒しやすさ、病気の理解や受け止めなど）について情報収集しましょう。

≫ 自己管理能力

　高血圧の予防や治療には、その必要性を理解して療養行動をとれることが大切になります。高齢者の生活習慣や生活背景の情報をもとに、安全・安心に過ごすための自己管理能力をアセスメントします。とくに薬物療法が必要な場合は、飲み忘れや内服したことを忘れて重複して服薬してしまうといった危険性もあります。家族のサポートや社会的サポートが得られるかどうかも確認しておくとよいでしょう。

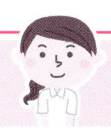

慢性期の治療とケア

≫ 高血圧症の治療

　高血圧の治療の基本は、①食事療法、②運動療法、③薬物療法です。まずは、減塩、節酒、禁煙、運動などの非薬物療法を行います。それでも高血圧が改善されない場合は、薬物療法が必要になります。高齢者の場合でも、年齢に関係なく降圧治療が推奨されています。

　薬物療法で使われる薬剤には、**表**[2] に示すような種類があり、これらは、病態や合併症、飲みやすさを考えた薬剤効果の持続時間などにより選択されます。

　降圧目標は、**74歳までは140/90mmHg未満、75歳以上の後期高齢者では150/90mmHg未満（できれば、140/90mmHg未満）**[1] とされています。しかし、高齢者では起立性低血圧や、食事や水分摂取量の減少による血圧低下が多くみられるため、慎重な降圧が重要となります。通常の内服量の半量から開始し、1～3カ月かけて緩徐に降圧することが推奨されています。また、降圧薬を開始した高齢者には、転倒・骨折リスクに注意が必要です。

≫ 高血圧症の高齢者へのケア

　高血圧は自覚症状がほとんどないために、危険な病気であるという認識が薄いことも多いです。高血圧を放っておくと、合併症を引き起こしたり、突然死に至る危険性もあるため、血圧をコントロールすることが重要であることを十分説明しましょう。

◉ 非薬物療法

　高齢者の場合も、まずは生活習慣を見直すことが推奨されており、とくに食生活の改善と適度な運動が重要になります。

　食生活の見直しに欠かせないのは**食塩摂取量の制限（1日6g未満）**[1] ですが、無理のない減塩を長く心がけることが高血圧予防につながることを説明しましょう。節酒、禁煙、肥満へのカロリー制限や運動については、ふだんの生活習慣や認識にそった情報提

表 主な降圧薬 （文献2より作成）

カルシウム（Ca）拮抗薬	血管を拡張して、血圧を下げる
アンジオテンシンⅡ受容体拮抗薬（ARB）	アンジオテンシンⅡ（血圧を上昇させる物質）の作用を抑制して、血圧を下げる
アンジオテンシン変換酵素（ACE）阻害薬	アンジオテンシンⅡの生成を阻害して、血圧を下げる
利尿薬	排尿により血管中の水分を減らし、ナトリウムを排出する
β遮断薬	心臓の働きを抑制して、血圧を下げる
α遮断薬	血管の収縮を抑制して、血圧を下げる

※ARB：アンジオテンシンⅡ受容体拮抗薬、ACE：アンジオテンシン変換酵素

供を心がけます。

しかし、極度な生活習慣の変更は、高齢者のQOLを低下させたり抑うつ傾向になったりする危険性もあります。高齢者の人生の楽しみや生きがいなどのQOLにも配慮し、無理のない程度に本人や家族と相談しながら一緒に改善点を見つけていくという姿勢が大切です。

◉薬物療法

薬物療法が行われる場合は、医師の処方どおりに内服できるかどうかがポイントになります。高齢者の場合は加齢による物忘れや認知症をもっていることも多く、内服回数や1回に飲む量を間違ってしまうことがあります。また、血圧が下がってきたからといって医師の指示なく勝手に内服を中断したり、自分の判断で飲んだり飲まなかったりする場合があります。

高齢者本人の病気の受け止め方や服薬に対する思いを聴き、正しく病気を理解できるようにわかりやすく情報提供しましょう。どのようにすれば高齢者が正しく内服できるかについて一緒に考えていく姿勢が大切です。

具体的には、生活リズムや認知度に合わせた薬の一包化や合剤の使用、服薬のタイミングなど、家族への服薬指導を行うことも必要になります。また、可能な範囲で家庭血圧を記録してもらい、診察の際に医師に見せてもらうようにすると、医師の治療計画に役立ち、安全な血圧コントロールにつながります。

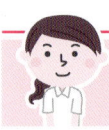
気をつけよう！ 異常サイン

高血圧の異常サインには、頭痛、めまい、ふらつき、視覚障害、心拍数の増加、顔の発赤、鼻血、疲労感、夜間の頻尿などがみられます。「いつもと違う」と感じたときは、一度、血圧を測ってみることが大切です。

長時間、高血圧の状態が続いているときは、心臓病や脳卒中を発症する恐れがあります。ただちに治療が必要な場合があるため、1人で判断せずに家族や周囲の人に相談する必要があります。また、薬物療法が開始された後は、**急に血圧が下がっていないか**という点に注意する必要があります。必ず血圧を測定して、数値が低い場合はかかりつけ医に相談することを助言しましょう。

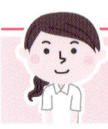
セルフケアはどうする？

高齢者本人が高血圧について正しく理解し、生活習慣の修正や内服管理などでセルフケアができるようになるよう、支援することが大切です。

しかし、高齢者は加齢や認知症、フレイルや社会性の低下などにより、セルフケアを

できるようになるまでには、家族など他者のサポートが必要になることも多いと思います。その場合、高齢者それぞれに残された能力を引き出し生活環境を整えることで、より安心・安全な血圧コントロールを目指すことが大切になります。とくに高血圧の患者さんは血管壁が弱くなっていることが多いので、急激な血圧の変動には注意が必要です。血圧手帳の管理や定期受診、緊急時の対応について説明し、家族の協力を得ることも必要です。

　高齢者は長年の知恵や習慣で生活しているため、極度の生活習慣の修正はストレスとなり逆効果になってしまうことが考えられます。支援する者の心構えとして、生活者としての高齢者の意思を尊重しながら、セルフケアへの関心や行動をねぎらい、無理なく続けられるための支援を一緒に考える姿勢が大切です。

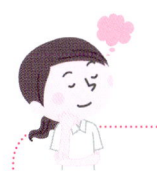

ケーススタディ わたしの経験

ケース 高血圧症（70歳代、女性）

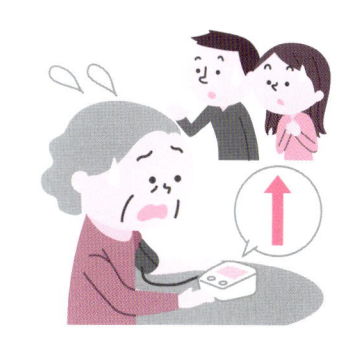

　患者さんは、一人暮らしで心配性な一面がありました。風邪で受診したところ高血圧症と診断され、2週間前から降圧薬を処方（初期投与量）されていました。当日の診察でも血圧は160/90mmHgと高く、医師より「前回の薬の量では効果が足りないので、増やしますね」と言われ、そのまま診察室を後にしました。

　次回の診察予約がなかったため声をかけると、患者さんは「この薬（降圧薬）を飲んだらフラフラしたので飲むのを止めています」と答えました。また、家庭血圧についても「測るたびに血圧が高くて不安になり、家族にも心配すると余計に血圧が上がるから測らなくてよいと言われてます」と答えていました。

◉アセスメント

　患者さんは降圧薬の開始後に起こった身体の変化に対し、自己判断で降圧薬を中断し問題解決しようとしていました。また、家族が行った患者さんへの助言から、家族も高血圧について適切に理解できていないことが考えられました。

　そこで、まず高血圧の危険性、治療・ケアについて、どのように認識しているのか、どのような知識が不足しているのかを把握し、どのような支援があればセルフケア行動がとれるのかをアセスメントしました。同時に、患者さんは一人暮らしで認知症状もなく、心配性なことから助けを求める能力もあるため、本人の強みを引き出しながら、無理のないセルフケア行動につなげる視点を意識して指導しました。

◉ケア

　まず、患者さんに薬物療法の開始後にみられた自覚症状について確認し、高血圧をどのように理解して服薬管理してきたかなどについて確認しました。すると、患者さんは、「先生には勝手に薬を止めたことを言い出せなかった」と話し、自己中断していたことへの後ろめたさを感じていたことがわかりました。しかし、それ以上にふらつきや測定するたび

に血圧が高いことへの不安があったことも話してくれました。

　患者さんの場合、降圧薬を少量から開始していましたが、慢性的な高血圧に身体が慣れていたことで、正常値への変動に「ふらつき」を自覚したことが考えられました。さまざまな要因があるなかで、患者さんは「自分には薬が強すぎると思い込んでいた」と振り返ることができ、どうすればよかったのか、今後のセルフケアに関心を向けられるようになりました。

　そこで、安心・安全に一人暮らしでの服薬を続けるために、ふらつくときの対処方法（転倒に注意する、安静にして血圧を測定してみる、不安なときや血圧の変動が激しいときなどは自己判断で休薬せずに受診するなど）について共有しました。

＊　　　＊　　　＊

　以上のケアにより、患者さんは家庭血圧の測定について「神経質になっていたかもしれない」と振り返り、「朝ごはんの前に血圧を測るようにしてみよう」と無理なく続けられる目標を自分で決めることができました。

　患者さんの心配性な一面は見方を変えれば几帳面ということでもあり、自分に合ったセルフケアを理解することができれば適切な自己管理につながることがわかりました。

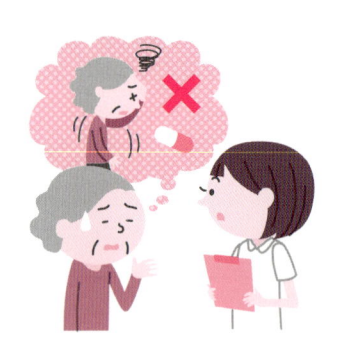

引用・参考文献

1) 日本高血圧学会高血圧治療ガイドライン作成委員会編. 高血圧治療ガイドライン 2019. 東京, ライフサイエンス出版, 2019.

2) 花房由美子. "高血圧". 高齢者看護すぐに実践トータルナビ. 大阪, メディカ出版, 2013, 152-8.

3) 窪田哲朗. 緊急度・重症度からみた症状別看護過程＋病態関連図. 第 3 版. 井上智子ほか編. 東京, 医学書院, 2019, 614.

4) 厚生労働省. "高血圧". 生活習慣病予防のための健康情報サイト. e-ヘルスネット. https://www.e-healthnet.mhlw.go.jp/information/metabolic/m-05-003.html（2024 年 10 月閲覧）

5) 日本老年医学会編. 老年医学テキスト. 改訂第 3 版. 東京, メジカルビュー社, 2008.

2 糖尿病

片岡千明 かたおか・ちあき　兵庫県立大学 看護学研究科成人看護学 准教授／慢性疾患看護専門看護師

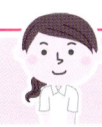 ## どんな疾患？

　糖尿病とは、血糖値を下げる唯一のホルモンである**インスリン**の作用不足により、慢性的に血糖値が上昇する疾患です。インスリンの作用不足には、**「インスリンの分泌量の低下」**といった遺伝因子に加えて、過食や運動不足、肥満といった環境因子による**「インスリン抵抗性の増大」**が影響しています。高血糖により、特徴ある症状（口渇、多尿、多飲、体重減少、易疲労感）を自覚することもありますが、一般には自覚症状に乏しい疾患です。高血糖状態が長期間続くと合併症（網膜症、腎症、神経障害）が起こり、患者さんの生活の質（QOL）を著しく低下させてしまいます。

≫ 高齢者糖尿病患者が急増

　65歳以上の糖尿病は高齢者糖尿病と定義されており、なかでも75歳以上の高齢者と認知機能の低下がある65〜74歳の糖尿病患者は、治療するうえでとくに注意が必要とされています。加齢に伴うインスリン分泌量の低下や体組成の変化（筋肉量の減少、内臓脂肪の増加）、身体活動の低下によるインスリン抵抗性の増大により高齢者糖尿病は急増しています。

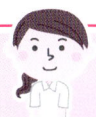 ## アセスメント

≫ 高齢者糖尿病の特徴とアセスメント（身体・生活状況をみる）

◉ 高齢者糖尿病の特徴

　高齢者糖尿病は、加齢に伴う身体機能の変化のほか、認知症や整形外科疾患の併発により、次のようにさまざまな特徴があります。

- 食後の高血糖を起こしやすい。
- **無自覚性の低血糖**を起こしやすい。
- 薬物の有害作用が顕在化しやすい。

- 脳梗塞・虚血性心疾患などの**動脈硬化性疾患の合併**が多い。
- 認知機能障害、うつ状態、ADL低下、サルコペニア・フレイル、低栄養などの老年症候群をきたしやすい。

そのため、『高齢者糖尿病診療ガイドライン2023』[1] において、治療や療養を行ううえで総合機能評価が必要とされています。

◉ **総合機能評価を用いたアセスメント**

高齢糖尿病患者における老年症候群においては、糖尿病治療のアドヒアランスの低下およびセルフケアの障害は双方向に悪循環を及ぼすことがわかっています。そこで、**高齢者総合機能評価**（comprehensive geriatric assessment；CGA）を用いて、次の項目について多職種で評価し、対策を行うことが重要となります。

- 認知機能
- 身体機能
- 心理状態
- 栄養状態
- 薬剤
- 社会・経済状態 など

また、CGAで得られた情報をもとに、患者・家族の希望を確認し、多職種と連携して個別性のある療養計画を立て、支援することが求められます。

新しい知識や技術の習得は高齢者の負担となるため、糖尿病の状況に合わせて**優先度を決めて指導**していきます（例：1型糖尿病患者ではインスリン自己注射、低血糖への対処のみに絞るなど）。また、具体的な療養法を考えていけるよう合併症や他疾患による**日常生活への影響を理解**していきます（例：視力障害があり小さな字が見えない、指先がしびれて注射器の取り扱いが困難、インスリンの投与量や受診日を忘れる、すぐに転倒してしまう、足が痛くて運動ができないなど）。

さらに高齢者では、情報不足や他者の世話になることへの抵抗から利用可能なサービスを利用していなかったり、インスリン治療などの場合には経済的負担から治療中断につながったりすることもあるため、経済状況や家族の協力体制もアセスメントしていきます。

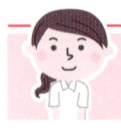
慢性期の治療とケア

糖尿病治療の基本は、**食事療法、運動療法、薬物療法**（内服、皮下自己注射）です。

高齢者でも糖尿病の血管合併症の予防のためには血糖コントロールが必要とされています。しかし、高齢者では低血糖予防が重要になることや身体機能や認知機能の低下により療養行動を行うことが難しいことも踏まえ、患者さんの年齢、認知機能、ADL、併存疾患に加え、低血糖のリスクがある薬剤の使用の有無によって血糖コントロールの目標値を設定することが推奨されています（**図**）[2]。

	カテゴリーⅠ	カテゴリーⅡ	カテゴリーⅢ
患者の特徴・健康状態(注1)	①認知機能正常 **かつ** ②ADL 自立	①軽度認知障害〜軽度認知症 または ②手段的 ADL 低下、基本的 ADL 自立	①中等度以上の認知症 **または** ②基本的 ADL 低下 **または** ③多くの併存疾患や機能障害

重症低血糖が危惧される薬剤(インスリン製剤、SU 薬、グリニド薬など)の使用	なし(注2)	7.0% 未満		7.0% 未満	8.0% 未満
	あり(注3)	65 歳以上75 歳未満 — 7.5% 未満(下限 6.5%)	75 歳以上 — 8.0% 未満(下限 7.0%)	8.0% 未満(下限 7.0%)	8.5% 未満(下限 7.5%)

治療目標は、年齢、罹病期間、低血糖の危険性、サポート体制などに加え、高齢者では認知機能や基本的ADL、手段的ADL、併存疾患なども考慮して個別に設定する。ただし、加齢に伴って重症低血糖の危険性が高くなることに十分注意する。

注1：認知機能や基本的ADL（着衣、移動、入浴、トイレの使用など）、手段的ADL（IADL：買い物、食事の準備、服薬管理、金銭管理など）の評価に関しては、日本老年医学会のホームページ（www.jpn-geriat-soc.or.jp/）を参照する。エンドオブライフの状態では、著しい高血糖を防止し、それに伴う脱水や急性合併症を予防する治療を優先する。

注2：高齢者糖尿病においても、合併症予防のための目標は7.0%未満である。ただし、適切な食事療法や運動療法だけで達成可能な場合、または薬物療法の副作用なく達成可能な場合の目標を6.0%未満、治療の強化が難しい場合の目標を8.0%未満とする。下限を設けない。カテゴリーⅢに該当する状態で、多剤併用による有害作用が懸念される場合や、重篤な併存疾患を有し、社会的サポートが乏しい場合などには、8.5%未満を目標とすることも許容される。

注3：糖尿病罹病期間も考慮し、合併症発症・進展阻止が優先される場合には、重症低血糖を予防する対策を講じつつ、個々の高齢者ごとに個別の目標や下限を設定してもよい。65歳未満からこれらの薬剤を用いて治療中であり、かつ血糖コントロール状態が図の目標や下限を下回る場合には、基本的に現状を維持するが、重症低血糖に十分注意する。グリニド薬は、種類・使用量・血糖値などを勘案し、重症低血糖が危惧されない薬剤に分類される場合もある。

【重要な注意事項】
糖尿病治療薬の使用にあたっては、日本老年医学会編「高齢者の安全な薬物療法ガイドライン」を参照すること。薬剤使用時には多剤併用を避け、副作用の出現に十分に注意する。

図 高齢者糖尿病の血糖コントロール目標（HbA1c値）（文献2, p.94 より転載）

また看護師は、患者さんが血糖コントロールの目標や現在の値を理解しているのか、療養できない背景は何か、身体の不調はないかなど、患者さんの療養状況を確認し、努力をねぎらい、患者さんとともに可能な療養方法を考えます。

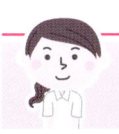

よく服用されている薬と副作用

経口血糖降下薬には、インスリン抵抗性改善作用のあるもの（ビグアナイド薬、チアゾリン薬）、インスリン分泌促進作用のあるもの（スルホニル尿素〔SU〕薬、グリニド系薬、GLP-1 受容体作動薬）、両者の作用があるもの（テトラヒドロトリアジン系薬）、食後高血糖改善作用があるもの（α-グルコシターゼ阻害薬）、ブドウ糖排泄作用のあるもの（SGLT2 阻害薬）などがあります[3、4]。

薬剤の選択は、患者の高血糖の要因によって行われ、単剤から開始し、血糖コントロール状況により追加投与を行います。高齢者で低血糖を起こしやすいインスリン分泌促進

作用のある薬剤を使用する場合には、とくに注意が必要となります。

インスリン製剤は作用発現時間や持続時間により、超速効型、速効型、中間型、混合型、持効型に分けられ、病態、生活パターンなどを考慮し選択されます。

また注射薬には、血糖値に応じた膵β細胞からのインスリン分泌促進作用、グルカゴン分泌抑制、食欲抑制作用など多様な作用を有する**GLP-1受容体作動薬**（注射薬）がありますが、単独投与では低血糖を起こしにくいという特徴があります。いずれの薬、高齢の糖尿病患者の服薬管理で最も避けなければならない副作用は**低血糖**です。

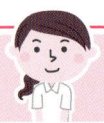

気をつけよう！ 異常サイン

≫高齢者の低血糖症状に注意

重症低血糖は、**低血糖脳症**をはじめ転倒による骨折を引き起こしたり、極度の交感神経系の興奮により心筋梗塞や脳卒中が誘発されたりすることもあります。とくに75歳以上の高齢者や多剤（糖尿病治療薬以外）併用者、退院直後の患者、腎不全患者、食事量低下患者では低血糖を起こしやすく注意が必要です。

高齢者では典型的な低血糖症状（冷汗、動悸、手の震え）のみならず、非特異的症状（不安定、眠い、気が遠くなる、落ち着かない）であることも多く、低血糖が認知症やうつ病と誤解されることがあります。また慢性的な**無自覚性低血糖**（通常低血糖時には交感神経－副腎系の賦活化により自律神経症状として冷汗、動悸、手の震えなどが生じることから低血糖に気づき対処が可能となるが、糖尿病神経障害により自律神経が障害されると、この自律神経症状が出現せず、いきなり意識を失うことがある）が認知症の悪化を招くこともあります。

≫低血糖症状への対処

低血糖症状があれば、**直ちにブドウ糖ないし砂糖を10g経口摂取**します。15分経過しても症状が持続する場合は、さらに10gを追加摂取します。チョコレートやあめは溶けて吸収されるのに時間がかかるため望ましい対処ではありません。患者さんの意識がない場合は、ブドウ糖ないし砂糖を口唇と歯肉の間に擦り込むことで対処します。ただし、**α-グルコシダーゼ阻害薬**を内服中の場合は、砂糖では血糖の改善が遅れるため**必ずブドウ糖**を摂取します。

また、低血糖を体験した患者さんは、その恐怖心から外出を控えたり、間食が多くなることもあるため、どのような状況で低血糖が起こったのかを一緒に振り返り、血糖自己測定の指導や治療薬の調整、運動や間食のタイミングの調整など低血糖の予防対策を一緒に考えます。高齢者では、事前に家族も含め低血糖の対処方法を指導する、外出時に低血糖発作を起こしたときのために糖尿病カードの携帯を勧めることも大切です。

　上下肢の動脈に動脈硬化が生じ血管の狭窄や閉塞が生じた状態を**末梢動脈疾患（peripheral arterial disease；PAD）**と呼びます。ほかの動脈硬化疾患と同様に、喫煙や高血圧、糖尿病、脂質異常症や加齢がリスク要因となり進行することから、高齢の糖尿病患者ではPADを併発していることも多くあります。PADは無自覚的に進行するため下肢動脈に高度な狭窄が出現し、初めて気づくことも多い疾患です。症状は下肢の冷感や、歩行時に痛みが生じ、数分休憩すると痛みが消失する間欠性跛行が特徴的です。

　糖尿病患者では**糖尿病足病変**の予防が重要ですが、PADを併発している場合は、血流障害のため創が治癒せず、下肢切断につながることも多いです。そのため、より細やかな足の観察や手入れに加え、定期的に**フットケア**を実施して介入する必要があります。

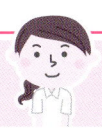

セルフケアはどうする？

≫ 日常生活を確認して、無理のない具体的な方法を一緒に考える

◉ 運動療法

　高齢者では、整形外科疾患を併せもっていることも多く、十分な運動療法が行えないことも多いため、**運動ではなく生活活動の維持という視点で支援**していきます。可能な範囲で、散歩などの有酸素運動に加え、レジスタンス運動を組み合わせることで、認知機能の改善にも効果があります。「買い物は誰が行くのか？　どれくらいの距離か？」といった生活状況を確認し、具体的にどの程度の活動をするのか話し合います。また、口頭での指導だけでなく、実際に座位でできるストレッチや体操を一緒に行い、これならできそうと実感してもらうことも大切です。

◉ 食事療法

　食事療法では、高齢者の食事の「蛋白質より炭水化物が多い」「味覚低下により味付けが濃い」「咀嚼できない」「思い込みや長年の習慣から修正が困難」「独居による食事の偏り」「残すのはもったいないという価値観」といった傾向を理解し、嗜好や習慣に合わせた支援を行います。具体的にはエネルギー計算や単位計算は行わず、食事に偏りがあれば「1日に両手1杯分の（生）野菜を追加してみることはできますか」と相談する、「朝は菓子パンでなく、食パンと卵にするとお腹のもちもよく血糖値が上がりにくいですよ」と提案をする、間食はよくないという指導ではなく「週2回くらいにしてみましょう」と提案をするなど、**今までの高齢者の食生活を否定しないようなかかわり**が大切です。患者さんの楽しみを奪うことがないよう、調理方法や量の調整によりなんでも食べられることや宅配食などの利用を具体的に提案していきます。

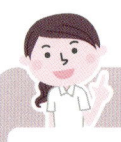

後期高齢者に対するケア

　糖尿病治療において、食事療法は欠かせないものです。そのため、「糖尿病は、食べてはいけない」というイメージをもっている人も多いのではないでしょうか。しかし、近年では肥満もよくないですが、痩せすぎもよくないことがわかっており、『糖尿病診療ガイドライン2024』においても、フレイル予防のために蛋白質やエネルギーをしっかりと摂ることが推奨[5]されています。高齢糖尿病患者の支援では、しっかりと食べて動くことが必要だと伝えていくことが大切です。

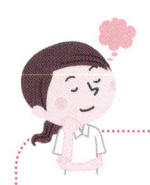

ケーススタディ わたしの経験

ケース 2型糖尿病（80歳代、男性）

　患者さんは、10年前より2型糖尿病で治療を行っていましたが、5年前から認知症が発症し、その頃よりHbA1cが10.0％台で経過していました。看護師が療養状況を聞き取ると、同居の家族も昼間は仕事に出ており患者さんが1人で過ごす時間が多く、準備していた内服薬が服薬できていないことや、菓子パンを何個も食べていることもあることがわかりました。

　そこで、患者・家族にインスリン注射の導入が必要であることを説明しました。また、患者さんは高齢で認知症もあるため、コントロール目標はHbA1c 8.5％未満（下限7.5％）でよいこと、低血糖に注意が必要なことを説明しました。家族は最初、戸惑いましたが、家族の負担が少なく、低血糖予防のため持効型溶解インスリン注射を1日1回使用し、経口薬も併用することを説明すると、「その程度なら協力できます」と話しました。そこで注射手技指導を行い、家族の協力によりインスリン導入ができ、血糖値が改善しました。

＊　　　＊　　　＊

　その後も、患者さんは昼間の活動量が少なく、ADLの低下やさらなる認知機能の低下の可能性が高い状態でした。そのため、身体機能の低下は血糖コントロールの悪化につながり悪循環となることを説明し、訪問看護やリハビリ、デイサービスの導入を提案していくなどしてかかわりました。

引用・参考文献

1) 日本老年医学会・日本糖尿病学会編・著. "高齢者糖尿病の総合機能評価". 高齢者糖尿病診療ガイドライン2023. 東京, 南江堂, 2023, 25-42.
2) 日本老年医学会・日本糖尿病学会編・著. "高齢者糖尿病の血糖コントロール目標・治療方針". 前掲書1). 85-104.
3) 日本老年医学会・日本糖尿病学会編・著. "高齢者糖尿病の薬物療法". 高齢者糖尿病治療ガイド2021. 東京, 文光堂, 2021, 54-72.
4) 日本老年医学会・日本糖尿病学会編・著. "低血糖およびシックデイ". 前掲書3). 73-7.
5) 日本糖尿病学会編・著. "高齢者の糖尿病（認知症を含む）". 糖尿病診療ガイドライン2024. 東京, 南江堂, 2024, 419-46.

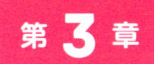

3 狭心症

髙橋奈智 たかはし・なち　社会医療法人近森会近森病院 外来センター 看護師

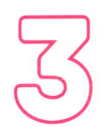

どんな疾患？

≫ 狭心症とは

　心臓の筋肉に酸素や栄養を含んだ血液を送っている血管を冠動脈といいます。冠動脈は心臓から出た大動脈のすぐのところから出て心臓に巻き付くように存在し、右冠動脈、左冠動脈があります。心臓の右心室、左心室の下側に存在する右冠動脈と、左心室の前面にある左前下行枝、左心室の側面後面にある回旋枝の2本が左冠動脈といわれています。この冠動脈の内側が動脈硬化（コレステロールなど）により細くなったり、詰まりかかったりして、心臓への酸素の供給が少なくなり、胸痛や胸部圧迫感を感じるようになる状態を狭心症といいます。

　狭心症による症状で最も注目すべき症状は**締め付けられるような胸の痛み**です。急に前胸部が締め付けられるような激しい痛みですが、はっきりと表現しにくく、前胸部、みぞおち、心臓の前やその奥に感じられます。人によっては頸部や背部、左肩や左上肢、顎部、胃部などへの放散痛として感じられる場合もあります。また、随伴症状として冷汗、動悸、不整脈、息苦しさ、悪心、嘔吐などの症状が現れる場合があります。しかし、高齢者の場合、典型的な胸痛を欠くことがしばしばあります。胸部の不定愁訴や息切れ、悪心、めまい、食欲不振や何となく元気がないなど、さまざまな**非典型的な症状**を呈して受診します。

　狭心症は、一過性の心筋の虚血発作で、血流が元に戻ると症状がなくなり、心筋も壊死することはありません。しかし、冠動脈が完全に閉塞または著しく狭窄し、心筋が壊死してしまった場合には心筋梗塞となり、ただちに治療が必要です。

≫ 狭心症の分類

　狭心症は大きく分けて、**労作性狭心症**と**安静時狭心症（冠攣縮性狭心症）**の2つに分けられます。

◉ 労作性狭心症

　動脈硬化により血管狭窄が生じることで起こるタイプの狭心症です。人が何らかの運動を行って心臓のはたらきが増えると、心臓に多くの酸素を必要とします。しかし、血

管狭窄がある場合、血流が停滞して十分な量の酸素が心筋に運ばれません。このように、**運動量の増加に伴い虚血が起こる狭心症**を労作性狭心症と呼びます。

　狭心症は安定狭心症と不安定狭心症に分けられます。数カ月以上、発作の状況に大きな変化がない状態を安定狭心症といいます。安定狭心症の場合、毎回同じくらいの強度の労作で症状が出るため、ある程度発作の予測や予防が可能となります。

　反対に、発作の回数が増えたり症状が強くなったりするなど、状態が悪化している場合を**不安定狭心症**といいます。不安定狭心症では、動脈硬化で生じたプラーク（マクロファージやコレステロールからなる粥腫が隆起して固まったもの）が破綻して血栓を作り、血管が狭窄状態に陥るため、安静にしていても十分な血液量を心臓に届けることができません。このため、安静時・運動時にかかわらず、頻繁に発作を起こすようになります。さらに悪化すると心筋梗塞に至ることがあり、とくに注意が必要です。不安定狭心症は心筋梗塞とともに、**急性冠症候群**とも呼ばれます。

◉ 安静時狭心症（冠攣縮性狭心症）

　安静時狭心症は、**身体を動かさずに安静にしているとき（とくに夜間から早朝、喫煙時、飲酒後など）に発作が起こります**。冠攣縮性狭心症とも呼ばれ、冠動脈が一時的に痙攣して狭くなり、血流が滞ることにより胸痛や胸部圧迫感といった症状が引き起こされます。症状は数分から長くても10分程度で、発作時にはニトログリセリンの舌下投与が著効します。診断には、ホルター心電図、心臓カテーテル検査（冠動脈狭窄がないことを確認、薬物による冠攣縮の誘発試験）などが行われます。

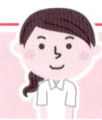

アセスメント

≫ 緊急治療の必要性

　緊急に治療が必要であるかどうかをアセスメントします。まず安静にし、胸痛が「どのような痛み」なのか、「どこが痛くて」「どのくらい続いたか」「その痛みを繰り返しているか」、また「どのようなときに痛みが生じたか」「随伴症状はあるか」といった内容を明確にしていきます。外来での問診としては、生命の危機にかかわる緊急性を判断し、必要に応じて心電図モニター、パルスオキシメーター、脈拍数、脈の強さ、不整脈の有無、呼吸状態、チアノーゼの有無などを観察します。

　心筋梗塞に至ると、胸の圧迫感は30分以上持続し、激痛に変わります。「胸が痛かった」ということで痛みが消失すれば、安定労作性狭心症と診断され、緊急性が高いとはいえません。しかし、不安定労作性狭心症や心筋梗塞に移行する恐れもあります。

≫ 検査

　狭心症の検査では、心電図検査、胸部X線検査、心臓超音波検査、血液検査、CT検査（冠

動脈造影）、心筋シンチグラフィ検査、冠動脈造影検査を行います。

≫生活習慣

　狭心症の危険因子である糖尿病、高血圧、脂質異常症、肥満、ストレス、遺伝的素因の有無や、アルコールの多飲、喫煙、運動不足などの有無を情報収集し、改善したほうがよい生活習慣があるかどうかをアセスメントします。

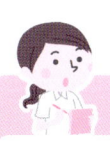

在宅医療におけるケア

コラム

　在宅で過ごす場合は、自宅でどこまで患者さん自身や家族で体調や薬剤、食事などを管理できるのかについてアセスメントをする必要があります。また、病気をどのように理解し、とらえているのか、今後をどのように生きていきたいのかについて、患者・家族の見通しや希望を聞くことで患者さんの理解につながり、患者・家族を尊重したケアができるようになります。病棟看護師は、退院後の生活をイメージしながら、病状・病態から考える医療・看護上の視点、およびADL・IADLから考える生活・ケア上の視点という2つの視点をもって退院後の生活を支援していかなければなりません。

　患者・家族のみでの生活や療養が難しい場合は、訪問看護などの社会資源を活用し、療養をサポートする必要があります。その場合、退院から自宅での生活まで切れ目なく患者さんや家族の意向が実現できるよう、訪問看護師などの連携先と情報共有します[1]。

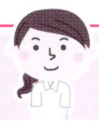

慢性期の治療とケア

　狭心症の治療には、薬物療法、経皮的冠動脈形成術（percutaneous coronary intervention；PCI）、冠動脈バイパス術（coronary artery bypass grafting；CABG）、生活習慣の改善などがあります。

≫薬物療法

　薬物療法で用いられる主な薬剤について、**表**に示します。

◉ニトログリセリン

　ニトログリセリンは、狭心症の発作が起きたときに、応急処置として飲む舌下錠です。舌の下に入れて溶かすと、すぐに体内に吸収され、1～2分で発作を抑えます。一時的に血管を拡張させる作用があるからです。ただし、持続性のない救急用の薬なので、治療薬は別に求めなければなりません。また、救急用としても、狭心症には効きますが、心筋梗塞にはあまり効果がありません。

表 狭心症をもつ高齢者によく処方されている薬剤（文献2より改変）

分類	特徴	一般名	主な副作用	注意事項
硝酸薬	●血管拡張作用がある ●速効型には舌下錠やスプレーがあり、胸痛発作時に使用する ●長時間型には内服薬やテープ製剤がある	ニトログリセリン 硝酸イソソルビド ニコランジル	血圧低下、反射性の頻脈、頭痛、めまい、動悸	胸痛発作時に使用する舌下錠やスプレーは、血圧低下に注意する
β遮断薬	心筋収縮力を抑制し、心筋の酸素消費量を減らす	プロプラノロール メトプロロール アテノロール ビソプロロール カルベジロール	低血圧、心不全、洞機能不全、房室ブロック、気管支収縮	●喘息や高度徐脈例には禁忌 ●耐糖能異常・閉塞性肺疾患・末梢動脈疾患患者には、慎重に投与する ●突然中止すると、離脱症状として狭心症や高血圧発作が出現することがある
カルシウム（Ca）拮抗薬	●冠動脈攣縮を予防する作用がある ●心筋収縮力を抑制し、心筋の酸素消費量を減らす	アムロジピンベシル ニカルジピン ニフェジピン アゼルニジピン ジルチアゼム	動悸、頭痛、ほてり感、浮腫、歯肉増生、便秘	Ca拮抗薬は薬物代謝酵素であるCYP3A4により代謝される。グレープフルーツジュースはCYP3A4の活性を抑制するため、摂取を避ける
抗血小板薬	血栓形成を防止し、心血管イベントの発生を抑制する	アスピリン クロピドグレル プラスグレル チクロピジン シロスタゾール	出血傾向	手術や抜歯をする際には内服を中止することもあり医師と相談する
ARB	血管を収縮させるホルモン（アンジオテンシンⅡ）が受容体に結合することを阻害する	カンデサルタン バルサルタン オルメサルタン アジルサルタン	めまい、頭痛	腎機能低下、血中カリウムが上昇するこがある
ACE阻害薬	血管を収縮させ、体内の血圧を上げる物質（アンジオテンシンⅡ）の生成を抑えることで血圧を下げる	カプトプリル イミダプリル エナラプリル ペリンドプリル	めまい、頭痛、眠気、咳	高所作業や自動車の運転など危険を伴う作業などには、注意する
スタチン系製剤	肝臓でコレステロールが合成されることを抑制し、主に血液中のLDLコレステロールを低下させ、動脈硬化を予防する。	ロスバスタチン ピタバスタチン アトルバスタチン シンバスタチン プラバスタチン	手足がしびれる、力が入らない、筋肉痛	非常にまれに横紋筋融解症を発症する

※ARB：アンジオテンシンⅡ受容体拮抗薬、ACE：アンジオテンシン変換酵素

≫抗血小板薬・抗凝固薬

　代表的な抗血小板薬は、アスピリンです。狭心症の治療薬は、**抗血小板療法や抗凝固療法の薬剤が基本**で、どちらも血液が固まるのを防ぐことで冠動脈の血流をよくします。抗血小板薬は、血を固める作用のある血小板の働きを抑え、血を固まりにくくします。

◉ β遮断薬

　β遮断薬は、血液の量を減らすことで血流を改善します。このほか、血糖を下げる作用のある薬を使う場合もあります。

◉ 硝酸薬・カルシウム拮抗薬

　硝酸薬やカルシウム（Ca）拮抗薬は、冠動脈を拡張させることで血流を改善します。

≫経皮的冠動脈形成術（PCI）

　経皮的冠動脈形成術（PCI）は、「カテーテル」という細い管を通して冠動脈を拡張する（狭いところを拡げる）手術です。足の付け根や手首の動脈から先端に細長いバルーン（風船）をつけたカテーテルを入れ、冠動脈の狭まった箇所でバルーンを膨らませることで、血管を内側から押し拡げます。また、バルーンを膨らませて、塞がった血管とともにバルーンの外側に折りたたまれた状態で装着されたステント（網目状の金属チューブ）を押し拡げて留置することで、血管の内腔を保持して再度詰まらないようにすることがあります。

　ステント留置後、バルーンをしぼませて引き抜くと、血管が押し拡げられたままになり、血流が改善します。この治療には、ステント留置後の内膜増殖を抑制する薬剤を溶け出させることで再狭窄を予防するように工夫したステントが用いられます。この場合、ステントの金属が血管内に露出している期間が長いため、抗血小板薬といわれる血栓予防薬を通常2種類、血管の内膜の再生が完了するまでの期間（半年〜1年程度）、服用し続けなければなりません。カテーテル治療は患者さんの負担が少ないため、カテーテル治療で治療できる場合には**第一選択**となります。

≫冠動脈バイパス術（CABG）

　狭窄のある場所、狭窄の数、年齢、持病などを考慮して、カテーテル治療とバイパス術を選択するかどうかについて、患者さんの希望も含めて検討します。経皮的冠動脈形成術で完全に治療できない場合や、何度も再発を繰り返す場合、経皮的冠動脈形成術が不成功に終わり命にかかわる場合は、冠動脈バイパス術が行われます。全身麻酔下で行われ、狭窄した冠動脈の遠位部と大動脈にバイパスとして血管（グラフト）を移植します。

　冠動脈バイパス術は自分の血管を採取し、詰まっている冠動脈を越えてバイパスすることにより血の流れの少ない冠動脈の血流を改善させる方法です。バイパスする血管は、内胸動脈（胸板の裏の血管）、橈骨動脈（前腕の親指側の血管）、大伏在静脈（足の表面の静脈）、胃大網動脈（胃の周りの血管）を使用して、心臓の冠動脈に吻合します。胸部を切り開く手術になるため、身体への負担はカテーテル治療に比べて大きくなります。

従来、冠動脈バイパス術は、心臓が動いていると血管の縫合が困難なため、人工心肺装置による体外循環を使用して心臓を停止して行うことが一般的でした。が、最近ではオフポンプCABG（off-pump coronary artery bypass grafting；OPCABG）と呼ばれ、合併症を引き起こしやすい人工心肺は使わずに、心臓を止めず、動かしたまま行う手術も行われています。動き続ける心臓に対しては、スタビライザーという器具を使って、一部だけ動きを止めます。

　スタビライザーは、ドーナッツ型をした直径4cmくらいのシリコンゴム製器具で、これを心臓に押し当てると、当てがったドーナッツの穴の部分だけ動きを止めてくれます。人工心肺を使わないので、それが引き起こす合併症の危険が減ります。「オフポンプ」とは、「ポンプ（人工心肺）を使わない」という意味です（人工心肺を使う手術は「オンポンプ手術」と呼ばれる）。

　現在、冠動脈バイパス術では、この**オフポンプ方式がスタンダード**になってきています。手術によって脳梗塞などの合併症を起こす可能性が高い患者さんには、オフポンプCABGが行われることもあります[3]。

≫ 生活習慣の改善

　経皮的冠動脈形成術や冠動脈バイパス術は、心臓への血流を再び確保するのに非常に有効な手段です。しかし、再び血流障害が起きるリスクもあるため、治療後は心臓によい生活を送る心がけが非常に重要です。狭心症の危険因子である糖尿病、脂質異常症、高血圧、肥満、アルコールの多飲、喫煙、運動不足、ストレス、時間的切迫感があったり攻撃性が高かったりするなどタイプA行動パターンなどがある場合は、生活習慣の改善が必要です。必要に応じて、管理栄養士の食事指導を受けたり、禁煙が難しい場合は禁煙外来で禁煙のサポートを受けたり、カウンセリングを受けたりすることも必要です。**健康的な生活習慣**により、冠動脈病変の進行を予防したり遅らせたりする効果が期待できます。

　高齢者は長年の生活習慣を変えることは、容易ではありませんが、病気や療養によりADLが低下するなど、日常生活に支障が出ることも考えられます。そのため、患者・家族、患者さんの生活を支援する人々と一緒に、病気や生活習慣について改善できる内容や方法を話し合い、できることを見出し、生活習慣の変容を継続できるように支援していくことが必要です。

　また、高齢者は身体機能の衰えが進んでくると、外出する機会が減るなどさらに運動機能が低下する可能性があります。外出することは身体活動量を増やし、食欲増進や心理面にもよい影響をもたらします。狭心症を発症しても趣味の活動や近隣住民や友人、ヘルパーやボランティアとの交流をもつなど、**社会とのつながりを保ち、心身の機能を維持する**ことが重要です。

● 心臓リハビリテーション

　心臓リハビリテーションは、心臓病の患者さんが体力を回復し、自信を取り戻し、快

適な家庭生活や社会生活に復帰するとともに、再発や再入院を防止することを目指して行う**総合的活動プログラム**です。その人に応じた適切な運動が処方され、危険因子に対する包括的なサポートが提供されます[4]。

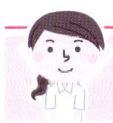

気をつけよう！ 異常サイン

薬物療法が開始された場合は、血圧や脈拍の低下に注意が必要です。起立性低血圧やふらつきによって、転倒の危険性が高くなります。経皮的冠動脈形成術や冠動脈バイパス術を実施した場合でも、治療部位が再狭窄を起こすことがあります。

治療後に狭心症発作が現れた場合は、**再狭窄**を疑います。狭心症の発作がいつ起こるのかといった恐怖心が強く、抑うつ傾向に陥る高齢者もいます。高齢者の訴えを傾聴し、**心理的な変化**を見落とさないようにしましょう。

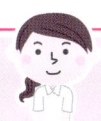

セルフケアはどうする？

≫ 狭心症発作への対処

患者・家族に狭心症発作とはどのようなものなのかなど、病態や症状について情報提供を行い、すぐに対処できるようにしておく必要があります。ニトログリセリン製剤の**保管場所や使用方法**についても、確認しておきましょう。

高齢者は血圧調節機能が低下しているため、狭心症発作時にニトログリセリン製剤を使用すると急激に血圧が低下し、ふらついて転倒する危険性があります。そのため、立ったまま使用せず、**必ず座位か臥床で使用する**ように説明します。

狭心症発作が現れたときには、ニトログリセリン製剤を使用するようにし、3～5分経っても症状が治まらない場合はもう一度使用します。それでも症状が治まらない場合や15分以上胸痛が持続するのであれば、**急性心筋梗塞**に移行している可能性があるので、すぐに救急車を呼び、救急外来を受診する必要があります。

≫ 狭心症発作の予防

狭心症の悪化を予防するためには、生活習慣の修正、内服管理が重要です。また、温度の調節や食生活の改善など、日常生活を変化させることも必要です。高齢者は加齢による物忘れや認知症のために、他者のサポートが必要になることも多いです。本人がもっている残存能力を引き出し、支える環境を整えれば、自分でできることもあります。どのようにすれば自分でできるのか、家族や介護者とともにサポート内容について一緒に考えましょう。

狭心症発作は、排便時に力んだときに起こる場合も多いので、便秘にならないように**排便コントロール**をすることも重要です。また、冬の寒い時期には、気温や室温の急激な温度差によって狭心症発作が起こる場合もあります。入浴時は脱衣所や浴室を暖かくしておく、暖かい室内から寒い室外へ出るときには衣服を調節するなど、**温度差に注意**しましょう。夏の暑い時期には、**脱水**によって狭心症発作が起こる場合があります。高齢者の場合は血管内が脱水状態であっても口渇を感じにくいため、水分を少量ずつこまめに摂取するように説明しましょう。

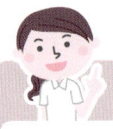

後期高齢者に対するケア コラム

狭心症や心筋梗塞を発症した後期高齢者の患者さんでは、非典型的な症状を呈することが少なくありません。後期高齢者は併存疾患も多く、心不全を合併することがしばしばあります。そのため、ふだん感じたことのない症状や様子がみられた場合は、受診や積極的な検査を勧めます。

患者さん本人や家族の同意が得られない場合や、出血傾向、重篤な臓器障害、腎臓病、造影剤アレルギーなどの相対的禁忌などがない場合、また日常生活行動が円滑に行える場合では、後期高齢者には壮年期の患者さんと同じように心臓カテーテル検査が適応されます。冠動脈バイパス術も同様に、侵襲的な治療だからといって除外とするのではなく、身体能力や認知機能や個人の考え方を尊重して適応を検討する必要があります[5]。

高齢者の狭心症や心筋梗塞では、運動療法（再発や重症化、あるいは心不全の予防などのために）は死亡率の減少や予後の改善効果が示されています。まずは患者さんの日常生活行動、生活習慣を把握し、運動をどのように取り入れていくのかについて、患者・家族と相談しましょう。

また再発予防のために、糖尿病のコントロールや内服を確実にできるようにする必要があります。服薬アドヒアランスが低下していないかを確認するために、外来において患者・家族と服薬の残数を確認したり、服薬が確実にできる方法を話し合う必要があります。

外来を受診した際には、食事やふだんの過ごし方、生活状況に変化はないかについて、患者・家族と話し、関係性を築いておくのがよい[6]でしょう。

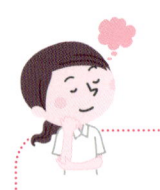

ケーススタディ わたしの経験

ケース 狭心症（80歳代、男性）

患者さんは、妻と二人暮らしです。息子がいますが、家庭があるため、患者さんとは違う地域で生活しています。患者さんはもともと糖尿病があり、内服療法とインスリン療法を受けていました。散歩に行っては買い物をすることが楽しみで、菓子やジュースなど間食を買ってきてはおやつに食べていました。HbA1cは8％台と高めで推移していました。妻は認知症があり、要介護2の状態でBさんが介護をしていました。Bさんは散歩をしてい

ると息切れがあり、少し休むと症状が治まることを繰り返していました。休むと症状が改善すること、ほかに症状がないことから、様子を見ていました。

　そのようななか、かかりつけ医で相談すると、狭心症の疑いがあり、精密検査と治療のため総合病院を紹介され受診となりました。12誘導心電図検査や心エコー検査、血液検査などから狭心症と診断され入院し、経皮的冠動脈形成術と薬物療法を受け、大きな合併症もなく、後日退院しました。

● アセスメント

　患者さんは、糖尿病があり胸痛はなく、狭心症の典型的な症状ではなかったことが考えられます。散歩時の症状がこれまでにはなかった症状であり、「何かが違う」と自身の身体の変化をとらえ、外来受診の際に相談することができていました。HbA1cが高めで経過していたことから、血糖コントロールも不良となり、狭心症発症の原因となっていると考えられました。患者さんの運動習慣や食生活などの生活状況やサポート、本人のセルフマネジメント能力について情報収集を行い、アセスメントする必要がありました。生活全般を患者さんが管理し、妻の介護も行っていたため、患者さんの食事内容や療養を管理できる人はいませんでした。

　また、患者さんは自身の身体の変化をとらえ、把握すること、他者に相談することができていたことから、自己管理能力はあり、セルフケアはできると考えました。そこで、患者さんと一緒に糖尿病のコントロールについて見直し、食事内容を振り返り、狭心症の療養について知識をもってもらうことが必要と考えられました。

● ケア

　患者さんや家族に、狭心症を発症するに至った経過、糖尿病の血糖コントロールの重要性や、内服治療を継続していく必要があることを説明しました。

　患者さんは、「自分の心臓が悪くなるなんてね。自分は介護もして身体を動かしているから大丈夫と思っていた。つい間食もしてしまっていた。病院の食事をすると、家の味付けも濃かった。まだ元気でいないといけないから、これからは塩分にも気を付けて、血圧も測っていこうと思う」と、これまでの生活を振り返ることができました。

＊　　＊　　＊

　患者さんは糖尿病だけでなく、狭心症や動脈硬化といった血管が狭窄することにも意識を向け、生活の改善点を見出していました。妻の介護などで忙しい日々を過ごしているなかでも、内服管理や食事内容を見直し、自身の身体と向き合って今後を過ごしていこうとしていました。

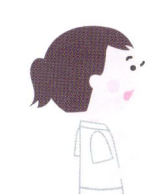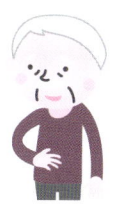

引用・参考文献

1) 宇都宮宏子. 地域で"暮らす"そして"生ききる"に伴走する医療. 日本循環器看護学会誌. 17 (2), 2022, 35-7.
2) 花房由美子. "狭心症". 高齢者看護すぐに実践トータルナビ：成人看護とはここがちがう！おさえておきたい身体機能の変化と慢性疾患. 岡本充子ほか編. 大阪, メディカ出版, 2013, 165-72.
3) 医療情報科学研究所編. "虚血性心疾患総論". 病気がみえる Vol.2：循環器. 第5版. 東京, メディックメディア, 2021, 126-59.
4) 日本心臓リハビリテーション学会. 心臓病の基礎知識：心臓リハビリって何？ Q.1：心臓リハビリとはどのようなものですか？ https://www.jacr.jp/faq/faq-list/general04/ (2024年10月閲覧)
5) 金盛琢也. "虚血性心疾患". 高齢者看護学. 第3版. 亀井智子ほか編. 東京, 中央法規出版, 2018, 257-9.
6) 日本循環器学会. 2023年改訂版 冠動脈疾患の一次予防に関する診療ガイドライン. https://www.j-circ.or.jp/cms/wp-content/uploads/2023/03/JCS2023_fujiyoshi.pdf (2024年10月閲覧)

4 慢性閉塞性肺疾患 (COPD)

森 尚子 もり・なおこ　徳島県立中央病院 老人看護専門看護師

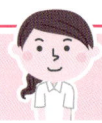

どんな疾患？

≫ 病態

慢性閉塞性肺疾患（chronic obstructive pulmonary disease；COPD）は肺気腫と慢性気管支炎の病変が複合的にみられる病気のことで、1987年に現在の名称が誕生しました。大気汚染物質や職業性の粉塵などの有毒な粒子・ガスを長期的に吸入することと、遺伝的な素因が重なることで発症し、最も大きな原因は喫煙によるタバコ煙です。肺胞の破壊（気腫型）と末梢気道の炎症（非気腫型）が組み合わさることで息が吐きにくくなり、病変は進行性で、不可逆性です。

近年、COPDは**全身性炎症性疾患**といわれており、全身性の炎症、栄養障害、心血管疾患、骨粗鬆症、不安・抑うつ、糖尿病などの併存症への留意も必要です。2019年時点でCOPDは世界死亡順位の3位であり[1]、COPDと気づかないまま過ごしている高齢者も多いといわれています[2]。

≫ 症状

代表的な症状は、労作時に現れる息切れ（労作時呼吸困難）です。早期では階段や坂道を上がる時に気づく程度ですが、進行すると平地の歩行でも症状がみられるようになります。その他、慢性の咳嗽や痰、時に喘鳴も現れます。

病状が進行すると呼気の延長や口すぼめ呼吸、呼吸補助筋（胸鎖乳突筋など）の過度な使用、肺の過膨張による樽状胸郭、吸気時に肋骨が陥没する**Hoover徴候**がみられます。また、重症になると**チアノーゼ**や**末梢浮腫（右心不全の徴候）**もみられやすくなります。

≫ 診断

診断は、**スパイロメーター**（**図1**）[3] による呼吸機能検査で行われます[4]。とくに重要なのは、**努力性呼気曲線測定**（**図2**）[4] による「努力性肺活量（forced vital capacity；FVC）」と「1秒量（FEV_1）」で、「1秒率（$FEV_{1\%}$）」（FEV_1の数値を FVC の数値で割って算出したもの）が70％未満の場合にCOPDが疑われます。疾患の重症度（病期分類）は、年齢や体格から予測される本来の1秒量に対しての実測値の比率（%FEV_1）を指標としています（**表1**）[5]。

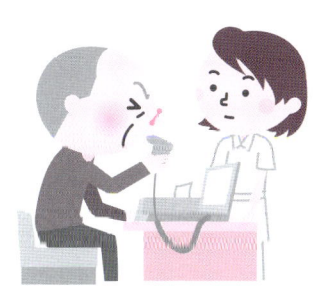

図1 スパイロメーターを用いた肺機能検査

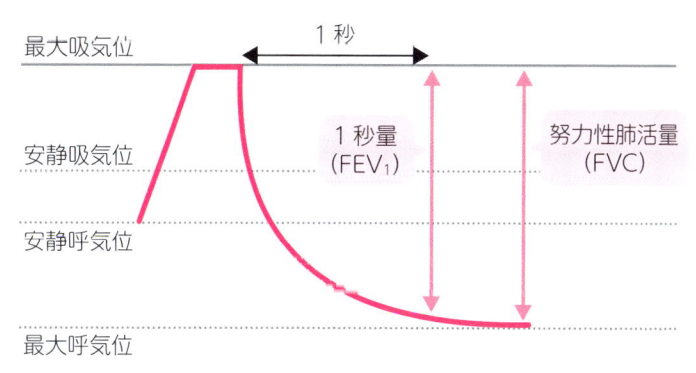

図2 努力性呼気曲線測定

倉原優. "COPD 概論：COPD で最低限必要なスパイロの知識：逃げちゃダメだ！".
COPDの教科書：呼吸器専門医が教える診療の鉄則. 東京, 医学書院, 2016, 31 より転載

表1 COPDの病期分類（文献5より転載）

	病期	定義
Ⅰ期	軽度の気流閉塞	%FEV₁ ≧ 80 %
Ⅱ期	中等度の気流閉塞	50 % ≦ %FEV₁ < 80 %
Ⅲ期	高度の気流閉塞	30 % ≦ %FEV₁ < 50 %
Ⅳ期	きわめて高度の気流閉塞	%FEV₁ < 30 %

気管支拡張薬投与後のFEV₁/FVC70 %未満が必須条件。

画像診断では、X線検査による評価が行われます。「肺野の透過性の亢進」に加えて、吐ききれずに残った空気で過膨張となった肺が横隔膜を圧迫することで起こる「横隔膜の平坦化」、同じく肺に圧迫された心臓が小さく写る「滴状心」などが見られます。また、CTでは壊れた肺胞が通常より黒く写る**「低吸収域（low absorption area；LAA）」**が見られます。

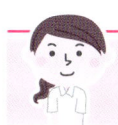

アセスメント

COPDに関連する症状と日常生活への影響、治療についての理解と取り組みの状況について、アセスメントを行います。詳細については、**表2**に示します。

息切れの評価については**mMRC質問票（表3）**、日常生活への影響については**CAT質問票（図3）**[6] が役立ちます。高齢者は息切れを感じにくい場合があるため、**修正Borgスケール（表4）**[7] や**視覚的アナログ尺度（visual analogue scale；VAS）**などを使用して息切れの感じ方を確認し、実際のSpO_2値と比較しておくことも大切です。

表2 COPD患者のアセスメント項目

呼吸機能	● 呼吸困難（息切れ）の有無、程度、頻度、自覚症状の有無 ● 慢性的な咳嗽、喀痰の有無、痰の性状 ● 呼吸数、呼吸音、喘鳴の有無、SpO_2値、チアノーゼの有無 ● 呼吸機能検査・胸部X線検査の結果 ● 右心不全の徴候の有無（頸動脈の怒張、下腿浮腫、尿量の減少、体重の急激な増加） ● 急性増悪の徴候（呼吸困難の増悪、痰の増加・性状の変化、咳嗽の増加、発熱、呼吸数・心拍数の増加、上気道感染の有無、炎症反応の血液データ、血液ガスデータ）
既往歴と家族歴	● 喫煙期間（1日の本数と喫煙した年数）、禁煙期間 ● 家族や職場など、身近な環境での喫煙者の有無 ● 急性増悪の回数と頻度（年間での急性増悪の回数） ● 家族の呼吸器疾患の有無
治療の内容と 自己管理能力	● 疾患や薬剤、治療についての理解 ● 禁煙の有無 ● インフルエンザワクチン・肺炎球菌ワクチン接種の有無 ● 処方されている薬剤の種類と管理の状況、吸入手技 ● 食事療法・運動療法の知識と取り組みの状況 ● 酸素療法（在宅酸素療法）の有無、指示されている酸素吸入量 ● 呼吸困難（息切れ）を起こしやすい姿勢や動作についての理解と環境整備の状況 ● 自己管理に影響する要因の有無（認知機能障害、運動機能障害）

日常生活 への影響と 生活環境	食事	● 食事摂取時の呼吸困難の有無 ● 食事摂取量、食欲の有無、体重変動の推移、BMI、栄養に関する血液データ
	排泄	● 排泄時の呼吸困難の有無 ● 便秘などの排便困難の有無、頻尿・尿量減少・排尿困難の有無 ● トイレの環境（和式・洋式）
	活動と 休息	● 特定の活動での呼吸困難の有無 ● 生活における活動の範囲、仕事・趣味の有無と状況 ● 交通手段と移動時の補助具（杖・シルバーカーなど）の使用の有無 ● 睡眠の状況（不眠・疲労感の有無）
	入浴と 整容	● 入浴・整容時の呼吸困難の有無 ● 入浴・整容時の動作とスピード、体位、物品の配置の状況

環境の変化と 受け止め	● 仕事、趣味の有無と発症後の変化、家族内での役割と変化 ● 気分の変化（イライラ、抑うつなど）の有無
社会資源	● 介護保険の申請の有無、利用の状況 ● 身体障害者手帳の取得の有無 ● 同居者以外の家族の有無とサポートの状況

表3 mMRC質問票 （文献6より転載）

グレード分類	当てはまるものにチェックしてください（1つだけ）	
0	激しい運動をした時だけ息切れがある	☐
1	平坦な道を早足で歩く、あるいは緩やかな上り坂を歩く時に息切れがある。	☐
2	息切れがあるので、同年代の人よりも平坦な道を歩くのが遅い、あるいは平坦な道を自分のペースで歩いている時、息継ぎのために立ち止まることがある。	☐
3	平坦な道を約100m、あるいは数分歩くと息継ぎのために立ち止まる。	☐
4	息切れがひどく家から出られない、あるいは衣服の着替えをする時にも息切れがある。	☐

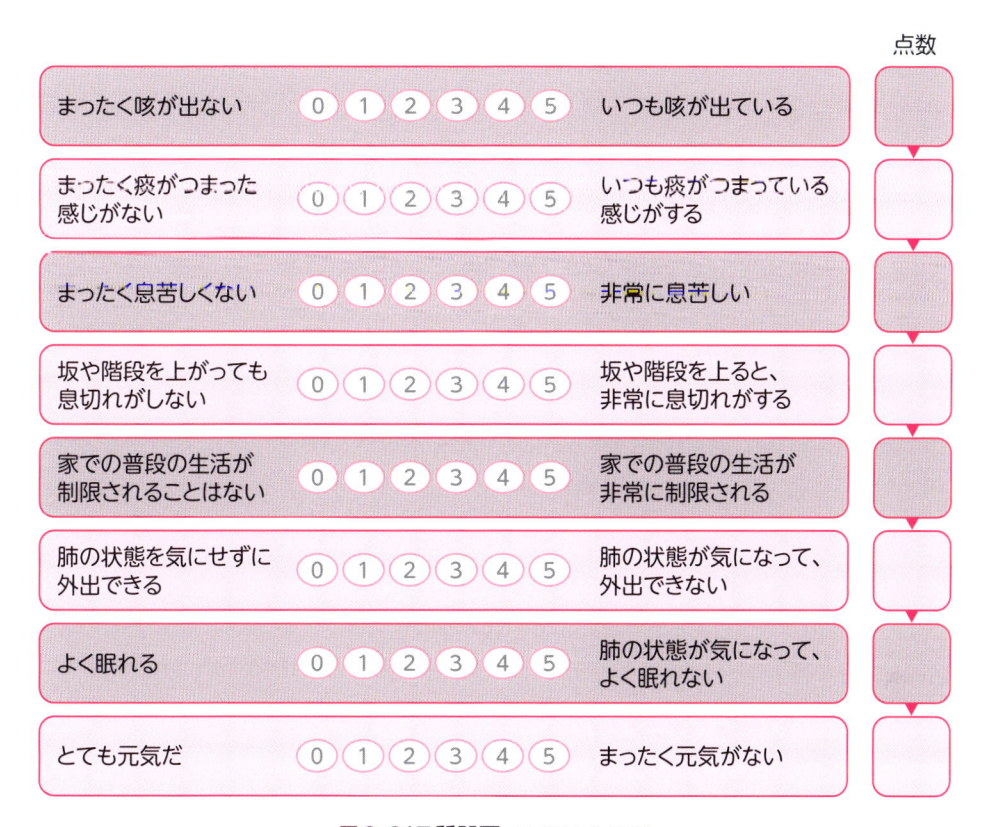

図3 CAT質問票（文献6より転載）

表4 修正Borgスケール（文献7より転載）

0	感じない	(nothing at all)
0.5	非常に弱い	(very very weak)
1	やや弱い	(very weak)
2	弱い	(weak)
3		
4	多少強い	(some what strong)
5	強い	(strong)
6		
7	とても強い	(very strong)
8		
9		
10	非常に強い	(very very strong)

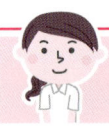

慢性期の治療とケア

COPDの治療の目標は、保持している機能を維持し、病気の進行を抑えて健康的な生活を送れるようにすることです。高齢者自身が生活のなかで治療を継続（自己管理）できるよう、本人・家族とともに**環境**を整えることが大切です。

≫禁煙

病状の進行や急性増悪の予防に直結するため、禁煙は非常に重要です。近年、加熱式タバコや電子タバコも浸透していますが、これらの使用も推奨はされていません。

禁煙に不安のある場合は**禁煙外来**を受診することで、ニコチンパッチやニコチンガムなどの代替療法を受けることも可能です。また、禁煙教室への参加も効果的です。

≫食事療法

COPDを有する人は通常よりも呼吸に筋肉を使用するため、健康な人よりも1.2～1.4倍のエネルギーを消費します[8]。また、食事動作そのものが呼吸困難を引き起こしやすいことや、過膨張となった肺が胃を圧迫することで食欲低下を起こしやすく、体重および筋力が減少しやすい傾向があります。

筋力の減少は呼吸する力を低下させるので、症状の悪化につながります。**脂質**（油脂・マヨネーズなど）は代謝によって起こる二酸化炭素の産生を控えることができるため、毎日の食事に少し追加することで効率よく摂取エネルギー量を増やすことができます。

また、筋肉を維持するために**良質なたんぱく質**を摂取することも重要です。**炭水化物やビタミン、ミネラル**もバランスよく摂取するようにし、食欲不振がある場合は間食や分割食を取り入れます。炭酸飲料などの消化管内でガスを発生させる食品は腹部膨満感を悪化させるため、できるだけ控えましょう。

≫呼吸リハビリテーション

呼吸リハビリテーションは、本人が疾患を管埋して自立できるように支援を行う包括的な介入です。プログラムは運動療法、セルフマネジメント教育、栄養療法、心理社会的支援、導入前後の評価で構成され、個々の状況に合わせて多職種（チーム医療）で介入を行います。

運動療法では**コンディショニング（口すぼめ呼吸や腹式呼吸などの呼吸トレーニング、ストレッチなど）**、筋力・持久力を高めるトレーニングが実施されます。連続した動作や反復動作は呼吸困難を誘発しやすく、腕を肩より高く上げる動作や前かがみになる動作は胸郭や呼吸筋の動きを妨げるため、日常生活での姿勢や動作、居住環境を本人・家族とともに見直し、快適に過ごせる工夫を行うことが大切です。

≫酸素療法

　病状が安定している状態においても、安静時の動脈酸素分圧（PaO$_2$）≦55Torr（SpO$_2$値≦88％）の低酸素血症がみられる場合、PaO$_2$≦60Torr（SpO$_2$値≦90％）以下で睡眠時や運動時に著しい低酸素血症がみられるときに医師が必要であると認めた場合は、**在宅酸素療法（home oxygen therapy；HOT）**が適用となります[9]。HOTは入院回数を減らし生命予後を延長するのみでなく、呼吸困難を原因とする日常生活動作の苦痛を軽減し、活動を高めることにも効果があります。

　酸素吸入装置は、自宅に設置する酸素濃縮器（または液化酸素装置）と外出時に使用する酸素ボンベがあります。身体障害者手帳を取得することで、交通費の減免や機器類の電気代の助成、パルスオキシメーターの購入補助などを受けることができます。導入の際は、**火傷や火災の危険性**について必ず説明を行いましょう。

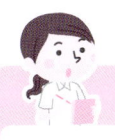

在宅医療におけるケア

コラム

　在宅酸素療法（HOT）を導入したばかりの高齢者と話していると、「苦しくないから」と酸素吸入を止めてしまう人や、指示された量を吸入しないまま動かれている人にしばしば会います。HOTは、受け入れるまでに時間を要する人もいます。HOTによる息切れの軽減や回復の早さを実感してもらえるような声かけ・働きかけを行い、高齢者が主体的に生活へ取り入れていけるよう支援していきましょう。

≫薬物療法

　COPDでは炎症や分泌物の増加によって気管支が狭くなるため、薬物療法は**気管支拡張薬**が中心となります。気管支拡張薬の多くは吸入薬であるため、治療を継続するためには本人または家族（介護者）が吸入手技を獲得できるよう支援を行います。

　その他の薬剤では、去痰薬、鎮咳薬、抗菌薬が用いられており、急性増悪や喘息の合併がみられる場合は**ステロイド薬**も併用します。処方されることの多い薬剤については、**表5**に示します。

◉吸入療法と注意点

　吸入手技の流れは、**図4**のようになります[3, 10]。含嗽（うがい）の有無は使用する薬剤によって異なるため、医師や薬剤師に確認が必要です。ただし、吸入ステロイド薬は嗄声や口腔内カンジダ予防のため、含嗽が必須となります。

　高齢者は視覚・聴覚機能の変化があるため、文字や言葉による説明のみでは手技の獲得が難しい場合があります。大きな文字や絵・写真を用いて丁寧に手順を説明するとともに、実物を使って繰り返し練習を行うようにしましょう。手指の細かな動作が難しい

表5 COPD患者に処方されている主な薬剤

種類			一般名	商品名	投与経路 （デバイス）	回数 （1回の吸入量）	副作用
気管支拡張薬	抗コリン薬	SAMA	イプラトロピウム	アトロベント®	吸入（pMDI）	―	口渇、眼圧上昇、排尿困難、嘔気、鼻血など（緑内障、前立腺肥大症がある場合は禁忌）
		LAMA	チオトロピウム	スピリーバ®	吸入（SMI/DPI）	1日1回（2吸入／1カプセル）	
			グリコピロニウム	シーブリ®	吸入（DPI）	1日1回（1カプセル）	
			アクリジニウム	エクリラ®	吸入（DPI）	1日2回（1吸入）	
			ウメクリジニウム	エンクラッセ	吸入（DPI）	1日1回（1吸入）	
	β₂刺激薬	SABA	サルブタモール	サルタノール	吸入（pMDI）	―	手指振戦、心悸亢進、頻脈、低K血症など
			サルブタモール	ベネトリン	吸入（ネブライザー）		
			プロカテロール	メプチン®	吸入（pMDI/DPI）		
					経口		
		LABA	ツロブテロール	ホクナリン®、ベラチン	経口、貼付		
			クレンブテロール	スピロペント®	経口		
			サルメテロール	セレベント	吸入（DPI）	1日2回（1吸入）	
			インダカテロール	オンブレス®	吸入（DPI）	1日1回（1カプセル）	
			ホルモテロール	オーキシス®	吸入（DPI）	1日2回（1吸入）	
	LAMA/LABA配合剤		グリコピロニウム／ホルモテロール	ビベスピ®	吸入（pMDI）	1日2回（2吸入）	（各薬効の副作用の項目を参照）
			グリコピロニウム／インダカテロール	ウルティブロ®	吸入（DPI）	1日1回（1カプセル）	
			ウメクリジニウム／ビランテロール	アノーロ	吸入（DPI）	1日1回（1吸入）	
			チオトロピウム／オロダテロール	スピオルト®	吸入（SMI）	1日1回（2吸入）	
	ICS/LAMA/LABA配合剤		ブデソニド／グリコピロニウム／ホルモテロール	ビレーズトリ®	吸入（pMDI）	1日2回（2吸入）	
			フルチカゾンフラン／ウメクリジニウム／ビランテロール	テリルジー	吸入（DPI）	1日1回（1吸入）	
			インダカテロール／グリコピロニウム／モメタゾンフラン	エナジア®	吸入（DPI）	1日1回（1カプセル）	
	ICS/LABA配合薬		サルメテロール／フルチカゾン	アドエア	吸入（pMDI/DPI）	1日2回（1吸入）	
			フルチカゾン／ホルモテロール	フルティフォーム®	吸入（pMDI）	1日2回（2～4吸入）	
			ブデソニド／ホルモテロール	シムビコート®	吸入（DPI）	1日2回（1～4吸入）	
			ビランテロール／フルチカゾンフラン	レルベア	吸入（DPI）	1日1回（1吸入）	（各薬効の副作用の項目を参照）
	キサンチン誘導体		テオフィリン	テオフィリン	経口	―	意識障害、高血糖など
			アミノフィリン	ネオフィリン®	経口、点滴		

166

表5 COPD患者に処方されている主な薬剤（続き）

種類	一般名	商品名	投与経路 （デバイス）	回数 （1回の吸入量）	副作用
ICS	ベクロメタゾン	キュバール™	吸入（pMDI）	―	発疹、口腔・呼吸器カンジダ、嗄声など（長期間の使用により感染症）
	シクレソニド	オルベスコ®	吸入（pMDI）		
	フルチカゾン	フルタイド	吸入（pMDI/DPI）		
	ブデソニド	パルミコート®	吸入（DPI）		
	モメタゾンフラン	アズマネックス®	吸入（DPI）		
去痰薬	アンブロキソール	ムコソルバン®	経口、点滴		発疹、胃部不快感など
	L-カルボシステイン	ムコダイン®			
鎮咳薬	チペピジンヒベンズ	アスベリン	経口		眠気、眩暈、悪心など
	デキストロメトルファン	メジコン®			

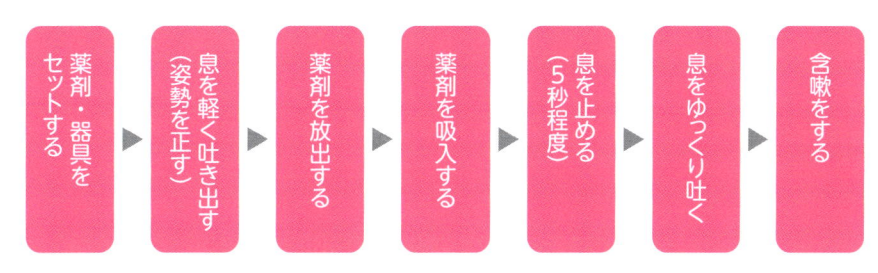

薬剤・器具をセットする ▶ 息を軽く吐き出す（姿勢を正す） ▶ 薬剤を放出する ▶ 薬剤を吸入する ▶ 息を止める（5秒程度） ▶ 息をゆっくり吐く ▶ 含嗽をする

図4 吸入手技の流れ（文献3、10より作成）

高齢者、認知機能障害のある高齢者については、家族や介護者にも手技の説明を行い、適切に吸入できる時間と環境を調整しておくことも大切です。

吸入器は薬剤が霧状に噴霧される**加圧式定量噴霧吸入器（pressurized metered-dose inhaler；pMDI）**と薬剤が粉状に噴霧される**ドライパウダー吸入器（dry powder inhaler；DPI）**があり、吸入器によって操作が異なります。吸入器の種類と特徴は、以下のとおりです。

加圧式定量噴霧吸入器（pMDI）

ボンベを押し、噴霧された薬剤を吸入します。操作が簡単で噴霧される力を利用して吸入できる反面、息を吸い込むタイミングを薬剤の噴霧に合わせなければいけない特徴があります。スペーサー（**図5**）を使用すると自分のタイミングで吸入することができるため、高齢者では必要に応じて使用を考慮します。

ドライパウダー吸入器（DPI）

吸入器内に薬剤を充填し、吸入します。自分のタイミングで薬剤を吸入できますが、吸い込む力の弱い高齢者は、薬剤が気道まで届かないことがあります。また、薬剤を充填するまでに段階的な操作が必要です。

◉ワクチン接種

細菌感染症は、COPDの急性増悪の要因の一つです。このため、あらかじめワクチ

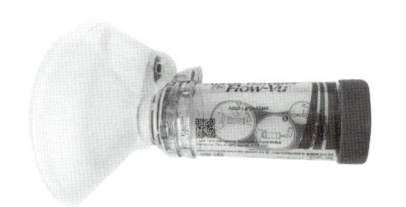
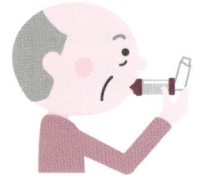

使用時のイメージ

図5 スペーサー

ンを接種しておくことは、急性増悪の予防につながります。推奨されているワクチンは、インフルエンザワクチンと肺炎球菌ワクチンの2種類です。肺炎球菌ワクチンは、1回の接種で5年以上の効果が期待できます。インフルエンザワクチンについては、本人だけでなく家族や介護者にも毎年接種をしてもらえるよう説明を行います。

≫ **よく処方されている薬剤と副作用**

◉ **抗コリン薬**

　長時間作用性抗コリン薬（long-acting muscarinic antagonist；LAMA） と**短時間作用性抗コリン薬（short-acting muscarinic antagonist；SAMA）** があります。副作用に口渇、眼圧上昇、排尿困難、嘔気などがあり注意が必要です。また、前立腺肥大や緑内障のある高齢者は症状が悪化する可能性があるため、原則として使用は控えます。

◉ **β_2刺激薬**

　長時間作用性β_2刺激薬（long-acting β_2-agonist；LABA） と**短時間作用性β_2刺激薬（short-acting β_2-agonist；SABA）** があります。副作用に心悸亢進、頻脈、振戦、低カリウム血症などがあり、注意が必要です。LABAのみ、内服薬や貼付薬による代替が可能です。

　重症度が軽度の場合はLAMAまたはLABA、単剤での効果が得られず重症度も高い場合は、LAMA/LABA配合剤が用いられます（**図6**）[11]。急性増悪が見られる場合は、**吸入ステロイド（inhaled corticosteroid；ICS）** を併用します[11]。

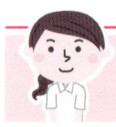

気をつけよう！ 異常サイン

　息切れや咳・痰の増加による呼吸困難、胸部不快感や違和感が出現し増強するような状態をCOPDの急性増悪といいます。呼吸器感染症が原因であることが多く、安静にしている状態でも呼吸困難が継続・増悪する場合やSpO_2値の低下やチアノーゼ・浮腫などが出現した場合、傾眠などの意識レベルの低下がみられる場合、気管支拡張薬などの効果が現れない場合は、早急な治療が必要です。

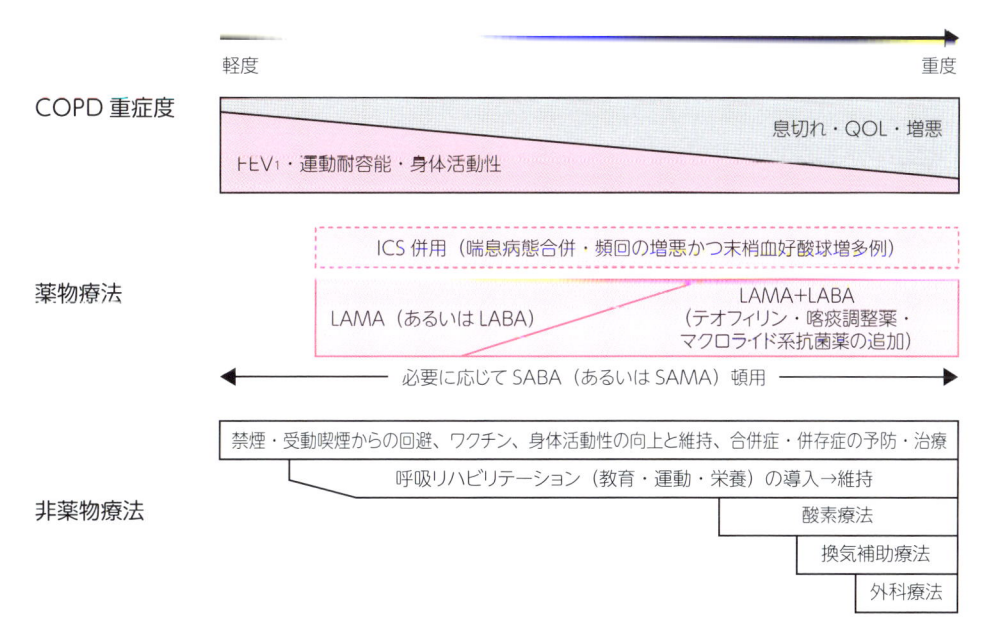

図6 安定期COPDの重症度に応じた管理 （文献11より転載）

高齢者は自覚症状が現れにくいため、自発的に不調を訴えることが難しい場合もあります。症状の現れ方も非定型であるため、呼吸器症状のみでなく言動や表情、日常生活の変化にも注意し、「ふだんと違う」と感じたときは**急性増悪の可能性**を考慮しましょう。

治療では**高流量鼻カニュラ（high-flow nasal cannula；HFNC）**や人工呼吸器も導入されます。通常の鼻カニュラや酸素マスクを用いた酸素投与を行う場合は、高濃度の酸素を吸入することでCO_2が蓄積して起こるCO_2ナルコーシスが現れる場合もあるため、目標とするSpO_2値を必ず医師に確認し、意識障害の有無に注意しながら観察を行いましょう。

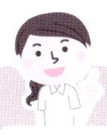

後期高齢者に対するケア

コラム

COPDを有する後期高齢者は、SpO_2値が90％以下であっても「息苦しくない」と話すことが多いです。低酸素血症でも息切れを訴えないことがあるため、注意が必要です。暮らしのなかで計画的に休息を取り入れていけるよう、住まいの特徴や生活スタイルなど、細やかな聞き取りを行いましょう。また、急性増悪の徴候が食欲低下などの症状として現れる場合もあるため、丁寧な観察を行い、微細な変化を見逃さないようにしましょう。

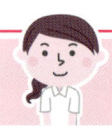

セルフケアはどうする？

　急性増悪を予防するためには、禁煙とワクチン接種に加えて、日々の感染予防が大切です。外出の際はマスクを着用し、人ごみを避け、帰宅後は手洗い・うがいを行うようにします。また、毎日の体温、SpO_2値、体重、息切れの程度を記録してもらうことで、高齢者自身が体調の変化に気づきやすくなります。注意すべき症状と数値の目安については、**表6**[12] に示します。

　処方された薬剤は正しく使用するとともに、食事と睡眠をしっかりとり、運動を日課に取り入れましょう。生活動作のなかで起こる息切れを予防するため、よく使うものは取りやすい高さに配置し、動作の途中で休憩を取り入れるなど、環境を整えるようにしましょう。とくに排泄時や入浴時は、注意が必要です。

　また、在宅酸素療法を導入している場合、喫煙はとくに厳禁です。火気は、機器の周囲から2m以上離すようにしましょう。酸素の吸入量や使用する時間は自己の判断で変更せず、必ず医師の指示を守るようにしましょう。

　呼吸困難は主観的な感覚であり、SpO_2値と必ずしも一致するわけではありません。高齢者本人が息切れを訴える場合は数値的な結果のみで判断するのではなく、苦痛を受け止め、軽減する方法を考えましょう。高齢者の活動や楽しみができるだけ制限されることのないよう、一人ひとりのライフスタイルに寄り添いながら、暮らし方の工夫を一緒に考えることが大切です。

表6 注意すべき症状と数値の目安 （文献12より一部改変）

	観察項目	目安となる数値
呼吸器感染症	・呼吸　・痰　・喘鳴　・体温　・咳嗽	体温37.5度以上
低酸素血症	・息切れ　・頭痛　・チアノーゼ ・精神不安　・動悸	SpO_2値 90％以下
高二酸化炭素血症	・不眠　・傾眠　・発汗　・頭痛 ・皮膚紅潮　・動悸　・羽ばたき振戦	$PaCO_2$値 80Torr以上・アシドーシスの存在
心不全徴候	・脈拍　・体重　・浮腫　・チアノーゼ ・胸痛　・尿量　・腹部膨満	体重1kg以上の急激な増加

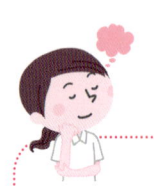

ケーススタディ わたしの経験

ケース　慢性閉塞性肺疾患（COPD）（80歳代、男性）

　軽度の認知症で要支援 2の認定を受けている患者さんは、住み慣れた自宅で一人暮らしをされていました。患者さんは5年前からCOPDと診断されており、呼吸困難で動けなく

なったことを起因に救急外来を受診され入院となりました。診察の結果、患者さんは喘息・COPDオーバーラップ症候群（asthma-COPD overlap syndrome；ACOS）と呼ばれる、気管支喘息とCOPDが合併した病態であるとがわかりました。ACOSでは治療にICSの導入が必要となるため、患者さんの吸入薬はソフトミスト吸入器（soft mist inhaler；SMI）のスピリーバ®からドライパウダー吸入器（dry powder inhaler；DPI）のテリルジー®に変更になりました。

　患者さんは近隣の友人と過ごす時間を大切にしており、自宅へ退院することを強く希望していました。しかし、短期記憶障害がみられていたことから、以前とは異なる吸入手技の獲得に時間がかかることが予測されました。このため、担当ケアマネジャーと相談し、特別訪問看護指示書の交付を受けることで、1回/日、訪問看護師の見守りのもと、吸入と手技の練習を継続できるように環境を調整しました。

＊　　　＊　　　＊

　吸入の必要性を理解されていた患者さんは新しい吸入手技を獲得することができ、増悪を起こすことなく、一人暮らしを継続することができました。

引用・参考文献

1) 日本WHO協会. 死亡原因トップ10. https://japan-who.or.jp/factsheets/factsheets_type/the-top-10-causes-of-death-2/（2024年10月閲覧）
2) 倉原優. "COPD概論：COPDのいろは". COPDの教科書：呼吸器専門医が教える診療の鉄則. 林清二監修. 東京, 医学書院, 2016, 3-7.
3) 谷規久子. "慢性閉塞性肺疾患（COPD）". 高齢者看護すぐに実践トータルナビ. 大阪, メディカ出版, 2013, 180-8.
4) 倉原優. "COPD概論：COPDで最低限必要なスパイロの知識：逃げちゃダメだ！". 前掲書2）. 29-32.
5) 日本呼吸器学会COPDガイドライン第6版作成委員会編. "診断：病期分類". COPD（慢性閉塞性肺疾患）診断と治療のためのガイドライン2022. 第6版. 東京, メディカルレビュー社, 2022, 53.
6) 日本呼吸器学会COPDガイドライン第6版作成委員会編. "診断：臨床所見". 前掲書5）. 56-61.
7) 日本呼吸ケア・リハビリテーション学会呼吸リハビリテーション委員会ほか編. "患者教育の実践：日常生活の工夫と息切れの管理". 呼吸リハビリテーションマニュアル：患者教育の考え方と実践. 東京, 照林社, 2007, 91-6.
8) 日本呼吸ケア・リハビリテーション学会呼吸リハビリテーション委員会ほか編. "患者教育の実践：栄養・食事療法". 前掲書7）. 102-6.
9) 日本呼吸器学会COPDガイドライン第6版作成委員会編. "治療と管理：増悪期の管理". 前掲書5）. 149-62.
10) 横浜市旭区瀬谷区薬剤師会 特定非営利活動法人吸入療法のステップアップをめざす会編. "実践 吸入指導（支援）：吸入療法の実際". すべての医療者のための明日からできる実践吸入指導：指導から支援へ. 改訂第3版. 駒瀬裕子監修. 東京, メディカルレビュー社, 2018, 14-62.
11) 日本呼吸器学会COPDガイドライン第6版作成委員会編. "治療と管理：安定期の管理". 前掲書5）. 96-148.
12) 日本呼吸ケア・リハビリテーション学会呼吸リハビリテーション委員会ほか編. "患者教育の実践：増悪予防・早期対応". 前掲書7）. 84-9.

5　脳出血

森山祐美 もりやま・ゆみ　兵庫県立大学 地域ケア開発研究所 客員研究員／老人看護専門看護師

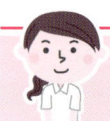

どんな疾患？

　脳出血と**脳梗塞**は、脳血管になんらかの異常が起こったときに発症する疾患で、両方を合わせて**脳卒中**と呼びます。脳卒中は、発症の部位や脳へのダメージの大きさなどにより、運動麻痺や失語症などの後遺症を残すことが多く、その後遺症によって生活への支障が出現します。

　脳出血は、脳の血管が破れて出血することを指します。出血の部位によって、脳内出血、クモ膜下出血、その他の頭蓋内出血に分かれます。脳出血の原因には、高血圧症、脳動脈瘤、脳動静脈奇形、もやもや病、血管腫、脳腫瘍、アミロイドアンギオパシー、脳静脈（洞）血栓症、硬膜動静脈瘻などがあります。ここでは、血管にダメージを受けやすくなる年代、いわゆる高齢者に増える高血圧によって起こる脳出血（**高血圧性脳出血**）に着目し、説明します。

≫病態

　出血部位（**図1**）は、被殻（約50％）、視床（約20％）、皮質下（約10％）、脳幹（約10％）、小脳（約10％）です[1]。

　脳出血は、1日のうちで血圧が最も高くなる**午前中に発症する**ことが多く、一般的な症状として、**頭痛**と**嘔吐**を伴います。症状は出血部位と血腫の大きさによって異なります（**図2**）。

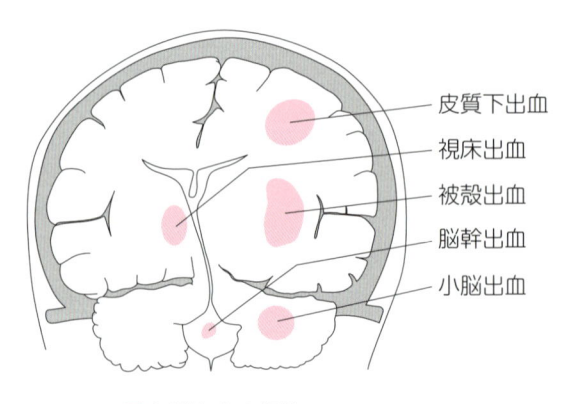

図1 脳出血の部位

被殻出血
片麻痺
感覚障害
失語症（理解、読む、書くなどの言語能力の低下や消失）
共同偏視（出血部位への両眼球の偏位）

視床出血
感覚障害

脳幹出血
意識障害、四肢麻痺、眼球運動障害、嚥下障害

皮質下出血
片麻痺
失語症
ゲルストマン症候群（失書：自発的に字を書くことも書き取りもできない、失算：暗算も筆算もできない、手指失認：指定された指を示せない、左右失認・左右がわからない）

小脳出血
頭痛、嘔吐、めまい、失調

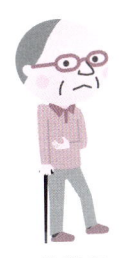
片麻痺
出血部位とは反対側の
手足の麻痺

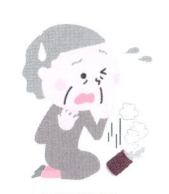
感覚障害
知覚の異常や感覚の鈍麻

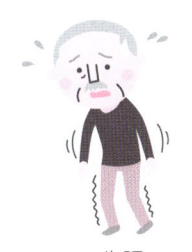
失調
立ち上がるとふらふらして
歩けない

図2 部位別の典型的な症状

≫治療

脳出血は突然起こります。頭痛や嘔吐など症状も重いため、救急車による緊急搬送がなされます。呼吸や循環の確保が大切ですが、嘔吐がある場合は、嘔吐物による窒息や誤嚥性肺炎を起こさないよう、身体を横に向け、口腔内にある嘔吐物は取り除くようにします。

緊急搬送後はCTにより診断がなされ、出血の量などにより保存的治療（血圧を下げる、脳浮腫の軽減など）、もしくは外科的治療（開頭血腫除去、内視鏡や定位脳手術による血腫吸引）が行われます。

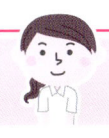

アセスメント

≫アセスメントするうえでの重要ポイント：急性期を中心に

◉症状とバイタルサインの観察

脳出血が発症すれば、突然、頭痛や嘔吐、片麻痺や感覚障害などの症状が現れることから、症状により脳の障害部位が想定できます。それと同時に、神経学的所見（意識、

精神状態、運動、感覚、反射など）やバイタルサインの変調に十分注意し、生命の維持に対する処置や援助を行っていきます。

⊙ 血圧のコントロール

出血により頭蓋内圧が亢進すると、頭蓋内末梢血管抵抗が増え、脳の血液灌流が減少します。すると、ホメオスタシス（生体の恒常性）により脳の血流を維持しようと血圧が上昇し、その反動で徐脈となります。これを**クッシング現象**といいます。この場合、血圧を下げる対処（降圧薬の投与）だけでなく、根本である頭蓋内圧を下げる対処（脳圧降下薬の投与）が必要です。

急性の頭蓋内圧亢進が起こると、呼吸不全や循環不全が起こり、神経学的所見やバイタルサインに変化が現れやすいので、観察による異常の早期発見が重要となります。

⊙ 高齢者の苦痛に目を向ける

脳出血は、頭痛や嘔吐、麻痺や失語などといった苦痛を伴う症状が起こります。頭痛や嘔吐は治療によって改善されますが、麻痺や失語などは残ってしまうことが多いです。現在の苦痛（痛みや死への恐怖、コミュニケーションが思うようにとれないなど）、将来を考えるうえでの苦痛（今までの生活を奪われる恐怖など）に目を向け、**ケア提供者として何ができるのかをつねに考えケアを提供**していきましょう。

⊙ 安静臥床による弊害や合併症の発生を防ぐ

高齢者は、恒常性を維持する機能が低下していることから、脳出血による二次的障害や合併症を発症しやすくなっています。これらを防ぐためには、発症後できるだけ早い段階で離床をうながし、リハビリテーションへとつなげます。しかし、神経学的所見やバイタルサインが安定しない場合は、離床の時期を十分検討する必要があります。

また、高齢者は、高血圧や糖尿病、心臓病などといった全身疾患を有している場合が多いため、脳出血の治療と並行してこれらの治療も継続していかなければなりません。これらの全身疾患は、脳出血の治療と、今後の生活を整えていくうえで大きく影響してきます。

⊙ 家族の心にも敏感に

苦痛症状を呈したり、意思疎通が図れなくなった高齢者を目前に、家族はどのような思いを抱いているのでしょうか。気持ちが動揺しているなか、治療の決断を迫られたり、愛する人の死を予感するというのはどういうことなのでしょうか。その気持ちに寄り添いながら、家族へのケアもしっかりと行いましょう。

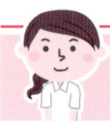

慢性期の治療とケア

≫ 血圧のコントロール

慢性期の治療でも、再出血を起こさないための血圧のコントロールが重要となってき

ます。『脳卒中治療ガイドライン2021』[2]によると、推奨される血圧の目標値として、①「脳出血では血圧のコントロール不良例での再発が多く、慢性期では130/80mmHg未満を降圧目標とすることは妥当である（推奨度 B・エビデンスレベル 中）」、②「脳出血再発リスクが高い場合では120/80mmHg未満を降圧目標とした、より厳格な血圧管理を行うことを考慮してもよい（推奨度 C・エビデンスレベル 低）」と示されています。

脳出血を起こした場合、多くの人が降圧薬を内服することになります。**高齢者自身が自分の体調を気遣える**（例えば「ちょっと頭が重いから血圧を測ってみよう！」と行動に移す）ようにかかわります。医療者や介護者が血圧に着目し、内服が適切に行えているかどうかを確認・援助するのはもちろんですが、高齢者自身に「いつもと何かが違う」といったサインに気づける力をつけてもらえるようにかかわります。

また、血圧を上げる要因として食事による塩分摂取量に着目しないわけにはいきません。最近では、減塩の調味料も多く出回っていますし、出汁をしっかりとった味付けにすることなども塩分摂取量を控えるためには効果的です。

≫ 生活習慣の調整

脳出血は生活習慣病の1つでもあり、その調整が重要であることも忘れてはいけません。塩分もそうですが、飲酒や喫煙などの嗜好品はすぐには止めたり減らしたりできないものです。長年その生活を続けてきた高齢者にとっては、とくにそうでしょう。そのことでストレスがかかり、治療を中断してしまうこともよくある話です。**生活のなかで飲酒や喫煙がどのような意味をもつのかを確認**し、自分で飲酒や喫煙を控えようと思えるようになる、その過程を大切にしてかかわっていきましょう。

≫ 後遺症に対するケア

脳出血で起こる後遺症のうち、いちばん多いのは片麻痺です。**片麻痺**の程度にもよりますが、体幹のバランスが不安定となり、麻痺により筋力や支持力なども低下することから脱臼を起こしやすい状態となります。動き方を体得するまでは安全面に十分配慮し、脱臼予防に関しては、患側への注意を意識づけることや三角巾やスリングなどの使用を考慮するのもよい方法です。麻痺側の肩に出現しやすい疼痛は、リハビリテーションを阻害する要因にもなります。疼痛除去のために、非ステロイド性抗炎症薬（NSAIDs）の使用なども考慮します。

脳出血の後遺症は、出血の部位や程度によってさまざまです。片麻痺といった運動障害以外にも、感覚障害や言語障害、排泄障害や嚥下障害などさまざまな障害が起こります。その他にも、高次脳機能障害や感情障害などもあり、これらが複数出現する可能性もあります。症状および生活への影響をていねいに確認し、治療やケアに結びつけていきましょう。

リハビリテーションは急性期から開始されますが、リハビリテーションという名目で

実施されるものだけがリハビリテーションではなく、**リズムのある日常を過ごすことも高齢者のリハビリテーションにつながる**と理解しましょう。また、障害のみに着目するのではなく、患者さんの全体像を把握しながら、患者さんの生活や尊厳、これからの生き方に目を向けた目標設定を行い実施していきます。それには、環境要因（住宅環境、人的環境など）も大きくかかわってきます。

（**参照**〈第2章2 尿失禁〉p.51、〈第2章3 排便障害（便秘・下痢）〉p.63、〈第2章5 摂食嚥下障害〉p.91）、〈第3章6 脳梗塞〉p.180）

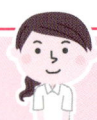

よく服用されている薬と副作用

降圧薬としては、カルシウム（Ca）拮抗薬、アンジオテンシン変換酵素（ACE）阻害薬、アンジオテンシンⅡ受容体拮抗薬（ARB）、少量の利尿薬などが推奨されます。とくに糖尿病や心房細動を合併する場合には、多面的効果のあるACE阻害薬やARBが推奨されます。

≫カルシウム（Ca）拮抗薬

ジヒドロピリジン系のカルシウム（Ca）拮抗薬は、グレープフルーツの成分であるフラノクマリン類が影響し、飲み合わせると過剰な降圧作用を引き起こすことがあります。

≫ACE阻害薬

空咳の副作用が起こることがあります。その場合、ARBへの変更で改善することが多いです。

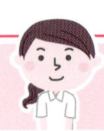

気をつけよう！ 異常サイン

≫急性期

バイタルサインや神経学的所見をきちんとみていきます。

◉呼吸

呼吸状態の悪化は、低酸素により脳の損傷をさらに悪化させます。**舌根沈下や気道閉塞**には十分注意を！

◉血圧

再出血による血腫の増大予防が大切です。頻回に血圧測定を行うとともに、瞳孔の異常、麻痺の出現や進行の有無など、神経学的所見をみます。怒責を避けるなど、排便調整も大切です。

◉脈拍

脳へのダメージから、突然不整脈が出現したり心停止に至ったりすることがあります。また、高齢者は心疾患を合併していることも多いため、心電図モニター管理を行い異常の有無を早期に発見します。

◉体温

発熱は感染の徴候の1つでもあり、発熱によって脳浮腫が起こり頭蓋内圧の亢進をきたすこともあります。すみやかに解熱を図ります。

> ≫ 慢性期

いちばん怖いのは、脳出血の再発です。降圧薬の内服をきちんと行い、生活上では血圧が上がることを避けているにもかかわらず血圧が高値にある場合は、すみやかに医師の診察を受けることが必要です。

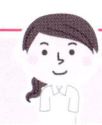

セルフケアはどうする？

大切なのは、**脳出血の再発を予防するという意識を高齢者自身がもつこと**です。「慢性期の治療とケア」でも述べましたが、自分の身体を気遣い「血圧を測ろう」と行動を起こしたり、「体調が悪い」と声を上げることができるのは大切なことです。

また、さまざまな後遺症が残ったとしても、少しでもできることをすることが自尊感情を高めるうえでも重要です。医療者・家族・介護者による全面的な介助は最小限にできるよう、本人も含めた関係者が話し合って生活を整えていきましょう。

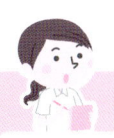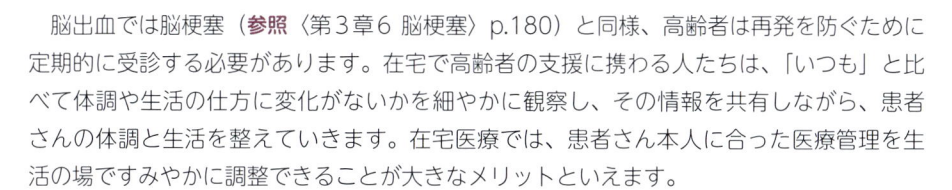

在宅医療におけるケア

コラム

脳出血では脳梗塞（**参照**〈第3章6 脳梗塞〉p.180）と同様、高齢者は再発を防ぐために定期的に受診する必要があります。在宅で高齢者の支援に携わる人たちは、「いつも」と比べて体調や生活の仕方に変化がないかを細やかに観察し、その情報を共有しながら、患者さんの体調と生活を整えていきます。在宅医療では、患者さん本人に合った医療管理を生活の場ですみやかに調整できることが大きなメリットといえます。

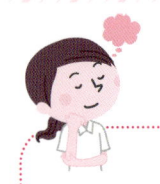

ケース 脳出血（70歳代、男性）

　左被殻出血で開頭血腫除去術を行った大柄な患者さんが、術後2日目にせん妄を発症しました。せん妄は過活動型で、ふらつく身体を動かしバランスを崩して転倒の危険もありました。対応に緊急を要し、動くと血圧も上昇し再出血も危惧されたので、スタッフは体動の抑制を行いましたが、抑制がさらにせん妄の悪化を招き、血圧を上げてしまう悪循環になってしまっていました。

◉対応1：再出血や転倒・転落の危険性を回避する

　これまでのやりとりで患者さんの興奮はピークに達していたため、患者さんに近づくものならスタッフもけがをしてしまうような状態でした。そこで、主治医と相談し、注射で抗精神病薬を投与し、すみやかに興奮を抑えることにしました。抗精神病薬を用いることで過剰な鎮静がかかり、術後の意識レベルの確認が行いにくくなることを危惧するスタッフもいましたが、バイタルサインや神経学的所見をトータルにみて術後管理をすることですみやかに危険予知ができることを共通理解とし、様子を見ることとしました。

◉対応2：せん妄の引き金をさぐる

　高齢者の脳出血であり、その術後であることを考えると、それだけでせん妄が発症してもおかしくない状況です。しかし、患者さんにはそれ以外にも「身体の弱い妻のことが気になって…」という気がかりがありました。軽度の失語があったため、興奮しながら話す言葉からは動こうとする理由を推測することが難しかったのですが、ご家族とその理由を考えていくうちに、「もしや…」と、思い当たったのです。

＊　　　＊　　　＊

　鎮静から覚めた患者さんは、再び動き出そうとしました。スタッフは、「奥様のことが気になられるのですね。娘さんが『お母さんのことは心配しないで。私たちがしっかり面倒みるから』とおっしゃっていましたよ」と、伝えました。患者さんは、その言葉を聞いてはっとした様子で、浮かしかけていた腰をベッドに下ろしました。そして、ほっとした表情をしました。スタッフ全員で、せん妄から抜けた患者さんを確認した瞬間でした。

　その後、患者さんは急性期の期間を乗り越え、「妻の待つ家へ早く！」という思いを胸にリハビリテーションをがんばり、自宅へと帰っていきました。

（**参照**〈第2章8　生活リズムの乱れ（睡眠障害・せん妄）〉p.128）

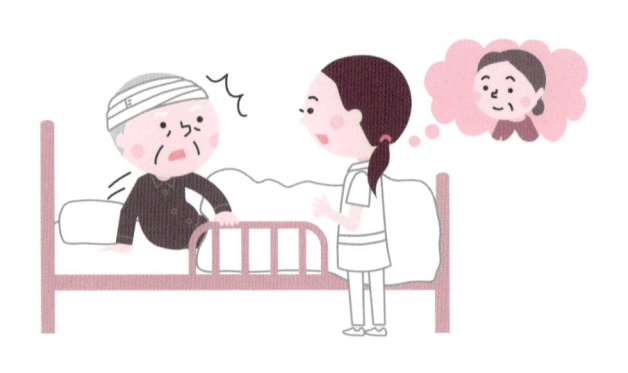

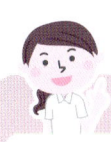

後期高齢者に対するケア

コラム

　年齢を重ね、とくに後期高齢者になると、長年にわたって身につけてきた生活習慣を変えることが難しくなります。また、老化に伴う身体機能の変化により、自ら実行することも困難になっていきます。この状況に、脳出血や脳梗塞などの後遺症が重なると、どのような影響があるのでしょうか。困難な状況に直面し、時には生きる意欲さえ脅かされるかもしれません。病気によって変化した状況のなかで、患者さん本人が残りの人生をどのように生きたいと望んでいるのかを明らかにし、できる限りその望む生活を続けていけるよう、本人を含めた関係者間でしっかりと話し合うことが重要です。

引用・参考文献

1）高橋伸明.“脳内出血”．やさしくわかる脳神経外科. 東京, 照林社, 2011, 38.
2）日本脳卒中学会脳卒中ガイドライン委員会編.“血管性認知症”．脳卒中治療ガイドライン 2021［改訂 2023］．東京, 協和企画, 2023, 236-8.
3）伊豆津宏二ほか編. 今日の治療薬 2024：解説と便覧. 東京, 南江堂, 2024.
4）福井次矢ほか編. 今日の治療指針 2024 年版：私はこう治療している. 東京, 医学書院, 2024.

6 脳梗塞

森山祐美 もりやま・ゆみ　兵庫県立大学 地域ケア開発研究所 客員研究員／老人看護専門看護師

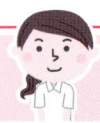

どんな疾患？

≫病態

　脳梗塞は、脳の動脈が閉塞し、脳に血液が供給されず脳細胞が壊死してしまう状態を指します。脳梗塞を虚血の機序で分類すると、動脈硬化を基盤として血管腔が狭窄し、それに血栓が形成されて起こる「（脳）**血栓症**」と、脳以外の血管や心臓に形成された血栓が脳動脈に詰まって起こる「（脳）**塞栓症**」、動脈硬化を基盤とした狭窄や閉塞に低血圧や心不全、血液粘度変化（貧血など）が加わり、脳灌流圧が低下することによる「血行力学性」とに分けられます。また、脳梗塞を臨床症状的に分類すると、「**アテローム血栓性脳梗塞**」「**心原性脳塞栓症**」「**ラクナ梗塞**」の3つに分けられます（**表1**）[1]。

≫症状

　脳梗塞の症状は、脳出血と同様に、症状がないものから昏睡に至るまで、障害される部位や程度によりさまざまです。症状の例としては、**意識障害、片麻痺、失語症、構音障害**（発語に関する神経の麻痺により、発語が不明瞭になる）、**ゲルストマン症候群、失認**（感覚障害や知能低下がないにもかかわらず、対象を認知できない）、**同名半盲**（視野の半分が欠け、両目の同じ側が見えなくなる）、**小脳失調症**（歩行にふらつきが出る、手の動きの悪さ、舌のもつれ、自律神経失調症状、下肢のつっぱりなど）などがみられます（脳梗塞も脳出血も、障害される部位によっては同じ症状が出ます）（**参照**〈第3章5 脳出血〉p.172）。

≫治療

　脳梗塞は、発症後すみやかに治療を行うことが予後の鍵となります。急性期の治療では、脳梗塞の分類や症状に合わせ、抗血栓療法、脳保護療法、抗脳浮腫療法、rt-PAによる血栓溶解療法（発症4.5時間以内の脳梗塞に適応）、手術などが行われます。

　手術以外は、薬剤投与がメインとなる治療です。看護師は、治療が問題なく行われ障害が最小限となるよう、全身管理を行っていきます。

表1 脳梗塞の分類／臨床症状による分類（文献1より転載）

	アテローム血栓性脳梗塞	心原性脳塞栓症	ラクナ梗塞
	脳を灌流する頭蓋内・頭蓋外にある主幹動脈のアテローム粥腫を原因とする脳梗塞	心血管系にできた血栓が脳血管に塞栓することにより起こる脳梗塞	脳深部・脳幹の穿通枝動脈が閉塞することによって生じる小梗塞
頻度	30〜40％	20〜30％	40〜50％
好発年齢	壮年・高年	若年・高年	壮年・高年
基礎疾患	●高血圧　●糖尿病　●脂質異常症　●喫煙	●心房細動　●心筋梗塞　●弁膜症　●卵円孔開存	●高血圧　●糖尿病
発症形式	段階進行	突発完成・重症	比較的緩徐・軽症
CT・MRI所見	脳深部、境界域に小〜中梗塞巣（＞15mm）	皮質(＋脳深部)に小〜大梗塞巣、出血性梗塞	脳深部に小梗塞巣（＜15mm）
内科的治療	血小板凝集抑制薬（抗血小板薬）抗凝固薬	抗凝固薬	血小板凝集抑制薬（抗血小板薬）
外科的治療	●頸動脈内膜剥離術　●頸動脈ステント留置術　●頭蓋外・頭蓋内バイパス手術	●血管内手術（血栓除去術）	なし

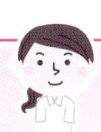

アセスメント

≫アセスメントするうえでの重要ポイント：急性期を中心に

バイタルサインをはじめ神経学的観察（**表2**）[2] を行い、薬剤投与が問題なく行われているか、副作用の徴候（rt-PA による血栓溶解療法では、頭蓋内出血にとくに注意が必要）を確認します。

また、肺動脈血栓症や深部静脈血栓症、誤嚥性肺炎などの合併症の予防や早期発見に努めます（**参照**〈第3章5 脳出血〉p.172）。

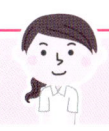

慢性期の治療とケア

≫再発予防

脳梗塞は、脳卒中のなかでも再発が多い病気とされています。脳梗塞の再発により、

表2 National Institutes of Health Stroke Scale (NIHSS)（文献2より転載）

[意識水準]　気管挿管、言語的障壁あるいは口腔外傷などによって評価が妨げられたとしても、患者の反応をどれか一つに評価選択する。痛み刺激を加えられた際に患者が反射的姿勢以外にはまったく運動を呈さない場合のみ3点とする。

　　0：完全に覚醒。的確に反応する
　　1：覚醒していないが簡単な刺激で覚醒し、命令に答えたり、反応したりできる
　　2：注意を向けさせるには繰り返す刺激が必要か、あるいは意識が混濁していて（常同的ではない）運動を生じさせるには強い刺激や痛み刺激が必要である
　　3：反射的運動や自立的反応しかみられないか、完全に無反応、弛緩状態、無反射状態である

[質問]　検査日の月名および年齢を尋ねる。返答は正解でなければならず、近似した答えは無効。失語症、混迷の患者は2点。気管内挿管、口腔外傷、強度の構音障害、言語的障壁あるいは失語症によらない何らかの問題のために患者が話すことができなければ1点。最初の応答のみを評価し、検者は言語的あるいは非言語的手懸りを与えてはならない。

　　0：両方の質問に正解　　1：一方の質問に正解　　2：両方とも不正解

[命令]　開閉眼を命じ、続いて手の開閉を命じる。もし手が使えないときは他の1段階命令に置換可。実行しようとする明らかな企図は見られるが、筋力低下のために完遂できないときは点を与える。患者が命令に反応しないときはパントマイムで示す。外傷、切断または他の身体的障害のある患者には適当な1段階命令に置き換える。最初の企図のみを評価する。

　　0：両方とも可能　　1：一方だけ可能　　2：両方とも不可

[注視]　水平運動のみ評価。随意的あるいは反射的(oculocephalic)眼球運動を評価。カロリックテストは行わない。共同偏視を有しているが、随意的あるいは反射的にこれを克服可能なら1点、単一のⅢ、Ⅳ、Ⅵの麻痺を有するときは1点とする。すべての失語症患者で評価可能である。眼外傷、眼帯、病前からの盲、あるいは他の視野視力障害を有する患者は反射的運動あるいは適切な方法で評価する。視線を合わせ、患者の周りを横に動くことで注視麻痺の存在を検知できることがある。

　　0：正常
　　1：注視が一側あるいは両側の眼球で異常であるが、固定した偏視や完全注視麻痺ではない
　　2：「人形の目」手技で克服できない固定した偏視や完全注視麻痺

[視野]　対座法で評価する。視野（上下1/4）で動かしている指あるいはthreatで検査する。患者を励ましてよいが、動いている指の方を適切に向くのなら0点、一側眼の盲や単眼の場合は健常側の視野を評価する。1/4盲を含む明らかな左右差が認められた時のみ1点。全盲はどのような理由であっても3点。

　　0：視野欠損なし　　　1：部分的半盲　　2：完全半盲　　3：両側性半盲（皮質盲を含む）

[麻痺-顔]　歯を見せるか笑ってみせる、あるいは目を閉じるように命じるかパントマイムで示す。反応の悪い患者や理解力のない患者では痛み刺激に対する渋面の左右差でみる。顔面外傷、気管内挿管、包帯、あるいは他の身体的障壁のため顔面が隠れているときは、できるだけこれらを取り去って評価する。

　　0：正常な対称的な動き　　　1：鼻唇溝の平坦化、笑顔の不対称
　　2：顔面下半分の完全あるいはほぼ完全な麻痺　　　3：顔面半分の動きがまったくない

[麻痺-上肢]　上肢は90°（座位）または45°（仰臥位）に置く。失語症患者には声やパントマイムで示すが、痛み刺激は用いない。最初は非麻痺側から評価する。切断肢や肩の癒合があるときは9点。9点とつけた理由を明記しておく。

　　0：90°(45°)に10秒間保持可能
　　1：90°(45°)に保持可能も、10秒以内に下垂。ベッドを打つようには下垂しない
　　2：重力に抗せるが、90°(45°)まで挙上できない　　　3：重力に抗せない。ベッド上に落ちる
　　4：まったく動きが見られない　　　9：切断、関節癒合

[麻痺-下肢]　下肢は30°（必ず仰臥位）に置く。失語症患者には声やパントマイムで示すが、痛み刺激は用いない。最初は非麻痺側から評価。切断肢や股関節の癒合があるときは9点。9点の理由を明記。

　　0：30°を5秒間保持可能
　　1：30°を保持可能も、5秒以内に下垂。ベッドを打つようには下垂しない
　　2：重力に抗せるが、落下する　　　3：重力に抗せない。即座にベッド上に落ちる
　　4：まったく動きが見られない　　　9：切断、関節癒合

表2 National Institutes of Health Stroke Scale (NIHSS)(続き) （文献2より転載）

[運動失調] 指-鼻-指試験、踵-膝試験は両側で施行。開眼で評価し、視野障害がある場合は、健側の視野で評価する。筋力低下の存在を割り引いても存在するときのみ陽性とする。理解力のない患者、片麻痺の患者は 0 点、切断肢や関節癒合が存在する場合は 9 点。9 点とした理由を明記する。全盲の場合は伸展位から鼻に触れることで評価する。 　　0：なし　　1：1 肢に存在　　2：2 肢に存在　　9：切断、関節癒合
[感 覚] 知覚または検査時の痛みに対する渋面、あるいは意識障害や失語症患者での痛み刺激からの逃避反応により評価する。半側感覚障害を正確に調べるのに必要な多くの身体部位（前腕、下肢、体幹、顔面）で評価すること。重篤あるいは完全な感覚障害が明白に示された時のみ 2 点を与える。従って、混迷あるいは失語症患者は 1 点または 0 点となる。脳幹部脳血管障害で両側の感覚障害がある場合、2 点。無反応、四肢麻痺の患者は 2 点。昏睡患者は 2 点。 　　0：正常 　　1：痛みを鈍く感じるか、あるいは痛みは障害されているが触られていることはわかる 　　2：触られていることもわからない。
[言 語] これより前の項目の評価を行っている間に言語に関する多くの情報が得られている。絵カードの中で起こっていることを訪ね、呼称カードの中の物品名を言わせ、文章カードを読ませる。言語理解はここでの反応およびこれ以前の評価時の命令に対する反応から判断する。もし、視覚障害によってこの検査ができないときは、手の中に置かれた物品の同定、復唱、発話を命ずる。挿管されている患者は書字するようにする。混迷や非協力的患者でも評価をし、昏睡患者、患者が完全に無言か 1 段階命令にまったく応じない場合は 3 点。 　　0：正常 　　1：明らかな流暢性・理解力の障害はあるが、表出された思考、表出の形に重大な制限を受けていない。しかし、発語や理解の障害のために与えられた材料に関する会話が困難か不能である。患者の反応から答えを同定することが可能。 　　2：コミュニケーションは全て断片的な表出からなり、検者に多くの決めつけ、聞き直し、推測が必要。交換される情報の範囲は限定的で、コミュニケーションに困難を感じる。患者の反応から答えを同定することが不可能。 　　3：有効な発語や聴覚理解はまったく認められない。
[構音障害] もし患者が失語症でなかったら、前出のカード音読や単語の復唱をさせることから適切な発話の例を得なければならない。もし患者が失語症なら、自発語の構音の明瞭さを評価する。挿管、発話を妨げる他の身体的障壁があるときは 9 点。9 点とつけた理由を明記しておく。患者にこの項目の評価の理由を告げてはならない。 　　0：正常 　　1：少なくともいくつかの単語で構音が異常で、悪くとも何らかの困難は伴うものの理解し得る 　　2：構音異常が強く、検者が理解不能である　　9：挿管、身体的障壁
[消去現象と無視] これより前の項目を評価している間に無視を評価するための充分な情報を得られている。もし 2 点同時刺激を行うことを妨げるような重篤な視覚異常がある場合、体性感覚による 2 点同時刺激で正常なら評価は正常とする。失語があっても両側に注意を向けているようにみえるとき、評価は正常とする。視空間無視や病態失認の存在は無視の証拠としてよい。無視は存在したときのみありと評価されるので、評価不能はありえない。 　　0：正常 　　1：視覚、触覚、聴覚、視空間、あるいは自己身体に対する不注意。1 つの感覚様式で 2 点同時刺激に対する消去現象 　　2：重度の半側不注意あるいは 2 つ以上の感覚様式に対する消去現象。一方の手を認識しない、または空間の一側にしか注意を向けない

（森悦朗教授翻訳、一部改訳）

前回の発症時よりも症状が重症化したり、新たな後遺症が出現したりする可能性もあるので、**再発を予防**することがとても重要です。

　脳梗塞の再発を予防するためには、血栓をつくらないことが重要であり、抗血栓療法を慢性期でも継続して行います。抗血栓療法のうち、アテローム血栓性脳梗塞やラクナ

梗塞などには**抗血小板療法**を行い、心原性脳塞栓症には、**抗凝固療法**を行います。

　慢性期には、内服薬による再発予防を図るとともに、リハビリテーションが治療の中心となります。脳梗塞再発の危険因子として、高血圧、糖尿病、脂質異常症、心房細動、飲酒、喫煙などがあり、脳梗塞発症のリスクとなる基礎疾患や影響因子の管理を行うことが重要です。

≫ 内服のサポート

　定期的に受診を行い、処方された薬剤を内服します。そのために看護師は、内服状況を確認し、内服を困難にしている要因はないかを確かめ、確実に内服できる状況を整えます。例えば、認知機能の低下により内服行動がとれない場合は、薬の袋を破ることができるのか、手に持たせると飲めるのかなどを細かくみていき、**どうすれば高齢者が残された自分の力を最大限に発揮しながら内服ができるのか**を考えていきます。そして、家族の生活や心情も考慮しながら家族のサポート体制を整えたり、社会資源の導入を行ったり、生活状況に合わせた内服時間となるよう薬剤内容を医師と調整するなどあらゆる方面から高齢者を支えます。

≫ リハビリテーション

　リハビリテーションにおいては、脳出血のリハビリテーションと同様に、十分なリスク管理のもとで急性期から行うことが日常生活の質の向上につながっていきます。しかし、**脳卒中後にはうつ病を発症することも多く**、それが日常生活やリハビリテーションを阻害する要因となることもあり、その評価・治療が重要です。抗うつ薬の投与が開始されることもあります。うつ病の症状と薬剤の効果・副作用を確認し、状態を整えていきます。また、**脳卒中が原因で認知症を発症することもあり**、症状に応じたケアが必要になります（**参照**〈第3章5 脳出血〉p.172、〈第3章7 認知症〉p.188、〈第3章9 うつ病〉p.208）。

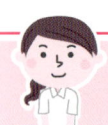

よく服用されている薬と副作用

≫ 抗血小板薬

　脳梗塞の再発予防に適応のある抗血小板薬としては、バイアスピリン®、プラビックス®、プレタール®、エフィエント®などがあります。

- プラビックス®またはバイアスピリン®とプレタール®の併用は出血のリスクを増大させないことから、脳主幹動脈に病変を有する高リスク症例における再発予防に推奨されます。
- ラクナ梗塞では、プレタール®が推奨されます。
- バイアスピリン®は消化管出血、プラビックス®は肝機能障害、プレタール®は頭痛

と頻脈に注意が必要です。

≫ 抗凝固薬

　心原性脳塞栓症の最大の原因は心房細動であり、再発予防のための薬剤としては抗凝固薬が中心となります。

- ワーファリン®は**ビタミンKの影響を受ける**ため、納豆、緑黄色野菜、クロレラなどを過剰摂取しないよう注意します。また、薬剤相互作用（飲み合わせることによって、作用や副作用が強く出たり、新たな副作用を引き起こすこと）も多いため、注意が必要です。
- プラザキサ®、エリキュース®、イグザレルト®、リクシアナ®の4剤は、ビタミンKの影響は受けませんが、年齢や腎機能障害、体重により減量が必要になります。
- 抗血小板薬や抗凝固薬は、出血のリスクを伴う手術や外科的処置を行う場合にはあらかじめ休止すべきものが多いため、注意が必要です。けがによる出血にも注意します。

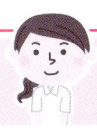

気をつけよう！ 異常サイン

≫ 一過性脳虚血発作（TIA）

　脳梗塞は、「アセスメント」で述べたようにさまざまな症状を呈します。その前ぶれである**一過性脳虚血発作（transient ischemic attack；TIA）**でも、同等の症状（突然手足が動かない、急に言葉が話せない、顔のゆがみが出てきたなど）が出現します。これらには、十分に注意をしなければなりません。

　TIAは、突発した脳の局所症状が24時間以内に消失することを指します。「TIAの病態は脳梗塞と同一であり、虚血時間が短時間であったために症状が一過性であったにすぎない。TIA発症後、90日以内に約20％では脳梗塞が発症し、その半数は48時間以内に発症することから、TIAは緊急疾患として対応する必要がある」[3] と述べられています。症状がすぐ消失したとしても直ちに医療機関を受診し、TIAとの確定診断がつくまでは脳梗塞と同様の治療を行います。

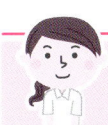

セルフケアはどうする？

　脳梗塞の再発を予防するためには、意識と行動、そして残された能力を最大限発揮しながら生活することがとても大切です（**参照**〈第3章5 脳出血〉p.172）。患者さん自身が主体的に生活でき、自分自身をセルフケアできるよう、患者さんを中心に生活を整えていきましょう。

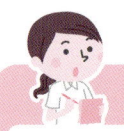

在宅医療におけるケア

　在宅医療を受けながら生活している高齢者およびその家族は、「何かあればすぐに医療者に対応してもらえるのだろうか」と不安に思いながら過ごしていることが多いです。脳出血や脳梗塞のように、再発予防を常に念頭に置きながら生活しなければならない場合はなおさら、この思いは強くなります。在宅医療において医療者は、在宅生活を実際に見て、その内容を聞き取りながら、危険因子のコントロールを具体的に提示し、それができるように本人や家族と調整していくことが大切です。その作業を丁寧に行うことが、本人や家族に「何かあればすぐに対応してもらえる」という安心感をもたらします。

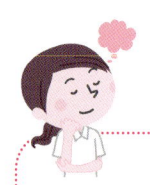

ケーススタディ わたしの経験

ケース　脳梗塞（80歳代、女性）

　ラクナ梗塞の発症により治療を行っていた患者さんは、入院1週間後に梗塞像が拡大し、それまで認められていた軽い左片麻痺の症状が進み、起き上がりも介助が必要となってしまいました。食事が開始となった当初は自分で食べることもできていたのですが、徐々に食欲が減り、言葉数も少なくなり、リハビリテーションが開始となったものの「しんどい」という言葉以外はあまり発することがなくなり、自発的に動くこともなくなってしまいました。家族もスタッフも、「がんばってリハビリをして早くおうちに帰ろう！」と励ますのですが、様子は改善されませんでした。

◉対応1：患者さんの思いに心を寄せる

　家族もスタッフも、何とか患者さんのやる気を引き出そうと「がんばって！」を連発している状況にありました。患者さんは、元来はつらつとした人で、地域の集まりには積極的に参加していました。また、趣味の家庭菜園を通して近所の方々との交流を楽しんでいました。今までの患者さんからは想像もできない姿に、家族は焦って声をかけている様子が見受けられました。しかし、脳梗塞の発症、そして、梗塞像の拡大により麻痺が悪化した患者さんの心の内はどうなのでしょうか？「おつらかったですね」と静かに声をかけると、目に涙を浮かべられました。そして、「何も自分でできんようになってしもた」と、ぽつりと一言話されました。その様子を知った家族とスタッフは、「今は『がんばって！』と声をかけるには早い時期なのかもしれない」と考え、少し見守ることにしました。

◉対応2：疲れやすいことへの配慮

　「見守る」といっても、何も介入しないわけではありません。体調を確認する、生活のリズムを整える、清潔を保つ、リハビリテーションを行う……、患者さんにとって必要なケアをしっかりと行っていきました。もちろん、「今、患者さんはとってもつらい思いをされているんだ」と、患者さんの心情に心を寄せながら。そのように介入しているうちに、多くのケアを続けて行うと患者さんの表情が曇り、食欲にも影響が出ることがわかりました。

　患者さんは80歳代です。そして、20年以上も前から高血圧も指摘されており、自宅でもよく動いた後は、「ふーっとする」と、よく一呼吸つかれていたそうです。リハビリテーショ

ンが開始となり活動量が増え、また、重い麻痺とつきあうという新しい体験と向き合う患者さんは、とても疲れていたのです。私たちは患者さんの1日の様子を振り返り、ケア内容や行う時間を見直しました。担当の理学療法士とも話し合い、リハビリ内容も一緒に見直していきました。

＊　　＊　　＊

　対応を開始して1週間が過ぎたころ、患者さんは「くよくよしとってもあかんな。どんだけ良うなるかわからんけど、みんなのためにもがんばるわ」との言葉を皮切りに、積極的に自ら動き始めました。
　後からわかったのですが、「みんな」のなかには、私たちも含まれていたようです。「一生懸命私のためにしてくれる人たちのために、がんばらんとあかん」と、急に思ったのだそうです。

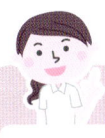

後期高齢者に対するケア

コラム

　後期高齢者になると、要介護認定を受ける人の割合が大きく上昇します。そのうち、介護が必要になった主な原因を見ると、認知症に次いで脳血管疾患が多いことが報告されています。要介護状態に陥ることを予防するためにも、早くから運動習慣を身につけ、健康寿命を延ばす取り組みを行うことが大切です。地域では、介護予防の一環として、集会所などで定期的に体操に取り組んでいるところもあります。人との交流の場にもなり、高齢者どうしで体調を確認し合うよいきっかけにもなります。地域でどのような介護予防の取り組みが行われているのかを調べ、高齢者に参加を勧めてみてはいかがでしょうか。

引用・参考文献

1）高橋伸明．"虚血性脳卒中（脳梗塞）"．やさしくわかる脳神経外科．東京，照林社，2011，54.

2）日本脳卒中学会 脳卒中医療向上・社会保険委員会／静注血栓溶解療法指針改訂部会．静注血栓溶解（rt-PA）療法 適正治療指針 第三版．脳卒中．41（3），2019，205-46.

3）福井次矢ほか編．今日の治療指針2024年版：私はこう治療している．東京，医学書院，2024.

4）日本脳卒中学会脳卒中ガイドライン委員会編．脳卒中治療ガイドライン2021［改訂2023］．東京，協和企画，2023.

5）伊豆津宏二ほか編．今日の治療薬2024：解説と便覧．東京，南江堂，2024.

6）内閣府．令和4年版高齢社会白書（全体版）．https://www8.cao.go.jp/kourei/whitepaper/w-2022/html/zenbun/index.html（2024年10月閲覧）

7　認知症

鶴屋邦江 つるや・くにえ　医療法人実風会新生病院 看護部長／認知症疾患医療センター
副センター長・老人看護専門看護師

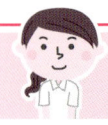

どんな疾患？

≫認知症とは

　認知症は、脳の病変によって、記憶を含む複数の認知機能が低下し、社会生活に支障をきたすようになった状態[1] です。つまり、認知症とは疾患名ではなく、状態・症状ということになります。

　認知症の症状は、大きく**認知機能障害**と**認知症の行動・心理症状**（behavioral and psychological symptoms of dementia；BPSD）とに分けられます（**図1**）。認知症の本体は認知機能障害で、新しいことが覚えられない記憶障害から始まることが多く、次に、料理が段取りよくできない、金銭管理ができないなどの実行機能障害が現れ、計画性や判断力が低下してきます。また、一つのことに集中できない、テレビがついていると食事ができないといった注意障害という症状も現れます。進行し重度になると、言葉や体をうまく操ることができなくなり、寝たきり状態になり、最終的には死に至る病気です。

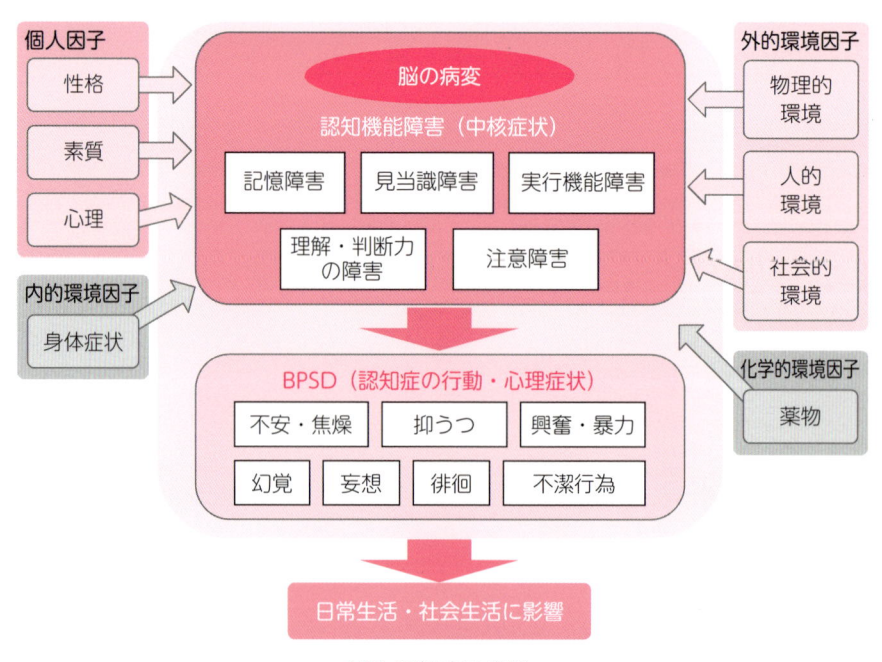

図1 認知症の症状

認知症は、心身機能の司令塔である「脳」自体の病変ですので、脳の中でうまく情報を処理できなくなり、心身機能・生命維持機能が失われていく結果としての症状や状態といえます。

BPSD（図1）は、人によって現れ方が異なり、自分が物を置いたところを忘れて「盗まれた」という**物盗られ妄想**、配偶者が浮気をしていると思い込む**嫉妬妄想**といった妄想や、不安・焦燥、抑うつ、幻覚、徘徊などの症状があります。これらの症状は、認知機能障害（中核症状）に、性格や素質、心理といった個人因子、物理的環境、人的環境、社会的環境といった外的環境因子、痛みやかゆみなどの不快な身体症状という内的環境因子、薬物による化学的環境因子が加わり、二次的に生じるといわれています。これらの症状は、認知症高齢者の非言語的サインであり、SOSのサインでもあります。

≫認知症の主な原因疾患とその特徴

認知症を引き起こす病気はたくさんありますが、そのうち最も多いのは、脳の神経細胞がゆっくりと死んでいく変性疾患と呼ばれる病気で、**アルツハイマー病**（アルツハイマー型認知症）、**前頭側頭葉変性症**（前頭側頭型認知症）、**レビー小体病**（レビー小体型認知症）などがあります[2]。続いて多いのが、脳梗塞、脳出血、脳動脈硬化などのために、神経の細胞に栄養や酸素がいきわたらなくなり、その結果その部分の神経細胞が死んだり、神経のネットワークが壊れてしまう**脳血管障害**（血管性認知症）です[2]。それぞれの疾患の特徴を**表1**に示しています。

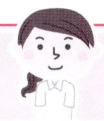

アセスメント

認知機能障害や生活障害の程度、心理的な影響やBPSD、家族の状況などをアセスメン

表1 認知症の主な原因疾患とその特徴

	血管性認知症 （VD）	アルツハイマー型認知症（AD）	レビー小体型認知症（DLB）	前頭側頭型認知症（FTD）
原因	脳血管の梗塞や破綻による	脳神経にβアミロイドが蓄積して脳を萎縮させる	αシヌクレインが蓄積して脳を萎縮させる	脳神経に3リピートタウが蓄積して前頭部から側頭部に限局して萎縮させる
画像	障害部位による	海馬、前頭葉、側頭葉の萎縮が目立つ	後頭葉の血流と代謝の低下が目立つ	前頭葉と側頭葉の血流と代謝の低下が目立つ
経過	急激に発症し階段状に進行	緩やかに進行	比較的早くに進行	緩やかに進行
症状	障害される部位によって異なる 意欲・自発性の低下	記憶障害・見当識障害 感情や意欲の障害 妄想や幻覚	生々しい幻覚、 パーキンソン症状	意欲低下、感情変化（易怒性）、脱抑制、常同行動、時刻表的生活
性差	男性に多い	女性に多い	男性に多い	男性に多い

トします。そのために、まず認知症の症状を観察し、身近な人から情報収集します。身近な家族でも認知症の始まりはわからなかったということがほとんどです。いつから、どんな症状がどんなときに現れたのか、身体疾患や症状、内服薬の影響などを考えて情報収集します。そして、**現在解決すべき問題を抽出**し、病名や経過から**今後の予測**をして高齢者と家族への看護を検討します。

　不安、焦燥、抑うつ、幻覚、妄想、徘徊などのBPSDは、介護を困難にします。そういった心理症状や行動症状が現れる理由を、生活史や現在の心身の状況、物理的環境や人的環境、薬剤による影響などからアセスメントします。BPSDへの対応で家族も困難をかかえているので、家族アセスメントをして**家族支援**を検討することが必要になります。

≫ 評価尺度

　アセスメントにおいて、尺度が用いられることがあります。代表的な認知尺度としては、主に**改訂長谷川式簡易知能評価スケール**（**HDS-R、図2**[3]）と**Mini-Mental State Examination**（**MMSE、図3**[4]）が使用されています。どちらも質問式で30点満点、短期記憶や見当識などを評価します。カットオフポイントは、HDS-Rで20/21、MMSEで23/24とされています。質問によってプライドを傷つけることのないようにすることが重要です。

　一方、代表的な行動観察尺度としては、生活状況を観察して評価する行動尺度の**Clinical Dementia Rating**（**CDR、表2**[5]）、アルツハイマー病の進行度評価には、**Functional Assessment Staging**（ **FAST、表3**[6]）、BPSDの行動症状を評価する指標としては、**Dementia Behavior Disturbance Scale**（**DBDスケール**）などがあります。

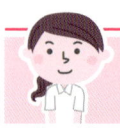

慢性期の治療とケア

　認知症の根本的な治療方法はありませんが、大きく薬物療法と非薬物療法に分けられます。原因疾患によって、治療法や対応方法が異なるため、鑑別診断が重要となります。

≫ 非薬物療法

　非薬物療法には、回想法、現実見当識訓練、アートセラピー、アロマセラピー、音楽療法などがあります。

◉ 回想法

　回想法とは、1964年に米国の精神科医ロバート・バトラーによって提唱された、高齢者を対象とする心理療法の技法です[7]。これは、高齢者の過去への回想に、専門家が共感的・受容的態度をもって意図的に働きかけることによって、高齢者の人生の再評価やアイデンティティの強化を促し、心理的安定やQOLの向上を図ろうとする方法です。

　回想法に用いるのは、古い生活用具や写真などです。認知症高齢者は、若いころに習

質問内容	配点
1　お歳はおいくつですか？ 　　　（2年までの誤差は正解）	0　1
2　今日は何年何月何日ですか？ 　　何曜日ですか？ 　　　（年月日、曜日が正解でそれぞれ1点ずつ）	年：0　1 月：0　1 日：0　1 曜日：0　1
3　私たちが今いるところはどこですか？ 　　　（自発的に出れば2点、5秒おいて家ですか？病院ですか？施設です 　　か？の中から正しい選択をすれば1点）	0　1　2
4　これから言う3つの言葉を言ってみてください。後でまた聞きますの 　　でよく覚えておいてください。 　　　（以下の系列のいずれか一つで採用した系列に〇印をつけておく） 　　　　1　a桜 b猫 c電車　/　2　a梅 b犬 c自動車	0　1 0　1 0　1
5　100から7を順番にひいてください。 　　　100−7は？それからまた7をひくと？と質問する。 　　　最初の答えが不正解の場合打ち切る。	(93) 0　1 (86) 0　1
6　わたしがこれから言う数字を逆から言ってください。 　　　6−8−2、3−5−2−9を逆に言ってもらう。 　　　三桁逆唱に失敗したら打ち切る。	(2-8-6) 0 1 (9-2-5-3) 0 1
7　先ほど覚えてもらった言葉をもう一度言ってみてください。 　　　（自発的に回答があれば各2点、もし回答がない場合、以下のヒント 　　を与え正解であれば1点；a植物 b動物 c乗り物）	a　0　1　2 b　0　1　2 c　0　1　2
8　これから5つの品物を見せます。 　　それを隠しますので何があったか言ってください。 　　　（時計、鍵、タバコ、ペン、硬貨など必ず相互に無関係なもの）	0 1 2 3 4 5
9　知っている野菜の名前をできるだけ多く言ってください。 　　　答えた野菜の名前を下欄に記入する。途中でつまり、約10秒待って 　　も出ない場合にはそこで打ち切る。	0 1 2 3 4 5

<table>
<tr><td>1.　　　　0点</td><td>5.　　　　0点</td><td>9.　　　　4点</td></tr>
<tr><td>2.　　　　0点</td><td>6.　　　　1点</td><td>10.　　　5点</td></tr>
<tr><td>3.　　　　0点</td><td>7.　　　　2点</td><td></td></tr>
<tr><td>4.　　　　0点</td><td>8.　　　　3点</td><td></td></tr>
</table>

	合計得点	

図2 改訂長谷川式簡易知能評価スケール（HDS-R）（文献3より転載）

満点30。カットオフポイント：20/21（20点以下は認知症の疑いあり）

慣的に使用していた用具を使ったり、写真を見て思い出したり、長い人生のなかで経験してきたことを専門家の問いかけや語りから回想することができ、自身の人生を振り返って意味づけたりします。それが快適な刺激となり、落ち着いて過ごせるようになります。

　現在の20〜30歳代の人たちが高齢者になったとき、回想法で使用される用具はスマートフォンやゲームかもしれません。

質問内容	回答	得点
1（5点）　今年は何年ですか	年	
今の季節は何ですか		
今日は何曜日ですか	曜日	
今日は何月何日ですか	月	
	日	
2（5点）　ここは何県ですか	県	
ここは何市ですか	市	
ここは何病院ですか		
ここは何階ですか	階	
ここは何地方ですか（例 関東地方）		
3（3点）　物品名3個（相互に無関係） 　　　　　検者は物の名前を1秒間に1個ずつ言う。その後、被検者に繰り返させる 　　　　　正答1個につき1点を与える。3個全て言うまで繰り返す（6回まで） 　　　　　何回繰り返したかを記せ【　　回】		
4（5点）　100から順に7を引く（5回まで）。または「フジノヤマ」を逆唱させる		
5（3点）　3で提唱した物品名を再度復唱させる		
6（2点）　（時計を見せながら）これは何ですか 　　　　　（鉛筆を見せながら）これは何ですか		
7（1点）　次の文章を繰り返す 　　　　　「みんなで力をあわせて綱を引きます」		
8（3点）　（3段階の命令） 　　　　　「右手にこの紙を持ってください」 　　　　　「それを半分に折りたたんでください」 　　　　　「机の上に置いてください」		
9（1点）　（次の文章を読んでその指示に従ってください） 　　　　　「目を閉じなさい」		
10（1点）　（何か文章を書いてください）		
11（1点）　（次の図形を書いてください） 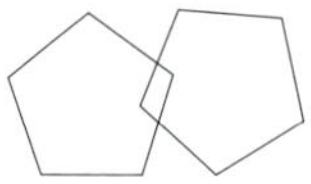		
	得点合計	

Folstein MF, et al. "Mini-Mental State". A practical method for grading the cognitive state for the clinician. J Psychiatr Res. 12(3), 1975, 189-98.

図3 Mini-Mental State Examination（MMSE）（文献4より転載）

満点30。カットオフポイント：23/24。教育歴による差が出る（HDS-Rに劣る）
頭頂葉の障害による構成障害を発見するにはHDS-Rより適する。

◉ 現実見当識訓練

　現実見当識訓練は、認知的側面への働きかけを通じて、見当識を含めた認知機能の改

表2 Clinical Dementia Rating (CDR)（文献5より転載）

	健康 （CDR0）	認知症の疑い （CDR0.5）	軽度認知症 （CDR1）	中等度認知症 （CDR2）	重度認知症 （CDR3）
記憶	記憶障害なし ときに若干の物忘れ	一貫した軽い物忘れ 出来事を部分的に思い出す良性の健忘	中等度記憶障害 とくに最近の出来事に対するもの 日常活動に支障	重度記憶障害 高度に学習した記憶は保持 新しいものはすぐに忘れる	重度記憶障害 断片的記憶のみ残存
見当識	見当識障害なし	同左	時間に対しての障害あり 検査では場所、人物の失見当なし しかしときに地理的失見当あり	常時、時間の失見当 ときに場所の失見当	人物への見当識のみ
判断力と問題解決	適切な判断力問題解決	問題解決能力の障害が疑われる	複雑な問題解決に関する中等度の障害 社会的判断力は保持	重度の問題解決能力の障害 社会的判断力の障害	判断不能 問題解決不能
社会適応	仕事、買い物、ビジネス、金銭の取り扱い、ボランティアや社会的グループで、普通の自立した機能	左記の活動の軽度の障害もしくはその疑い	左記の活動のいくつかにかかわっていても、自立した機能が果たせない	家庭外（一般社会）では独立した機能は果たせない	同左
家庭状況および趣味・関心	家での生活趣味、知的関心が保持されている	同左、もしくは若干の障害	軽度の家庭生活の障害 複雑な家事は障害 高度の趣味・関心の喪失	単純な家事のみ 限定された関心	家庭内不適応
介護状況	セルフケア完全	同左	ときどき激励が必要	着衣、衛生管理など身の回りのことに介助が必要	日常生活に十分な介護を要する しばしば失禁

Hughes CP, et al. A new clinical scale for the staging of dementia. Br J Psychiatry. 140(6), 1982, 566-72.

善を目指します[7]。そして、現在の現実のなかで生活状況の見当識が高まることで、安心感を得ることができます。

　訓練の方法としては、スタッフからの声かけや物理的環境支援によって、「日時」「場所」「人」がわかるようにすることです。例えば、時計を指さしながら「今は11時30分ですね。もうじきお昼ご飯ですね」と言って、さりげなく今が昼であることを伝えます（**図4**）。

　日常の場面では、一緒に廊下を歩きながら、トイレのピクトグラム表示を指して「もうじき昼ご飯ですので、その前にトイレに行きましょうか」と言うと、自分で排泄できるかもしれません。また、自分のユニフォームの名札を見せて「私は中村と申します。よろしくお願いします」と挨拶をすると、目の前にいる人が誰かわからない不安から安心に変わるかもしれません。さらに、窓の外を一緒に見ながら「今日はいい天気ですね」「桜の花がきれいですね」と言うと、状況や季節を一緒に感じることもできるでしょう。新聞やテレビによっても、今日が何日かがわかり、社会の出来事を知ることができます（**図4**）。

表3 Functional Assessment Staging（FAST）（文献6より転載）

FAST stage	臨床診断	FASTにおける特徴	臨床的特徴
1．認知機能の障害なし	正常	主観的および客観的機能低下は認められない	5〜10年前と比較して職業あるいは社会生活上、主観的および客観的にも変化はまったく認められず支障をきたすこともない
2．非常に軽度の認知機能の低下	年齢相応	物の置き忘れを訴える。喚語困難	名前や物の場所、約束を忘れたりすることがあるが年齢相応の変化であり、親しい友人や同僚にも通常は気がつかれない。複雑な仕事を遂行したり、込み入った社会生活に適応していくうえで支障はない。多くの場合、正常な老化以外の状態は認められない
3．軽度の認知機能低下	境界状態	熟練を要する仕事の場面では機能低下が同僚によって認められる。新しい場所に旅行することは困難	重要な約束を忘れてしまうことがある。初めての土地への旅行のような複雑な作業を遂行する場合には機能低下が明らかになる。買い物や家計の管理あるいはよく知っている場所への旅行など、日常行っている作業をするうえでは支障はない。熟練を要する職業や社会的活動から退職してしまうこともあるが、その後の日常生活のなかでは障害は明らかとはならず、臨床的には軽微である
4．中等度の認知機能低下	軽度のアルツハイマー型認知症	夕食に客を招く段取りをつけたり、家計を管理したり、買い物をしたりする程度の仕事でも支障をきたす	買い物で必要なものを必要な量だけ買うことができない。誰かがついていないと買い物の勘定を正しく払うことができない。自分で洋服を選んで着たり、入浴したり、行き慣れている所へ行ったりすることには支障はないために日常生活では介助を要しないが、社会生活では支障をきたすことがある。単身でアパート生活している老人の場合、家賃の額で大家とトラブルを起こすようなことがある
5．やや高度の認知機能低下	中等度のアルツハイマー型認知症	介助なしでは適切な洋服を選んで着ることができない、入浴させるときにもなんとかなだめすかして説得することが必要なこともある	家庭での日常生活でも自立できない。買い物を1人ですることはできない。季節に合った洋服を選べず、明らかに釣り合いがとれていない組合せで服を着たりするためにきちんと服をそろえるなどの介助が必要となる。毎日の入浴を忘れることもある。なだめすかして入浴させなければならない。自分で身体をきちんと洗うことができるし、お湯の調節もできる。自動車を適切かつ安全に運転できなくなり、不適切にスピードを上げたり下げたり、また信号を無視したりする。無事故だった人が初めて事故を起こすこともある。大声をあげたりするような感情障害や多動、睡眠障害によって家庭で不適応を起こし医師による治療的かかわりがしばしば必要になる
6．高度の認知機能低下	やや高度のアルツハイマー型認知症	(a) 不適切な着衣	寝巻の上に普段着を重ねて着てしまう。靴紐が結べなかったり、ボタンを掛けられなかったり、ネクタイをきちんと結べなかったり、左右間違えずに靴をはけなかったりする。着衣も介助が必要になる
		(b) 入浴に介助を要す。入浴を嫌がる	お湯の温度や量を調節できなくなり、身体もうまく洗えなくなる。浴槽への出入りもできにくくなり、風呂から出た後もきちんと身体を拭くことができない。このような障害に先行して風呂に入りたがらない、嫌がるという行動がみられることもある

表3 Functional Assessment Staging（FAST）（続き）（文献6より転載）

FAST stage	臨床診断	FASTにおける特徴	臨床的特徴
		(c) トイレの水を流せなくなる	用を済ませた後に水を流すのを忘れたり、きちんと拭くのを忘れる。あるいは用を済ませた後に服をきちんと直せなかったりする
		(d) 尿失禁	時に（c）の段階と同時に起こるが、これらの段階の間には数ヵ月間の間隔があることが多い。この時期に起こる尿失禁は尿路感染や他の生殖器泌尿器系の障害がなく起こる。この時期の尿失禁は適切な排泄行動を行ううえでの認知機能の低下によって起こる
		(e) 便失禁	この時期の障害は（c）や（d）の段階でみられることもあるが、通常は一時的にしろ別々にみられることが多い。焦燥や明らかな精神病様症状のために医療施設を受診することも多い。攻撃的行為や失禁のために施設入所が考慮されることが多い
7. 非常に高度の認知機能低下	高度のアルツハイマー型認知症	(a) 最大限約6語に限定された言語機能の低下	語彙と言語能力の貧困化はアルツハイマー型認知症の特徴であるが、発語量の減少と話し言葉のとぎれがしばしば認められる。さらに進行すると完全な文章を話す能力は次第に失われる。失禁がみられるようになると、話し言葉はいくつかの単語あるいは短い文節に限られ、語彙は2、3の単語のみに限られてしまう
		(b) 理解し得る語彙はただ1つの単語となる	最後に残される単語には個人差があり、ある患者では"はい"という言葉が肯定と否定の両方の意志を示すときもあり、逆に"いいえ"という返事が両方の意味をもつこともある。病期が進行するに従ってこのようなただ1つの言葉も失われてしまう。一見、言葉が完全に失われてしまったと思われてから数カ月後に突然最後に残されていた単語を一時的に発語することがあるが、理解し得る話し言葉が失われた後は叫び声や意味不明のぶつぶついう声のみとなる
		(c) 歩行能力の喪失	歩行障害が出現する。ゆっくりとした小刻みの歩行となり階段の上り下りに介助を要するようになる。歩行できなくなる時期は個人差があるが、次第に歩行がゆっくりとなる。歩幅が小さくなっていく場合もあり、歩くときに前方あるいは後方や側方に傾いたりする。寝たきりとなって数カ月すると拘縮が出現する
		(d) 着座能力の喪失	寝たきり状態であってもはじめのうち介助なしでいすに座っていることは可能である。しかし、次第に介助なしでいすに座っていることもできなくなる。この時期ではまだ笑ったり、噛んだり、握ることはできる
		(e) 笑う能力の喪失	この時期では刺激に対して眼球をゆっくり動かすことは可能である。多くの患者では把握反射は嚥下運動とともに保たれる
		(f) 昏迷および昏睡	アルツハイマー型認知症の末期ともいえるこの時期は本疾患に付随する代謝機能の低下と関連する

Reisberg B, et al. The Global Deterioration Scale for assessment of primary degenerative dementia. Am J Psychiatry. 139(9), 1982, 1136-9.

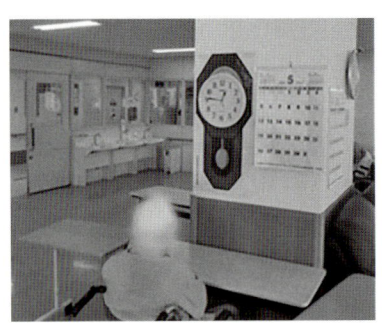
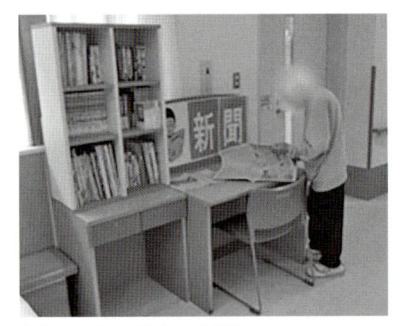

時計による時間の確認　　　　　　　新聞による現実の認識

図4 現実見当識訓練の様子

◉アートセラピー

　アートセラピーは、絵画を中心に、造形、陶芸、舞踏、心理劇、音楽、ダンス、詩歌、その他の文芸や写真など、さまざまな創作表現活動を用いた療法を総称したもので、精神科臨床の一手法として行われています[8]。認知症高齢者へのアートセラピーは、自己表現であり、「日常」から解放される癒しであり、心の安定と脳の活性化を目指すものです[8]。

◉音楽療法

　音楽という非言語的コミュニケーションを通じて、言語コミュニケーションが困難な認知症高齢者への介入が容易になります[9]。認知症高齢者は、音楽に合わせて声を出して歌ったり、拍子をとったり、楽器を使ってリズムをとったりすることで、徐々に心が安定していきます。言葉をうまく出せず、つじつまの合う会話ができなくなっている認知症の人でも、音楽に合わせて歌えるようになります。また、昔聞いた懐かしい曲が流れると、自然と口ずさむようにもなります。このように、音楽療法は、認知症高齢者のQOL向上を促すことにつながっています。

≫ 薬物療法

　認知症の治療薬は大きく分けて、**アセチルコリンエステラーゼ阻害薬**を中心とした薬剤と**NMDA受容体拮抗薬**の2種類があります。どちらも副作用を抑えるために、投与開始は少量から始め、副作用の有無をみながら維持量まで増量します（**表4**）。早期治療が認知症の進行を遅らせる可能性があり、そのことが生活能力の維持、介護負担や医療・介護費用の削減につながります[10]。

　BPSDに対する薬物療法では、妄想や攻撃性には抗精神病薬（リスペリドン、クエチアピンなど）、うつ症状には抗うつ薬（トラゾドン、選択的セロトニン再取り込み阻害薬〔selective serotonin reuptake inhibitor；SSRI〕など）、不安・焦燥には抗不安薬（ベンゾジアゼピン系）、睡眠障害には不眠症治療薬（ラメルテオン、スボレキサント、レンボレキサントなど）が用いられます。興奮や睡眠障害には漢方薬（抑肝散<ruby>抑肝散<rt>よくかんさん</rt></ruby>）が用いられることもあります[10]。また、アルツハイマー病（AD）の進行を抑制し、認知機能と日常生活機能の低下を遅らせることを目的とした認知症治療薬として、レカネマブが厚生労働

表4 認知症の治療薬（各添付文書より作成）

	アリセプト®	レミニール®	イクセロン® リバスタッチ®	メマリー®
一般名	ドネペジル	ガランタミン	リバスチグミン	メマンチン
作用機序	アセチルコリンエステラーゼ阻害	アセチルコリンエステラーゼ阻害 ブチリルコリンエステラーゼ阻害	アセチルコリンエステラーゼ阻害 ニコチン受容体増強	NMDA受容体アンタゴニスト
適応	軽度～重度	軽度～中等度	軽度～中等度	中等度～重度
剤形	錠・口腔内崩壊錠 細粒、ゼリー	錠・口腔内崩壊錠 経口液	パッチ	錠
用量	3mgから開始 5mg・10mgに増量	1日8mgから開始 1日24mgまで増量	4.5mgから開始 18mgまで増量	5mgから開始 20mgまで増量
投与回数	1回	2回	1回	1回
他剤との併用	メマリー®との併用可	メマリー®との併用可	メマリー®との併用可	他剤との併用可
副作用	悪心、興奮	悪心、嘔吐	かぶれ、かゆみ、嘔吐	めまい、便秘
備考	記憶にかかわる神経伝達物質アセチルコリンを分解する酵素の働きを抑えて、症状の進行を遅らせる	アリセプト®との併用は不可	アリセプト®との併用は不可。悪心などは軽減	もともとめまいがある人は処方に注意が必要

省により2023年9月25日に正式承認されています。

> ≫ 認知症ケア

◉ ケアの基本

　認知症ケアにおいては、**認知症高齢者と家族全員の幸せを考えて支援**することが基本になります。私たちに見える現実と認知症高齢者の現実とが違ったとしても、高齢者本人にとっては実際に体験している事実なのです。自分たちが正しいと思ってその事実を否定したり修正したりすると、かえって妄想を強化し、ともすれば被害妄想のなかの加害者になってしまい、関係性を悪くしてしまうことになります。援助者にはその時々に応じて対応することが求められます。通帳やお金を盗られたという場合には、「一緒に探しましょう」といって一緒に探し、できるだけ本人に見つけてもらえるようにします。

　認知症高齢者は、認知機能の低下によって生活能力が低下し、さまざまな苦悩をかかえて生活しています。**認知症になっても必死に適応しようと努力している**のです。認知症の病態を理解して、高齢者の気持ちに寄り添い、人として尊重してかかわることがケアの基本です[11]。

　BPSDは、不適切な環境や対応によって起こりやすく、過去の生活史や価値観と結びついた行動もあります。**その誘因や原因を考え、言葉や行動の意味を読み解く**ことがニー

ズに合った適切なケアの鍵となります[10]。そのケアの良し悪しが高齢者の反応として現れるのです。

◉ 家族へのケア

　家族は、認知症のケアの方法を知らないことに加え、「親が認知症になるはずがない」「このくらいの物忘れは年相応」などの認知症を否定する気持ちから、認知症ケアを適切にできずにいることがあります。また、家族の知っている親の姿と違ってくると、存在喪失（あいまいな喪失）を感じるといわれています。家族が被害妄想のなかの加害者となれば、家族関係をも破綻させてしまうことがあります。そういった家族の気持ちを少しでも理解しようとする姿勢をもち、その苦労をねぎらい、家族と一緒に悩みながら支援することが重要です。

　認知症が進行してくると、認知症高齢者は生活面で今までできていたことができなくなることも増えてきます。高齢者本人ができることまで家族が行ったり、できないからという理由で失敗を叱責したりすると、自尊心を傷つけたり、生活能力の低下を招いたりするため、**高齢者のもっている能力を発揮できるようにする**ことが大切です。そのことを**家族が理解し、実践できるように支援する**ことが重要なのです。

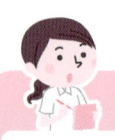

在宅医療におけるケア

　認知症疾患医療センターを運営するある精神科病院では、外来診療において認知症の鑑別診断を行っています。鑑別診断といっても、早期発見につながる高齢者よりも、中等度以上に進行している人が半数以上を占めています。高齢者が独居の場合、遠方に住む家族が生活の様子の変化に気づきにくいという背景があります。そのため、外来受診時には、食事や排泄といった生活自体が難しくなっていたり、外出して帰宅できずに警察に保護されたり、あるいは近所のスーパーで支払わずに帰宅しようとして警察に保護されて受診に至ることがあります。

　地域包括ケアセンターや認知症初期集中支援チームからの相談により、そういった高齢者の受診につながっています。高齢者本人にとっては病院の受診は不本意なことが多いことから、受診のための説明や受診方法を支援者と一緒に考え、できる限り意思を尊重したかかわりができるようにしています。

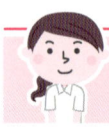

気をつけよう！ 異常サイン

　認知症の症状だけでなく、さまざまな疾患を早期発見する必要があります。高齢者はさまざまな疾患にかかりやすいうえに、うまく今の状態や症状を伝えることができなかったり、判断がつかなかったりするために、他の疾患の発見が遅れ重症化することがあります。また、認知症をもちながらさまざまな疾患を併せもつと、治療に対する理解や協力が得

られず治療がスムーズにできなくなります。客観的な観察によって、異常のサインを早期発見することが重要です。

　BPSDは、薬剤や身体症状から誘発されることもあります。例えば、薬剤の副作用によって興奮することがあります。便秘や下痢で腹痛や腹部不快感があると、トイレに行きたいと興奮することもあるかもしれません。空腹になるとイライラすることがあるかもしれません。身体的・生理的な欲求が満たされないとBPSDが現れやすくなるのです。**BPSDは何らかのメッセージ・SOSのサイン**と思って、しっかり観察しましょう。

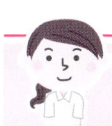

セルフケアはどうする？

　認知症高齢者の残された能力を引き出すような環境とケアを提供すれば、かなり重度の認知症高齢者でもできることはたくさんあるものです。とくに手続き記憶による習慣化された生活行動（服の着方、お風呂の入り方、排泄の仕方や食事の仕方など、幼いころから身につけてきた行動）は能力が維持されています。しかし、最終的にはその能力もまた失われてしまいます。進行の度合いに応じて、**どこをどのように支援すれば自分でできるのか**を考え工夫します。例えば、パンツに「前」「後」と表示する、ズボンをそのままはけるようにして手渡す、足を通すところまで介助するなどの工夫により自分ではけたりします。歯磨きも、歯ブラシを手に渡せば自分で磨けたりします。食事においては、注意力障害があると、たくさんの食器が並んでいる場合にどれを食べていいのかわからないことがあります。そのようなときは、一品ずつ出したり（コース料理）、丼にすれば食べることができたりします。抽象的な言葉の意味がわからなくなると、実際のものを見せて「これとこれどっちにする？」と尋ねると「こっち」と選ぶこともできたりします。

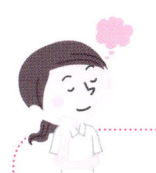

ケーススタディ わたしの経験

ケース アルツハイマー型認知症（80歳代、女性）

　患者さんは、日中働いている娘との2人暮らしです。これまで娘のために家事全般をこなしてきました。最近一度に食べきれない量のご飯を炊く、料理が段取りよくできなくなる、同じものを何度も買ってくるなど、娘としては腹の立つことばかりで、毎日のように娘さんは患者さんを叱っていました。患者さんもそのころから攻撃的になり、「あんたがそんなだから何もできない」と大声で怒鳴り、興奮することが増えました。

◉アセスメント

　娘さんのためにと思って食事をつくっているのですが、それがうまくいかないことによる不安や自信の喪失、プライドの傷つきにより、BPSDが現れていると考えます。

◉ケア

娘には、苦労をねぎらう言葉をかけます。そして娘さんが、料理をつくってくれている患者さんに感謝の気持ちを伝え、料理を一緒につくることなどが患者さんにとっては大切なケアであることを気づけるようにします。また、同じものを何度も買う理由を一緒に考え、買ったものを上手に利用する工夫をします。食材であればメニューの工夫、日用品であればストックと考えます。

◉治療

患者さんが気持ちの落ち着きを取り戻す治療として、抑肝散2.5g×3包を食間に服用することになりました。

＊　　　＊　　　＊

娘さんは、患者さんが自分のために一生懸命にしてくれていたことに気づき、感謝の気持ちをもって対応するようになりました。そのようなケアによって、患者さんは穏やかになり、落ち着いた生活ができるようになりました。その後も定期的に受診し、抑肝散を中止しても落ち着いて生活ができるようになりました。

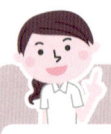

後期高齢者に対するケア

コラム

　後期高齢者になると、老化も進行し、何らかの身体合併症を有していることが多いです。**図1**で示したように、身体合併症はBPSDを誘発することがあります。後期高齢者にBPSDが出現した際には、まず身体合併症の悪化を疑う必要があります。しかし、BPSDは精神症状として精神科で診てもらうべきだと考えている支援者が多いことには驚かされます。

　筆者がかかわったなかには、心不全の悪化によって杖で人をたたく行動が見られた90歳代前半の認知症の高齢者がいました。一般病院の循環器病棟で治療し、回復後は介護老人保健施設で生活していました。退院後3カ月以上経過してから杖でスタッフをたたく行為が再発したため、一般病院の精神科外来を受診しました。筆者は心不全が悪化していると考え、体重測定を行ったところ、10kg増加していました。退院時の看護サマリーには、体重が5kg以上増加した場合は循環器外来を受診するようにと記載されていました。また、状態が落ち着いているという理由で利尿薬が中止されていたこともわかりました。現状からその後を予測し、身体状態を良好に保つことがBPSD予防には重要であることがわかります。

　また、BPSDが激しく出現している場合、一般病院でも診察困難として精神科病院受診を勧められることがあります。ある精神科病院では、そのような高齢者の診察を行い、全身の評価をして適切な医療機関での治療が受けられるようにしています。実際、受診時に肺炎や心不全が重症化しており、精神科外来から救急搬送することもあります。なかには、転倒による骨折や硬膜外血腫、水頭症を発見することもあります。

　このようにみると、認知症のある後期高齢者には、老化を考慮したアセスメントと包括的医療を提供する必要があると考えられます。

引用・参考文献

1) 小澤勲. 認知症とは何か. 東京, 岩波書店, 2005, 2-57.

2) 山口晴保ほか. 認知症の正しい理解と包括的医療・ケアのポイント. 第3版. 東京, 協同医書出版社, 2016, 17-50.

3) 加藤伸司ほか. 改訂長谷川式簡易知能評価スケール（HDS-R）の作成. 老年精神医学雑誌. 2 (11), 1991, 1339-47.

4) 北村俊則. "Mini-Mental State（MMS）". 高齢者のための知的機能検査の手引き. 大塚俊男ほか監修. 東京, ワールドプランニング, 1991, 36.

5) 本間昭. "Clinical Dementia Rating(CDR)". 前掲書4). 66.

6) 石井徹郎. "Functional Assessment Staging（FAST）". 前掲書4). 60-1.

7) 山口晴保ほか. "各論：現実見当識訓練". 前掲書2). 213.

8) 山口晴保ほか. "各論：アートセラピー". 前掲書2). 221-2.

9) 山口晴保ほか. "認知症の音楽療法：音楽療法士の専門性". 前掲書2). 224

10) 山口晴保ほか. "認知症の症状と能力を生かすケア". 前掲書2). 64-165.

11) 遠藤英俊. 「かかりつけ医」のための認知症診療ガイド. 大阪, 医薬ジャーナル社, 2011, 35-52.

第3章 慢性疾患をかかえる高齢者のケア 7 認知症

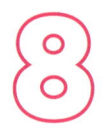

⑧ パーキンソン病

齊田綾子 さいだ・あやこ　富岡地域医療企業団公立七日市病院 外来・在宅医療支援室
マネジャー／老人看護専門看護師

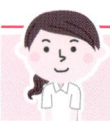

どんな疾患？

　パーキンソン病は、中脳黒質に存在する神経細胞の変性・脱落により、大脳線条体への神経伝達物質ドパミンの放出量が減少し発症する、進行性の神経変性疾患です。随意運動の開始や運動量の調整の指令が全身の筋肉にうまく伝わらなくなり、運動障害を伴います。4大症状は**振戦、筋固縮、無動・寡動、姿勢反射障害**です。

　発症年齢は50～70歳代が大半を占めますが、65歳未満の中年発症者では70％が振戦で発症するのに対し、75歳以降の高齢発症者では60％が姿勢・歩行の異常で発症するのが特徴です。歩行障害では、小刻み歩行やすくみ足など多彩な症状が出現します。また、高齢者では症状の進行が早く、運動・嚥下機能の低下を伴っているため、転倒や嚥下障害などにより合併症を呈しやすいのも特徴です。疾患の進行に伴い、自律神経症状や精神症状、睡眠障害もさまざまな程度で出現します。

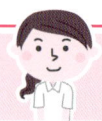

アセスメント

　重症度によりかかえる問題は異なりますが、次の内容をアセスメントします（**表1**）。

≫症状・障害の出現状況と程度

　発症後の経過、運動症状（4大症状、すくみ足や小刻み歩行などの運動障害、前傾姿勢などの姿勢保持障害）、非運動症状（排尿障害や起立性低血圧などの自律神経症状、幻覚・妄想や認知機能障害などの精神症状、睡眠障害）の出現の有無と程度、変化のパターンなどをアセスメントします。また、運動障害の程度を示すためにHoehn-Yahrの重症度分類（**表2**）[1]を活用し、症状や障害の進行評価、日常生活への影響や苦痛の有無をアセスメントします。

≫日常生活動作

　摂食動作、嚥下機能、排泄動作、便秘・排尿障害の有無、衣類の着脱動作、発語の聞き取りやすさなどをアセスメントします。

表1 パーキンソン病のアセスメントとケア

アセスメント項目		ケア	
症状・障害の出現状況と程度	●発症後の経過 ●症状の有無・程度・変化のパターン 【運動症状】 4大症状…安静時振戦、筋固縮、無動・寡動、姿勢反射障害 運動障害…すくみ足、小刻み歩行、突進現象、転倒 姿勢保持障害（前傾姿勢、首下がり）、仮面様顔貌 【非運動症状】 自律神経症状…便秘、排尿障害、起立性低血圧、嚥下障害、発汗過多、流涎 精神症状…抑うつ、不安、幻覚・妄想、認知機能障害 睡眠障害…不眠（入眠障害、早朝覚醒）、日中過眠 ●症状や障害の進行（Hoehn-Yahrの重症度分類、生活機能障害度） ●症状や障害による日常生活への影響の度合いと苦痛の有無	運動機能面	●動作のペースに合わせ、あせらずゆっくり待つ。起き上がりはゆっくり行い、血圧の低下に注意する ●転倒予防のため、居住空間の障害物を取り除く、よく歩く所に手すりをつける、つかまれるものを置くなどの工夫をする ●歩行時見守りが必要なときはやや斜め後方に立ちバランスを崩したときに支えられるようにする。小刻みになってきたら一度止まるよう声をかけ、少し待つ。方向転換をするときは大きく円を描くように誘導する ●すくみ足に対しては、動作開始のきっかけを与えるため「よーい、ドン」などの号令をかけたり、「1・2、1・2」と声をかけ膝を持ちあげて歩行するよう伝えたり、床にテープを貼るなど足送りの目印をつくり、それをまたぐように歩行をうながす ●起立や座位をとりやすくするため、ベッドの高さ・いすの高さを調節する。ベッド柵や肘置きを利用しつつかまれるようにする ●床上での寝返りや起き上がりが困難な場合には体位変換などの介助を行い、関節の拘縮や褥瘡予防に努める
		精神面	●自発性や意欲の低下、集中力の低下、疲労感などのうつ症状を伴うことが多いため、励まさず訴えの傾聴に努め、寄り添う ●「できたこと」を一緒に喜んだり、安心して休息をとれる環境を整えたりする ●幻覚は否定せず、まずは訴えに耳を傾け受け入れる。日常生活に影響が強い場合、抗パーキンソン病薬の減量を医師と相談する
		睡眠	●睡眠環境を整えたり、痛みなどの身体的要因を緩和、また規則正しい生活など生活リズムの調整をする ●不眠による心身への影響が大きい場合には、睡眠導入剤を検討する
日常生活動作	●食事…摂食動作、嚥下機能、BMI ●排泄…排泄動作、便秘・排尿障害の有無 ●清潔・更衣…清潔動作、衣類の着脱動作、入浴動作 ●コミュニケーション…小声や小字症の障害の程度、発語の聞き取りやすさ、文字の読み取りやすさ、聴覚・視覚障害の有無と程度	食事	●箸やスプーンが握りやすいよう、自助具を利用する ●食事摂取に時間を要するようになった場合など、症状やペースに合わせ食事介助を行う ●症状の進行に伴い嚥下障害が進行するため、食べやすい食事形態、誤嚥しにくい体位の工夫などを行い、誤嚥を予防する。誤嚥を起こしやすくなった場合には、吸引器を準備し、口腔内の清潔を保つ
		排泄	●トイレに近い部屋にしたり、トイレまでの空間を整理整頓する。トイレに手すりをつける、夜間は足元が見えるように明かりをつけておくなどの工夫を行う。頻回にトイレに行く場合、間に合わないことがある場合には、尿器やポータブルトイレを準備する ●便秘予防のため、バランスのよい食事摂取・飲水や食物繊維の多い食事を心がけること、適度な運動、規則正しい生活をするよう伝える。下剤を使用する場合が多いので、薬効を観察し排便コントロールを行う ●排尿障害がある場合には、排尿パターンを把握する。尿閉が重篤となった場合には、尿道留置カテーテルの適応も考慮する
		更衣 清潔	●着脱しやすい衣類やおむつなどの工夫を行う ●浴室に手すりをつける、床の石鹸を十分流してから移動する
		コミュニケーション	●小声、構音が不明瞭になる、どもるなどの症状がみられるため、ゆっくりと聞く姿勢をもち、言葉を聞き取る努力をする ●聞き取りにくいときは、落ち着いてゆっくり大きな声で話すよう声をかける ●筆談、文字盤などを用いる。文字がだんだん小さくなる症状があり、読み取りにくい場合でも、文字を読む努力をする ●聴覚・視覚障害に配慮する
服薬状況	●服用している治療薬、服用開始時期と服用期間、服薬管理状況 ●薬効、副作用症状の有無と程度 ●服薬動作、1日の症状変化と内服時間・量との関係		●薬効や副作用症状の観察とモニタリング、自己判断で服薬量を増減したり中断していないか、拒薬がないか確認する ●巧緻動作が障害され内服薬をうまく取り出せないなど服薬動作が困難な場合には、他者が管理し確実に服薬を介助する ●嚥下機能の低下により内服薬の飲み込みが困難になった場合には、錠剤を粉砕するなどの工夫をする
疾患の理解	●本人や家族の疾患経過の理解、治療の理解 ●疾患や治療の受け止め ●療養生活に対する受け止め、予後の不安		●内服治療の大切さを伝え、定期的に診察を受けてもらうよう説明する ●日常生活でのリハビリの継続が大切であることを伝え、できるかぎり身体を動かすようにするだけでなく、何らかの方法で社会との接点を持ち続けるようすすめる
家族支援	●家族関係、家族介護者、家族間や周囲のサポート体制 ●友人、近所の人などインフォーマルサポートの有無 ●公的制度の知識や利用の有無		●介護に必要な知識や技術を家族の状況に合わせ指導する ●必要に応じ利用できる医療費の補助や福祉サービスなど、公的制度の情報提供を行う（特定疾患医療費助成制度、介護保険制度、身体障害者福祉法、後期高齢者医療制度など）

表2 Hoehn-Yahrの重症度分類（文献1より転載）

0度	パーキンソニズムなし
1度	一側性パーキンソニズム
2度	両側性パーキンソニズム
3度	軽〜中等度パーキンソニズム。姿勢反射障害（姿勢保持障害）あり。日常生活に介助不要
4度	高度障害を示すが、歩行は介助なしにどうにか可能
5度	介助なしにベッドまたは車いす生活

≫ 服薬状況

　現在服用している治療薬、服用開始時期と服用期間、服薬管理能力、副作用症状の有無と程度、服薬動作、1日の症状変化と内服時間・量との関係をアセスメントします。

≫ 疾患の理解

　本人と家族の疾患経過の理解、治療の理解、疾患や治療の受け止め、療養生活に対する受け止め、予後の不安をアセスメントします。

≫ 家族支援

　家族関係、介護者、家族間や周囲のサポート体制、友人や近所の人などインフォーマルサポートの有無、公的制度の知識や利用の有無をアセスメントします。

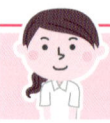

慢性期の治療とケア

　治療の中心は薬物療法による症状のコントロールです。薬物療法と並行して運動療法（リハビリテーション）を継続することで、運動機能の低下を遅らせ、廃用症候群の予防になったりします。近年は音楽療法の有効性も実証され、聴覚による音リズム刺激を利用した歩行訓練は、歩行障害だけでなくうつ状態の改善にも効果があるといわれています。手術療法は、薬物療法では運動症状の改善が不十分な場合などに適応となります。また、慢性の経過中には、身体・精神・社会面へのトータルなケアが求められます（**表1**）。

≫ 運動機能面へのケア

　動作が緩慢になるため、**ゆっくり待つ**姿勢でケアを行います。また、バランスを崩しやすいので、転倒予防ケアに努めます。姿勢保持や歩行障害に対しては、補助具や視覚・聴覚刺激を活用し工夫します。寝返りや起き上がりが困難になった場合には、関節拘縮予防や褥瘡予防のケアに努めます。

≫ 精神面へのケア

抑うつ症状には、**励まさず訴えの傾聴に努め**寄り添います。幻覚は否定せず、まずは訴えに耳を傾け受け入れます。

≫ 睡眠へのケア

睡眠環境を整えたり、身体的要因の緩和、生活リズムの調整などを行い、睡眠をうながします。不眠による心身への影響が大きい場合には、睡眠導入剤の服用も検討します。

≫ 日常生活動作へのケア

食事は、自助具を利用し可能なかぎり自己摂取をすすめるとともに、症状やペースに合わせ食事介助を行います。嚥下障害がある場合には、食事形態や体位の工夫などを行い、誤嚥や窒息を予防します（**参照**〈第2章5 摂食嚥下障害〉p.91）。

便秘は頻度が高く、便秘予防のため食事の工夫などの必要性を伝えるとともに、下剤の薬効を観察し排便コントロールを行います（**参照**〈第2章3 排便障害（便秘・下痢）〉p.63）。排尿障害には、排尿日誌を用いて排尿パターンを把握し、失禁予防のためゆとりをもってトイレに行くなどケアに役立てます。

清潔・更衣では、着脱がしやすい衣類やおむつをすすめます。コミュニケーションは、**ゆっくり聞く姿勢と言葉を聞き取る努力**をします。聴覚・視覚障害にも配慮します。

≫ 服薬へのケア

薬効や副作用症状を観察し、モニタリングを行います。また、継続的服薬が必要であり、巧緻動作の障害により服薬が困難な場合には内服介助します。

≫ 疾患の理解へのケア

内服治療の大切さを伝え、定期的に診察を受けてもらうよう説明します。

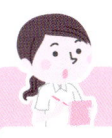

在宅医療におけるケア

コラム

　Hoehn-Yahrの重症度分類で3度以上の進行期では、通院が困難となり、訪問診療や訪問看護などの在宅医療を受けることが多くなります。在宅医療を受けることができる居宅には、自宅、介護付き有料老人ホーム、住宅型有料老人ホーム、サービス付き高齢者向け住宅、グループホーム、ケアハウスがあります。生活の場で、パーキンソン病治療薬の調整や内服管理、住環境の提案などを行い、日常生活を支えていくことができます。

焦らずゆっくり見守ってもらうなど、介護に必要な知識や技術を状況に合わせ指導します。また、必要に応じ利用できる公的制度の情報提供を行います。

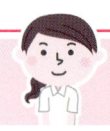

よく服用されている薬と副作用

ドパミンの不足を補うドパミン補充薬（L-ドパ製剤）が主体です。高齢者では若年者と比較し著効せず、幻覚・妄想、せん妄などの精神症状が高頻度に出現します。長期服用により、**wearing-off現象**（薬剤の効果持続時間が短くなり、次の服薬の前に効果が切れ症状が悪化する）や**on-off現象**（スイッチが入ったり切れたりするように、薬剤の効果が突然切れて身体が動かなくなる）、**ジスキネジア**などの副作用が出る人もいます。

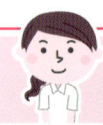

気をつけよう！ 異常サイン

高齢者が陥りやすく注意が必要なのは**悪性症候群**です。発熱、意識障害、全身の硬直などを生じる重篤な副作用で、致死的な転帰をとることがあります。薬の中断や急速な減量、脱水、感染症などが誘因となります。発熱を認めた場合には直ちに医師に報告します。

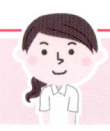

セルフケアはどうする？

毎日の暮らしのなかで生活に必要な動作を継続的に行ってもらうことが大切です。できることは時間がかかっても自分で行うこと、家族には焦らずゆっくり見守る姿勢で、できない部分を手伝ってもらうよう伝えます。また、ストレッチなどの軽い運動、姿勢

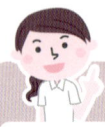

後期高齢者に対するケア

コラム

　パーキンソン病の治療が長期にわたるなかで、医療費負担を軽減するために、症状や経済状況に応じた公的支援制度やサービスがあります。難病医療費助成制度の対象はHoehn-Yahrの重症度分類で3度以上ですが、1度や2度であっても75歳以上、または一定の障害がある65歳以上75歳未満の人は、後期高齢者医療制度による医療給付を受けることができます。さらに、医療費が一定額を超えた場合には、高額療養費制度も適用されます。

を正しく保つ、発音訓練などを日課とし、疲れない程度に楽しみながら続けてもらうよう指導します。また、気持ちが落ち込んだときには、困ったことや不安なことはかかえ込まずに誰かに話をすることを心がけてもらいます。

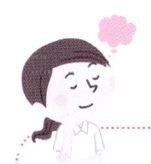

ケーススタディ わたしの経験

ケース パーキンソン病（80歳代、男性）

患者さんは、5年前にパーキンソン病と診断され、薬物治療を継続していました。自宅ではトイレ歩行できていましたが、すり足で歩幅は狭く前傾姿勢、座位・立位時左側への傾きがあり、同居する長男が介助していました。洞不全症候群でペースメーカー植え込み術を受けることになり入院しましたが、術後から夜間せん妄を発症し、睡眠・覚醒リズム障害が生じました。不眠と日中過眠、運動症状の悪化がみられ、失禁が続くため、おむつ装着となりました。

日中の過眠により、食事や水分が十分に摂れず脱水のリスクが高まるほか、内服が一定の時間に行えないために症状のパターンに変動が生じました。また、リハビリが行えないことで運動症状がさらに悪化し、転倒のリスクが高まるなどの影響が考えられました。そのため、睡眠障害を改善し、睡眠・覚醒リズムを整える必要がありました。

術後、患者さんからは痛みの訴えがなくなったことから、安心して睡眠できる状況となりました。家族より夕食後から翌朝まで自宅への外泊に協力が得られたため、これまでの睡眠環境に合わせてもらうことで徐々に夜間入眠でき、日中の食事や内服が確実に行えるようになりました。また、歩行が安定している午後にリハビリを行うことで歩行練習が継続できるようになり、症状の変動に合わせ車いすで移動する、左側から歩行介助する、歩行練習を兼ねたトイレ誘導をリハビリ以外の時間も積極的に行うことにより、失禁や運動症状も改善しました。

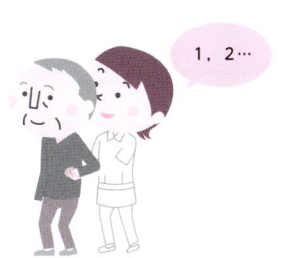

引用・参考文献

1) 難病医学研究財団／難病情報センター（厚生労働省補助事業）. パーキンソン病（指定難病6）. https://www.nanbyou.or.jp/（2024年10月閲覧）

2) 葛原茂樹. "パーキンソン症候群とその他の錐体外路疾患＝運動異常". 新老年学. 第3版. 大内尉義ほか編. 東京, 東京大学出版会, 2010, 807-19.

3) 濱本真ほか. "パーキンソン症候群". 老人の医療. 第2版. 井藤英喜編. 日野原重明ほか監修. 東京, 中山書店, 2005, 232-6.

4) 萩野悦子. QOLを考慮したパーキンソン病の看護のポイント. 臨床老年看護. 14 (2), 2007, 4-11.

5) 「パーキンソン病診療ガイドライン」作成委員会編. "非薬物療法". パーキンソン病診療ガイドライン2018. 日本神経学会監修. 東京, 医学書院, 2018, 200-16, (日本神経学会監修ガイドラインシリーズ).

6) 浅野均. "パーキンソン病". 高齢者看護の実践. 第6版. 堀内ふきほか編. 大阪, メディカ出版, 2023, 203-8.

7) 山之内博. "パーキンソン病とはどんな病気？ 症状は？". パーキンソン病. 山之内博監. 東京, 主婦の友社, 2017, 7-26.

8) 野田隆政. "パーキンソン病の基礎知識:精神症状". やさしいパーキンソン病の自己管理. 改訂3版. 村田美穂編. 大阪, 医薬ジャーナル社, 2017, 37-42.

9) 山脇健盛. パーキンソン病の最新知識とケア. 臨床老年看護. 15 (1), 2008, 54-63.

10) 伊東秀文. "パーキンソン症候を示す変性疾患". 神経内科学テキスト. 改訂第5版. 江藤文夫ほか編. 東京, 南江堂, 2023, 180-95.

11) 新見明子. "パーキンソン病（PD）". 根拠がわかる疾患別看護過程. 改訂第3版. 新見明子編. 東京, 南江堂, 2021, 602-21.

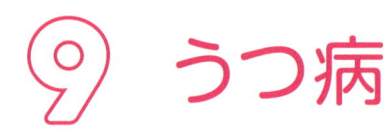

⑨ うつ病

後藤悌嘉 ごとう・ともひろ　長崎県病院企業団長崎県島原病院 精神科認定看護師

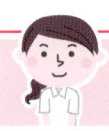

どんな疾患？

うつ病について広く用いられる診断基準としては、アメリカ精神医学会による「精神障害の診断・統計マニュアル改訂5版（**DSM-5-TR**）」[1]と、世界保健機関の「疾病および関連保健問題の国際統計分類（ICD-10）」があります。

高齢者のうつ病には、若い年齢でうつ病を発症し高齢になって再発した若年発症のうつ病と、高齢になってはじめてうつ病を発症した高齢発症のうつ病があります。若年発症の場合、ストレスや疲労、日常の生活リズムの変調などによって発症するのに対し、高齢発症のうつ病ではそういった要因に加え、**喪失体験や内科的疾患の治療薬による副作用、認知症の前駆症状**として発症することが指摘されています（**表1**）。

また、うつ病の症状は治療経過においても、若年発症の場合、うつ気分、興味・喜びの喪失などのうつ病の共通の中核症状が中心で、疲労感や食欲低下が目立つのに対して、高齢発症の場合は、**自殺念慮や悲観が強く、精神運動激越、心気症が目立つ傾向**にあります。予後に関しても、高齢者の場合は、認知症への移行が指摘されており、現在のエピソードの長さや、不安症状や身体疾患の合併、遂行機能障害の存在は予後不良の予測因子とされています。

うつ病の一般的な症状としては、前述の診断基準にもあるように、抑うつ気分や意欲低下、不安感などの精神症状とともに、不眠、食欲低下、頭痛、めまいなどの身体症状があげられます。高齢者においては精神運動激越、心気症、一般的な身体症状、および

表1 若年者と高齢者におけるうつ病の特徴

	主な病因	臨床症状	予後
若年	・ストレス ・疲労 ・日常生活リズムの変調	・抑うつ気分、興味・喜びの喪失などのうつ病の共通の中核症状が中心 ・疲労感や食欲低下	・重症度や病態によって異なるが、寛解率は7割程度[2]とされている
高齢者	上記に加え、次の存在がみられる ・喪失体験 ・器質的疾患やその治療薬 ・認知症の前駆症状	中核症状に加え、次の症状の存在がみられる ・自殺念慮 ・悲観 ・精神運動激越 ・心気症 ・身体症状の重症度が高い	上記に加え、次の存在は治療反応性不良の予測因子となる ・認知症への移行 ・治療開始時に重症度 ・不安症状の合併 ・現エピソードが長い ・身体疾患の合併 ・遂行機能障害　など

表2 うつ病と認知症の相違点

	うつ病	認知症
発症	週か数カ月単位、何らかの契機	緩徐
答え方	否定的答え方（失敗を強調する）	あいまいな答えで症状の自覚が少ない、作話
思考内容	自責的、自罰的	他罰的
失見当	軽い割にADLの障害が強い	ADLの障害と一致
記憶障害	最近の記憶と昔の記憶に差がない	最近の記憶障害が強い
睡眠	障害がある	障害はない
日内変動	起床時に抑うつ感が強い	時に夕方から夜間にかけて不穏がみられる

消化器系の身体症状の重症度が高く、実際に身体合併症を伴っている場合も多くみられます。また、食欲低下からの脱水や低栄養状態からせん妄を生じ、徘徊や奇異な動作がみられることがあります。うつ病であっても重症になると、**心気妄想***や**貧困妄想**を伴うことがあります。こういったことから、認知症やほかの精神疾患と間違えられることもあります（**表2**）。また、罪責感や生殖器症状の低下がみられ、強い罪責感や罪業妄想を伴う場合は自殺のリスクが高いといわれています。

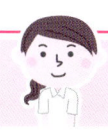

アセスメント

　高齢者の場合、定年退職や子どもの自立、親しい人との死別など、さまざまな喪失体験を経験する機会があり、こういった要因が引き金となって発症するケースが多くあります。また、罹患している身体疾患の影響や、治療のために投与されている薬物の影響で、抑うつ状態を呈していることもあります。**身体的訴えを軽視しない**ことと同時に、抑うつ症状の全体像を評価するため、**患者さんの背後に隠れた状況を探る**必要があります。

　高齢者の抑うつをアセスメントするのに有効とされている手法として、**GDS-S-J（geriatric depression scale Short Version-Japanese：高齢者用うつ尺度短縮版-日本語版）**[3] があります。疫学調査も含め、国際的にも広く用いられており、対象者自身でも実施できることや短時間で実施できる点などが利点としてあげられます。

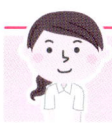

慢性期の治療とケア

　高齢者のうつ病では、身体的機能の低下、社会的役割の縮小、近親者との死別などさ

---

*心気妄想…医学的に病気とは考えられないのに、心身の不調にとらわれていると思い込み、病気であるとの確信が強固で妄想と判断される場合を「心気妄想」という。実際に病気にかかってはいるが、実際の症状が自分が思っているよりもかなり軽いという場合も心気妄想に分類される

まざまな喪失体験を比較的短期間に複数体験しているケースも少なくありません。そのため、十分な受容的・共感的態度を示すことが重要となります。また、高齢者のうつ病は再発率が高く、残遺症状の存在は再発率を上げることから、維持療法が重要となります。

うつ病の治療の3本柱としては、「薬物療法」「精神療法」「環境調整」があげられます。看護師の役割として重要なのは「薬物療法」への支援と「環境調整」です。「環境調整」では、うつ病を発症する要因と考えられるストレスから距離を置き、安心して療養できる環境を提供することが重要なケアとなります。また、主たる介護者やキーパーソンも高齢であることが多く、介護が大きな負担となることもあるため、介護体制などについても整備が必要です。その他、経済的問題や自宅での日常生活（炊事など）に関する問題などに対して、ソーシャルワーカーによる社会資源の活用に関する介入や作業療法士、理学療法士による介入など、医療チームの一員として他職種と連携したかかわりが求められます。

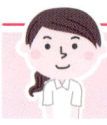

よく服用されている薬と副作用

≫抑うつを引き起こす可能性のある薬

高齢者は身体合併症が多く、複数のかかりつけ医からさまざまな薬剤を重複して処方されている場合があります。こういったなかには、インターフェロンやアルカロイド剤、副腎皮質ホルモン、降圧薬（メチルドパ、レセルピン、β遮断薬、カルシウム〔Ca〕拮抗薬、ジゴキシン）など、抑うつを引き起こす可能性のある薬剤も含まれており、薬剤の影響による二次的な症状の有無を考慮する必要があります。

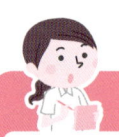

自殺念慮へのケア・対応 コラム

高齢者のうつ病は自殺リスクが高く注意が必要です。看護師には、患者さんがつらさを表出してもよいと思えるような関係を構築することが求められます。患者さんが悩みを打ち明けた際には、告白してくれたことをねぎらったうえで、自殺念慮の強度と持続性、計画性、準備性の観点から自殺リスクをアセスメントする必要があります。リスクを把握した場合には、医療者間での共有を図り、一人で抱え込まないようにすることが必要です。

自殺予防のケアにおいては、治療やケアと同時に療養環境の調整を行い、危険因子が少なくなるよう支援する必要があります。その一方で、家族やコミュニティによる支援、問題解決・不和の平和的解決のスキル、自殺を妨ぎ自己保存を促すような信条、自殺手段へのアクセス制限、精神的・身体的疾患へのケアなどといった、自殺予防のための保護因子を強めることも重要となります。

≫うつ病の治療に使用される薬

　うつ病の治療に使用される薬物としては、抗うつ薬、抗不安薬、抗精神病薬、睡眠薬などがありますが、ここでは主に使用される抗うつ薬について述べます。

　抗うつ薬は大きく分けて、「**三環系**」「**四環系**」の従来型の抗うつ薬と、新世代の抗うつ薬といわれている「**SSRI（選択的セロトニン再取り込み阻害薬）**」「**SNRI（セロトニン・ノルアドレナリン再取り込み阻害薬）**」「**NaSSA（ノルアドレナリン作動性・特異的セロトニン作動性抗うつ薬）**」の5種類に分類されます（**表3**）。うつ病では脳内の神経伝達物質であるセロトニンやノルアドレナリンの量が減少し、情報伝達がスムーズに行われていないことがわかっています。新世代の抗うつ薬はこれらの神経伝達物質に対して選択性が高く、従来型よりも副作用が大きく軽減されているところが特徴的といえます。

　高齢者は加齢に伴い、肝臓の薬物代謝機能が低下していることから、副作用頻度が高まる傾向があり、より副作用の少ない新世代の抗うつ薬が第一選択として使用される場合が多いようです。しかし、抗うつ薬の場合、効果が現れるまで1～2週間かかり、本人が効果を実感するまでには3～4週間かかるといわれています。また、再発予防のためには症状軽快後も数カ月服用を続けることが必要であることがわかっています。そのため、服薬の重要性を認識してもらい、自己中断することがないよう、服薬の重要性を十分に説明する必要があります。

表3 抗うつ薬の種類と代表的な副作用

分類		一般名	商品名	主な副作用
従来型	三環系	クロミプラミン	アナフラニール®	口渇、便秘、排尿障害、複視、過鎮静、体重増加、眠気、めまい、ふらつき、低血圧、心電図異常
		アモキサピン	アモキサン®	
		イミプラミン	トフラニール®	
		アミトリプチリン	トリプタノール®	
	四環系	ミアンセリン	テトラミド®	
		マプロチリン	ルジオミール®	
		セチプチリン	テシプール®	
新世代型	SSRI	パロキセチン	パキシル®	悪心、食欲不振、便秘、下痢
		塩酸セルトラリン	ジェイゾロフト®	
		エスシタロプラム	レクサプロ®	
		フルボキサミン	デプロメール®、ルボックス®	
	SNRI	デュロキセチン	サインバルタ®	悪心、食欲不振、便秘、下痢、動悸
		ミルナシプラン	トレドミン®	
	NaSSA	ミルタザピン	レメロン®、リフレックス®	眠気、体重増加

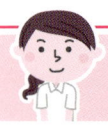

気をつけよう！ 異常サイン

　入院中の高齢患者に以下のような点が観察されたらうつ病の発症を疑い、言動やADLの変化を注意深く観察する必要があります。

≫ 身体的訴えが続いたり、増えたりしていないか？

- 実際に考えられる苦痛より訴えが強い／原因不明である
- 十分量の鎮痛薬を使用しているはずなのに疼痛の訴えが強くなっている
- 「自分の病気は治らない」と悲観的になっている

≫ 行動、性格に変化がみられないか？

- 今まで楽しみにしていた活動に興味がなくなる
- 食欲低下、体重減少、不眠の増強がみられる
- 不安や焦燥感が目立つ、性格が急に変わった、疲れやすくやる気がない
- 内服の自己管理や調理など、普段できていたことに時間を要したり、頻回に間違う
- 簡単なことも「自分にはできない」と手をつけようとしない

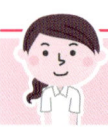

セルフケアはどうする？

　高齢者の場合、栄養や排泄の状態、睡眠や休養のパターンといった通常の入院中の管理に加え、家族など近親者から病前の状態に関する情報収集を行い、**加齢に伴うセルフケア状態の低下と、うつ病によって障害されている部分を正確に把握する**必要があります。過剰な課題を与えられることによる患者の自尊心の低下といった精神的苦痛や身体的負担を軽減し、活動性の低下や環境の変化に伴う認知機能のさらなる低下を予防することが重要です。

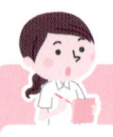

在宅医療におけるケア

コラム

　在宅療養中の介護保険サービスを使用している高齢者を対象とした調査[4]では、高頻度で「うつ」が存在しており、栄養状態不良、3種類以上の服薬、デイケアを利用していないことが「うつ」との関連因子として報告されています。
　食事や睡眠などでは規則正しい生活を心がけるとともに、定期的に外出を行うなど気分転換の機会をもつことが重要であるといえます。

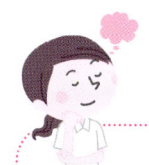

ケース うつ病（70歳代、男性）

患者さんは、妻と2人暮らしです。7年前に建設会社を退職してからは、自宅で農業を行っていました。3カ月前、大腸ポリープの切除を行い、生検の結果、悪性であったことにショックを受け、その後から不眠が出現しました。抑うつ的となり徐々に自宅で引きこもるようになりました。1週間ほど前から「飲み物に毒が入っている」との訴えが聞かれるようになり、落ち着かず1日中部屋を徘徊するなどの行動がみられるため入院となりました。

入院時は「胃がないから食べられない……」と、食事には自ら手をつけようとしませんでしたが、看護師が介助すると拒否することなく応じていました。排泄は誘導のタイミングが合えばトイレで可能であり、見守りで排泄行動を実施することができましたが、失禁が続いていたため、リハビリパンツを使用していました。

◉アセスメント

身体疾患を機に発症した精神症状を伴ううつ病エピソードです。「徘徊」に関してはうつ病の不安感や焦燥感に加え、不眠の状態が進んだことで意識レベルの変容を強いられ、せん妄の状態に陥ったことによる行動であった可能性が考えられます。睡眠の確保や日常生活リズムの確立に向けた介入が必要です。

食事に関しては、大腸ポリープを切除した事実に関連した「胃がない」という妄想によって、患者さん自身は「食べられない」と思い込んでいますが、実際は介助で食べられています。排泄行動も自らは行いませんが、声かけや見守りのみで自力で実施できたりと、排泄行動自体がとれないわけではありません。

つまり、患者さん本人が感じているADLよりも実際のADLが高いことがわかります。「拒食」「失禁」といった問題にばかり目を向けるのではなく、実際の患者さんのADLや、その問題の背景にある要因に目を向けアセスメントすることが重要です。

◉経過

患者さんは入院後、抗うつ薬と睡眠導入剤の処方が開始となり、2～3日で夜間の睡眠時間が確保できるようになったことで、夜間のせん妄様の徘徊は消失しました。抗うつ薬内服開始後2週目くらいから、日中はテレビを視聴して過ごすなど、徐々に活動性の改善がみられるようになり、食事・排泄も自力で可能となりました。

＊　　＊　　＊

高齢の妻と2人暮らしということもあり、退院後のフォロー体制の確立のため、入院中に介護申請を行い、訪問看護を導入することになり退院となりました。

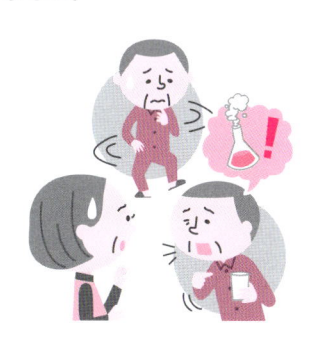

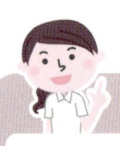

後期高齢者に対するケア

　後期高齢者では加齢に伴う薬物動態について、とくに留意が必要です。さまざまな理由から薬剤の血中濃度が上昇しやすいため、薬効と有害事象が大きくなりやすい傾向があり、後期高齢者の場合はよりリスクが大きくなります。

　多剤併用療法は副作用が起こりやすいため、身体疾患に対する治療薬の併用には十分に留意する必要があります。また、抑うつ症状がみられるとともに、夜食欲低下などで脱水をきたすことがあるため、全身状態を定期的に評価し対応する必要があります。

　後期高齢者の場合、活動量の低下によるADLの低下が急速に進行するため、全身状態が回復したときはすみやかにリハビリテーションを行うなどの対応が必要です。

引用・参考文献

1) 日本精神神経学会監修. DSM-5-TR 精神疾患の診断・統計マニュアル. 染矢俊幸ほか訳. 髙橋三郎ほか監訳. 東京, 医学書院, 2023.

2) Rush AJ, et al. Acute and longer-term outcomes in depressed outpatients requiring one or several treatment steps: a STAR*D report. Am J Psychiatry. 163(11), 2006, 1905-17.

3) 杉下守弘ほか. 高齢者用うつ尺度短縮版：日本版 (Geriatric Depression Scale : Short Version-Japanese, GDS-S-J) の作成について. 認知神経科学. 11 (1), 2009, 87-90.

4) 葛谷雅文ほか. 在宅要介護高齢者の「うつ」発症頻度ならびにその関連因子. 日本老年医学会雑誌. 43 (4), 2006, 512-7.

5) 日本老年医学会. 高齢者の安全な薬物療法ガイドライン 2015. https://www.jpn-geriat-soc.or.jp/publications/other/pdf/20170808_01.pdf（2024 年 10 月閲覧）

6) 日本うつ病学会気分障害の治療ガイドライン作成委員会. 日本うつ病学会治療ガイドライン Ⅱ. うつ病（DSM-5）／大うつ病性障害 2016.（最新版：2016 年 7 月 31 日）※ 2024 年 3 月 1 日改訂（一部修正）. https://www.secretariat.ne.jp/jsmd/iinkai/katsudou/data/20240301.pdf（2024 年 10 月閲覧）

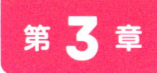
10 心不全

立原 怜 たちはら・りょう　島根県立中央病院 老人看護専門看護師

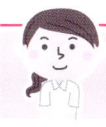 ## どんな疾患？

≫病態

　心不全は、「なんらかの心臓機能障害、すなわち、心臓に器質的および／あるいは機能的異常が生じて心ポンプ機能の代償機転が破綻した結果、呼吸困難・倦怠感や浮腫が出現し、それに伴い運動耐容能が低下する臨床症候群」[1] といわれています。

　心不全の原因疾患には、心筋梗塞や心筋症のように心筋組織が直接的に障害を受けるもの、高血圧や腎不全などに伴う体液量増加など血行動態の異常によるもの、頻脈性あるいは徐脈性の不整脈による血行動態の悪化によるものなど、多岐にわたります。また、内分泌・代謝疾患、炎症性疾患などにより心負荷が増強してしまった場合や、栄養障害、薬剤など、根本の原因が心臓以外にある場合も考えられます。

≫心不全の分類（表1）[2, 3]

◉ニューヨーク心臓協会（NYHA）心機能分類

　ニューヨーク心臓協会（New York Heart Association；NYHA）心機能分類は自覚症状による重症度分類で、運動耐容能、つまり身体がどのくらいまでの運動負荷に耐えられるのかを指標とするものです。自覚症状の聞き取りにより、評価します。

◉心不全ステージ分類

　このステージ分類は適切な治療介入を行うことを目的にされており、無症候であっても高リスク群であれば、早期に治療介入することが推奨されています。

ステージA：器質的心疾患のないリスクステージ

　リスク因子をもっていますが器質的心疾患がなく、心不全症候のない患者さんです。

ステージB：器質的心疾患のあるリスクステージ

　器質的心疾患がありますが、心不全症候のない患者さんです。NYHA心機能分類Ⅰ度に相当します。

ステージC：心不全ステージ

　器質的心疾患があり、既往も含め心不全症候を有している患者さんです。NYHA心機能分類Ⅰ～Ⅳ度に相当します。

表1 NYHA心機能分類と心不全ステージ分類 （文献2、3より作成）

NYHA 心機能分類	Ⅰ度	Ⅱ度	Ⅲ度	Ⅳ度
活動制限・自覚症状	心疾患はあるが身体活動に制限はない。日常的な身体活動（坂道や階段をのぼるなど）では著しい疲労、動悸、呼吸困難あるいは狭心痛を生じない。	軽度ないし中等度の身体活動の制限がある。安静時には無症状。日常的な身体活動で疲労、動悸、呼吸困難あるいは狭心痛を生じる。	高度な身体活動の制限がある。安静時には無症状。日常的な身体活動以下（平地を歩くなど）の労作で疲労、動悸、呼吸困難あるいは狭心痛を生じる。	心疾患のためいかなる身体活動も制限される。心不全症状や狭心痛が安静時にも存在する。わずかな労作でこれらの症状は増悪する。
心不全ステージ分類	ステージB	ステージC		
			ステージD	

表2 LVEFによる心不全の分類 （文献1より転載）

定義	LVEF	説明
LVEFの低下した心不全 (heart failure with reduced ejection fraction; **HFrEF**)	40%未満	収縮不全が主体。現在の多くの研究では標準的心不全治療下でのLVEF低下例がHFrEFとして組み入れられている。
LVEFの保たれた心不全 (heart failure with preserved ejection fraction; **HFpEF**)	50%以上	拡張不全が主体。診断は心不全と同様の症状をきたす他疾患の除外が必要である。有効な治療が十分には確立されていない。
LVEFが軽度低下した心不全 (heart failure with mid- range ejection fraction; **HFmrEF**)	40%以上 50%未満	境界型心不全。臨床的特徴や予後は研究が不十分であり、治療選択は個々の病態に応じて判断する。
LVEFが改善した心不全 (heart failure with preserved ejection fraction, improved; **HFpEF improved** または heart failure with recovered EF; **HFrecEF**)	40%以上	LVEFが40%未満であった患者が治療経過で改善した患者群。HFrEFとは予後が異なる可能性が示唆されているが、さらなる研究が必要である。

日本循環器学会/日本心不全学会合同ガイドライン. 急性・慢性心不全診療ガイドライン（2017年改訂版）. http://www.j-circ.or.jp/cms/wp-content/uploads/2017/06/JCS2017_tsutsui_h.pdf. 2024年10月閲覧

ステージD：治療抵抗性心不全ステージ

　おおむね年間2回以上の心不全入院を繰り返し、有効性が確立しているすべての薬物治療・非薬物治療について治療ないしは治療が考慮されたにもかかわらずNYHA心機能分類Ⅲ度より改善しない患者さんです。

◉左室機能による分類

　心不全は左室の機能によって治療などが変わるため、近年では左室駆出率（left ventricle ejection fraction；LVEF）による分類も重要視されています。LVEFは50％以上が正常とされており、心疾患患者の状態・予後の把握に活用されています（**表2**）[1]。

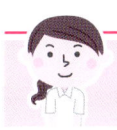

アセスメント

心不全で起きる症状には、左心不全と右心不全によるものがあります。以下、各部位で起こる症状ごとにアセスメントを整理します。

≫ 左心不全（心拍出量の低下・肺うっ血）

心拍出量の低下による症状でとらえやすいのは、**血圧の低下**です。血圧が低下すると活動に必要な血流量が保てないため、活動時であっても血圧が上がりにくくなってしまいます。**心拍出量の低下**を判断する際には、脈圧（収縮期血圧と拡張期血圧の差）が収縮期血圧の25％以下となることが目安になります。その他にも、全身への血流量の低下による尿量の減少やチアノーゼ、四肢の冷感があります。動悸、疲れやすさといった自覚症状の有無も確認しましょう。

肺うっ血では、労作時の息切れや呼吸数の増加がみられます。軽症では坐位の際に肺野の下部、症状が進行すると肺野全体で水泡音が聴取されるようになります。また、仰臥位になり心臓の負担が増すことで生じる発作性夜間呼吸困難、さらに安静時呼吸困難や起坐呼吸がみられるようになっていきます。そのため、呼吸状態、睡眠状況などの観察が重要になります。ピンク色・血性泡沫状の喀痰を認めることもあります。

≫ 右心不全（体循環系のうっ血）

右心不全は左心不全に続いて起こる場合が多いです。代表的な症状には**浮腫、頸静脈の怒張**、体重増加などがあります。心不全によって起こる浮腫は両側性で、足首から上方に向けて進行していきます。また10秒程度指で押さえたときに圧痕が残るため、足背・脛骨前面などの皮膚の下に骨がある部位での確認がわかりやすいです。圧痕の観察をする際には、同じ部位で継続して観察していきます。

頸静脈の怒張はヘッドアップ45°で確認をします。仰臥位で頸静脈を確認した後、ヘッドアップ45°にすると、正常であれば頸静脈の怒張は消えてしまいます。もし頸静脈の怒張がみられる場合は、中心静脈圧が上昇している可能性があります。

その他にも、消化器症状や胸水、腹水といった外見上ではわかりづらいものもあるため、高齢者の主観的な症状と客観的な状況をあわせて状態をとらえていくことが大切です。

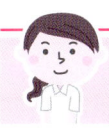

慢性期の治療とケア

≫ 慢性期の治療

心不全の経過は多くの場合、慢性・進行性なので、治療目標はステージの進行をでき

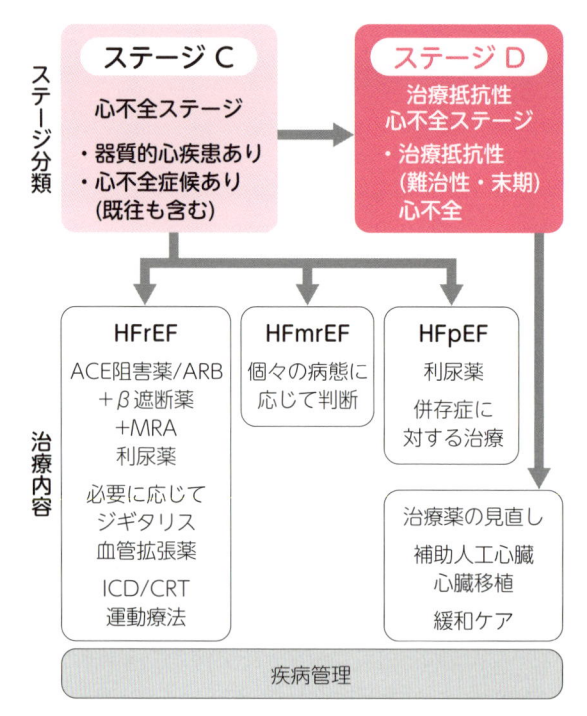

日本循環器学会/日本心不全学会合同ガイドライン. 急性・慢性心不全診療ガイドライン（2017年改訂版）. https://www.j-circ.or.jp/cms/wp-content/uploads/2017/06/JCS2017_tsutsui_h.pdf. 2024年10月閲覧

図 心不全治療アルゴリズム（文献1より転載）

るだけ抑えることになります。ステージA・Bは明らかな心不全ではなく心不全発症リスクのステージで、心不全患者の多くは**ステージC**です。ステージCにおける治療を十分に行っても安静時に高度な症状があり、増悪による入退院を繰り返す状況になるとステージDとして治療を行っていくことになります。治療の内容は心不全のステージ分類や左心機能による分類に合わせて行われます（**図**）[1]。心不全に対して使用する主な治療薬についても、確認しておきましょう（**表3**）。

≫ 心不全をもつ高齢者へのケア

　心不全ではさまざまな症状がみられますが、とくに起こりやすい症状である呼吸困難、浮腫、そして精神・心理面についても考えてみましょう。

◉ 呼吸困難

　肺うっ血による呼吸困難がある場合には、**利尿薬**の調整が行われます。高齢者が利尿薬を使用する場合、適切な体液のバランスをとることが難しく、脱水や心不全の増悪、高カリウム血症などに注意する必要があります。

　一人ひとりの高齢者にとって適切な体液バランスとなるよう、体重、呼吸状態、浮腫、頸静脈の怒張、皮膚の状態、飲水量、尿量などを丁寧に観察することが重要です。また、

表3 心不全の主な治療薬

分類	特徴	一般名	商品名
ACE阻害薬	血圧を上げるホルモンの働きを妨げることで、血圧の上昇を抑え、心臓を保護する	エナラプリル	レニベース®
			エナラート®
ARB		カンデサルタン シレキセチル	ブロプレス
			カンデサルタン
MRA薬		スピロノラクトン	アルダクトン® スピロノラクトン
β遮断薬	交感神経の活性化を抑え、血圧や脈拍数を低下させ、心臓の負担を軽くする	ビソプロロール	メインテート® ビソプロロール
ARNI	血圧を下げて心臓への負担を軽くする。心臓を守るホルモンの量を増やして、浮腫などの症状を改善する	サクビトリルバルサルタン	エンレスト®
SGLT2阻害薬	尿から糖を排泄することで血糖値を下げ、体の余分な水分や塩分を排出させる	エンパグリフロジン	ジャディアンス®
		ダパグリフロジンプロピレングリコール	フォシーガ®
持続型ループ利尿薬	余分な水分を排出し、浮腫や呼吸困難を改善させる	アゾセミド	ダイアート®
チアジド系降圧利尿薬		トリクロルメチアジド	フルイトラン®
V₂-受容体拮抗薬		トルバプタン	サムスカ®
HCNチャネル遮断薬	心拍数を下げることに特化ししており、β遮断薬のように心臓の機能を一時的に下げる働きがなく、きめ細かい治療ができる	イバブラジン	コララン®

※ACE：アンジオテンシン変換酵素、ARB：アンジオテンシンⅡ受容体拮抗薬、MRA：ミネラルコルチコイド受容体拮抗薬、ARNI：アンジオテンシン受容体遮断薬・ネプリライシン阻害薬、SGLT：ナトリウム・グルコース共輸送体、HCN：過分極活性化環状ヌクレオチド依存性

塩分の過剰摂取が肺うっ血や浮腫の増強につながっている可能性もあるため、食事や調理の状況を確認し、助言をすることも大切です。

◉浮腫

　浮腫の改善のために**利尿薬**が使用されることも多いのですが、高齢で低栄養状態である場合には血管内脱水を起こし浮腫の改善につながらないことがあるので、注意が必要です。利尿薬のトルバプタン（サムスカ®）は電解質を排泄せず水分だけを排泄させるため、導入時には高ナトリウム血症を引き起こすことがあります。また投与中には積極的な水分摂取が大切なので、口渇を感じづらい高齢者では慎重な観察が必要です。

　浮腫が起こると皮膚が伸展し菲薄化します。高齢者の皮膚は乾燥しやすく脆弱性が高まっているので、浮腫は褥瘡やスキン-テアなどの皮膚損傷を起こすリスクを高めます。

ルート類などがある場合は接触による刺激を避け、清潔を保ち、保湿によって皮膚を保護することが大切です。

◉ 精神・心理面

慢性心不全は徐々に病態が進行するためセルフケアは長期にわたり、身体症状の増悪・寛解を繰り返しますが、それでも最終的には治療が限界を迎えます。このような状況が関連し合い、精神・心理的な苦痛につながっていきます。

まず、身体的な苦痛をやわらげる治療・ケアが十分に行われているか再検討すること、そして必要に応じて精神医療の専門チームなどと連携・協働することも重要です。また、高齢者が自分の状況をどのようにとらえているのか、どのようなつらさがあるのかを話してもよいと思える関係になれるコミュニケーションを心がけ、**その人に合わせた日常生活ケア**を提供していくことが求められます。

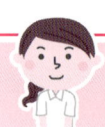

気をつけよう！ 異常サイン

心不全の悪化のサインには、**急激な体重の増加、下肢の浮腫の出現、労作時の息切れの出現、疲れやすさ、食欲の低下**などがあります。さらに病状が悪化した場合には、安静時でも呼吸困難がある、坐位よりも臥位のほうが呼吸困難が強くなる、夜間に咳嗽がみられる、通常よりも血圧上昇・血圧低下がみられるといったことが起こる可能性があります。このような状態となった場合には、早急な受診・治療介入が必要になります。

上記に加えて、高齢者の場合は感覚機能の低下により症状を感じにくかったり、心不全の悪化に伴う症状を我慢したり自分で調整しようとしたりする場合があります。その結果、高齢者からの主観的な訴えや身体面の変化をとらえづらくなり、対応が遅れる可能性があることに注意しましょう。

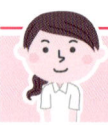

セルフケアはどうする？

≫ 塩分・水分の管理

心不全が増悪した際の原因として、**塩分・水分の摂りすぎ**は非常によくみられます。塩分は1日あたり6g未満、重症度の高い心不全ではより厳格な制限となることもありますが、食欲の低下を招くことがあるため食事を楽しめるような工夫も大切です。医師、管理栄養士などの多職種と相談をしながら**塩分量や水分量を設定**し、適切に食事・水分の摂取ができるような工夫（**表4**）が重要です。

また、水分の過剰摂取になりうる口渇の原因には脱水、ドライマウスがあります。高齢者では唾液の分泌量が低下していることも影響します。ドライマウスの場合には、部

表4 塩分を減らすための食事・調理の工夫

- 醤油やソースは小皿などに一定量を出し、つけながら食べる
- すべての料理ではなく1～2品に塩味をつけ、食事にメリハリをつける
- 煮物類では砂糖やみりんなどの調味料の使いすぎにも注意する
- 香味野菜（ネギ、パセリ、ミョウガなど）や香味料（わさび、からし、七味など）を活用する
- 減塩調味料や減塩食品を活用する

屋の加湿やマスクの装着、マウスケアや口腔内用の保湿剤を使用することが効果的です。

≫ 活動・運動

　心不全がある場合、過度な活動・運動は心不全増悪の原因になります。そのため、心不全の自覚症状や身体症状がどのような活動・運動によって出現するか・しないかについて、**身体活動能力質問票**（**表5**）[4]などを活用しながら高齢者と一緒に確認していくことが大切です。

　心不全では活動・運動の制限が加わりますが、その一方で高齢者においては不活動により筋力低下などの悪影響もあります。生活機能を維持していけるような活動量を確保することも、重要な視点です。

◉体重・症状のモニタリング

　心不全は、病状の悪化による症状に早期に気づき、対応することが非常に重要です。とくに短期間での体重増加（2kg以上）は体液貯留のサインなので、そのような変化がみられた場合には心不全増悪の徴候であること、体重測定は同じ時間・同じ条件で毎日行うことを高齢者・家族へ説明しておきます。あわせて、労作時の呼吸困難、浮腫、倦怠感などの症状を心不全増悪と関連づけて考えてもらえるようにかかわることが重要です。

◉受診・服薬管理

　状態が安定していると「心不全が治った」と考え、受診や服薬を中断する高齢者もいます。そのため、病気をどのように理解しているかについて高齢者・家族に確認するこ

表5 身体活動能力質問票（文献4より作成）

下記の項目について問診し、「はい」「つらい」「？（わからない）」のいずれかで回答してもらう。「つらい」という答えがはじめて現れた項目の運動量（METs）が、症状が出現する最小運動量となり、その患者の身体活動能力指標となる

夜、楽に眠れますか？	1 MET以下	シャワーを浴びても平気ですか？	3～4 METs
一人で食事や洗面ができますか？	1.6 METs	庭いじりをしても平気ですか？	4 METs
トイレは一人で楽にできますか？	2 METs	一人で風呂に入れますか？	4～5 METs
着替えが一人でできますか？		軽い農作業はできますか？	6～7 METs
炊事や掃除ができますか？	2～3 METs	平地で急いで200m歩いても平気ですか？	
自分で布団を敷けますか？			

※METs（Metabolic Equivalents）：運動や身体活動の強度の単位。安静時（静かに座っている状態）を1としたときと比較して何倍のエネルギーを消費するかを活動の強度として示す

とがとても重要です。また、どのような状態になったら早期に受診をするべきかについても、高齢者・家族にとってわかりやすい指標をともに考えましょう。

　服薬行動には疾患の理解、服薬の回数、手指の巧緻性、認知機能などさまざまな要因が影響しますが、誰がどのように管理をするかについて確認し、必要に応じて**お薬カレンダー**の活用や**訪問看護**の利用などによる支援を考えましょう。

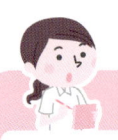

在宅医療におけるケア

コラム

　急性心不全による肺水腫や体液貯留に対して、在宅では酸素投与や非侵襲的陽圧換気療法（noninvasive positive pressure ventilation；NPPV）、血管拡張薬や利尿薬の静脈投与が可能です。しかし、低心拍出では、強心薬の持続投与が必要になり、入院での全身管理となる場合が多いです。在宅でどこまでの治療を行いたいのか、どのような状態となったら入院したいのかについて、高齢者本人・家族とあらかじめ話し合っておくことが大切です。

　高齢者が人生の最終段階にある場合には、苦痛症状の緩和に焦点を当てて医療・ケアを提供していくことになります。そのため、どのように過ごすことが高齢者・家族にとってよりよいのかについて、多職種で検討しながらかかわる必要があります。

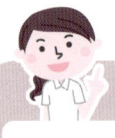

後期高齢者に対するケア

コラム

　後期高齢者は、認知機能の低下、フレイル（虚弱）といった加齢に伴う変化や、心疾患以外にも身体疾患を併せもっていることが多くあります。徐々にできることが少なくなり、食事や水分の制限から解放されない生活が続いています。だからこそ、高齢者の残されている時間を意識しながら、心不全症状の悪化を防ぐための生活上の制限と本人の望む生活について検討し続けることが大切だと考えています。制限を緩和することは苦痛が増強する可能性も秘めていますが、多職種での慎重な支援により、高齢者にとって心地よいひとときをつくっていけるような連携を期待しています。

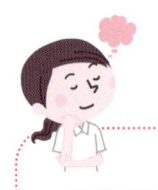

ケーススタディ わたしの経験

ケース 心不全（80歳代・男性）

　一人暮らしの患者さんは、前立腺肥大による排尿障害があり、1カ月前から尿道カテーテルを留置していました。尿路感染がきっかけで、慢性心不全の急性増悪が起こり、入院となりました。患者さんは2週間前にも尿路感染で入院しており、退院時から体重が3kg増え

ていました。

　入院後に抗菌薬の治療が行われ、経過は順調でした。そのため、退院時期の検討が始まっていましたが、慢性心不全増悪の原因である尿路感染を予防するアプローチが必要ではないかと考えました。

◉アセスメント・ケア

　入院中の患者さんは尿道カテーテルを引っ張らないように気を付けながら移動し、尿廃棄も自分で行うことができていました。患者さんに病院と自宅での過ごし方の違いを尋ねると、「家では布団で寝ているよ、管があってお風呂が面倒だね」と話しました。このことから、患者さんは、就寝時に蓄尿袋を布団と同じ高さの床に置いていたことで、膀胱内に尿がうっ滞し尿路感染を起こしていると考えられました。

　患者さんはベッドの使用を好まなかったため、マットレスを敷いて膀胱と蓄尿袋の高さに落差をつけることにしました。また、尿道カテーテルを煩わしく感じて保清が不十分となっていた可能性があったため、入浴を手伝ってもらうために訪問看護を利用することになりました。

＊　　　＊　　　＊

　訪問看護では体重や身体症状などもチェックをしてもらい、体調悪化の徴候をとらえ早期の受診につなげてもらうことを伝えて共有し、退院となりました。

引用・参考文献

1) 日本循環器学会／日本心不全学会合同ガイドライン．急性・慢性心不全診療ガイドライン（2017年改訂版）．http://www.j-circ.or.jp/cms/wp-content/uploads/2017/06/JCS2017_tsutsui_h.pdf（2024年10月閲覧）
2) Yancy CW. et al. 2013 ACCF/AHA guideline for the management of heart failure : a report of the American College of Cardiology Foundation/American Heart Association Task Force on practice guidelines. Circulation. 128 (16)，2013, e240-327. PMID : 23741058.
3) Criteria Committee of the New York Heart Association. Diseases of the heart and blood vessels : nomenclature and criteria for diagnosis. 6th edition. Boston, Little, Brown and Co., 1964, 112-3.
4) 難病情報センター．特発性拡張型心筋症（指定難病57）．http://www.nanbyou.or.jp/entry/3986（2024年10月閲覧）
5) 日本循環器学会／日本心不全学会合同ガイドライン．2021年改訂版 循環器疾患における緩和ケアについての提言．https://www.j-circ.or.jp/cms/wp-content/uploads/2021/03/JCS2021_Anzai.pdf（2024年10月閲覧）
6) 永野伸卓．在宅診療が大事です：循環器疾患（心不全を中心に）．北海道医報．1233，2021，14-7.
7) 岡田紗羅ほか．末期心不全の後期高齢患者に対する認定看護師の緩和ケア実践．日本看護研究学会雑誌．46 (1)，2023，9-19.
8) 眞茅みゆき．進展ステージ別に理解する心不全看護．東京，医学書院，2020.

11 慢性腎臓病（CKD）

明神拓也 みょうじん・たくや　社会医療法人近森会近森病院 老人看護専門看護師

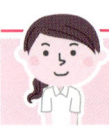
どんな疾患？

慢性腎臓病（chronic kidney disease；CKD） とは、さまざまな原因によって腎機能が障害され低下している状態が継続している病態の総称です。原因としては、高血圧や糖尿病など**生活習慣病**によって引き起こされることもあるため、早期発見・早期治療が重要な疾患です。

CKDは、以下のどちらか、または両方が3カ月以上続く場合と定義[1] されています。

- 尿異常、画像検査、血液検査、病理検査にて腎障害が明らかとなっていること。とくに0.15g/gCr以上の**蛋白尿**（30mg/gCr以上のアルブミン尿）があるかどうかが重要であること
- 糸球体濾過量（GFR）が60mL/分/1.73m^{2}未満であること

高齢者の場合は、加齢変化に伴って腎機能が低下し、多くの疾患をもち、ふだん服用している薬剤が多い傾向にあり、また体内水分量も減少しています。また、熱中症や食欲不振、造影剤などの薬剤や侵襲的な治療に伴う副作用がきっかけで、CKDを発症するリスクがあるため、より注意する必要があります。

CKDの重症度分類（**表1**）[1] は、原疾患（cause：C）、腎機能（GFR：G）、蛋白尿（albuminuria：A）で評価します（**CGA分類**）。この重症度分類の経過や現在のステージを、医療者だけでなく本人・家族とも確認しながら、今後の予測される病態や必要なケア内容、治療の方向性などを説明し一緒に検討することが重要です。

腎臓には、①体内の水分を濾過し、不要な物を排泄し必要な物を再吸収する、②血圧をコントロールするために必要なホルモンを作る、③赤血球を作るためのホルモンを作る、④ビタミンDを活性化させるというような働きがあるため、これらの機能が低下することで起こりやすくなる症状にも注意が必要です[2]。

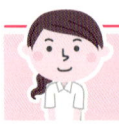
アセスメント

CKDを抱える高齢者の看護を考える際には、腎機能のみならず現在の生活から疾患

表1 CKD重症度分類（文献1より転載）

原疾患	蛋白尿区分		A1	A2	A3
糖尿病 関連腎臓病	尿アルブミン定量 （mg/日） 尿アルブミン/Cr比 （mg/gCr）		正常 30 未満	微量アルブミン尿 30～299	顕性アルブミン量 300以上
高血圧性腎硬化症 腎炎 多圧性嚢胞腎 移植腎 不明 その他	尿蛋白定量 （g/日） 尿蛋白/Cr比 （g/gCr）		正常 0.15 未満	軽度蛋白尿 0.15～0.49	高度蛋白尿 0.50以上
GFR区分 （ml/分 /1.73m²）	G1	正常または高値	≧90		
	G2	正常または軽度低下	60～89		
	G3a	軽度～中等度低下	45～59		
	G3b	中等度～高度低下	30～44		
	G4	高度低下	15～29		
	G5	高度低下～末期腎不全	<15		

重症度は原疾患・GFR区分・蛋白尿区分を合わせたステージにより評価する。CKD の重症度は死亡、末期腎不全、心血管死発症のリスクを ▨▨▨ のステージを基準に、▨▨▨ 、■■■ 、■■■ の順にステージが上昇するほどリスクは上昇する。

(KDIGO CKD guideline 2012 を日本人用に改変)

注：わが国の保険診療では、アルブミン尿の定量測定は、糖尿病または糖尿病性早期腎症であって微量アルブミン尿を疑う患者に対し、3カ月に1回に限り認められている。糖尿病において、尿定性で1＋以上の明らかな尿蛋白を認める場合は尿アルブミン測定は保険で認められていないため、治療効果を評価するために定量検査を行う場合は尿蛋白定量を検討する。

のとらえ方など多岐にわたる側面からアセスメントする必要があります。アセスメントの内容について、**表2**[3] に示します。

　得られた情報やそこからアセスメントしたことは、この患者さんに対して医学的適応のある治療は何か、患者さんが望む生き方はどのようなものか、患者・家族はどのようなサポートを望んでいるかを知るための大事な材料です。これらをもとに、医療者はどのようなサポートができるかを検討し、患者・家族と話し合いをしながら調整を行っていきます。

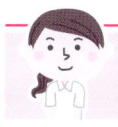

慢性期の治療とケア

　CKDはステージごとに行う治療・ケアが変わっていきます。また末期状態が近づくと、その後の腎代替療法をどうするのかについて決定していくことも必要となります。腎代替療法の種類を**図**[3] に示します。

　どの腎代替療法にも適応やメリット・デメリットがあり、選択後の生活スタイルも大きく違います。そのため、しっかりとアセスメントしたうえで、腎代替療法を説明し提案していく必要があります。とくにこのなかでも、**保存的腎臓療法（conservative kidney management；CKM）**は**超高齢者（85歳以上または90歳以上）**の生命予後

表2 アセスメント項目（文献3より作成）

腎機能に関する側面	● 血液データ：糸球体濾過量（GFR）、血清クレアチニン、尿素窒素（BUN）、ヘモグロビン（Hb） ● 尿検査：蛋白尿 ● 主観的観察項目：頭痛、悪心・嘔吐、倦怠感、腹部膨満感、掻痒感 ● 客観的観察項目：尿の量・性状、尿回数・パターン（昼・夜の排尿回数）、浮腫（腹部や下肢）、体重の変化、血圧、肌の湿潤、貧血症状（眼瞼結膜色、ふらつき）、食事摂取量
身体的側面	● ADL、IADL ● 既往歴の有無：心疾患、脳血管疾患、閉塞性動脈硬化症、高血圧、貧血、糖尿病、脂質異常症など ● 内服している薬剤：降圧薬、腎機能に影響する薬剤の使用など ● 食生活、食事内容、栄養状態
精神的側面	● 身体症状に対する不快感の有無、睡眠状況　● 認知機能 ● 疾患に対する思い、受け止め
社会的側面	● 住宅環境、住宅周辺環境　● 家族との関係性やサポート ● 経済的状況　● 地域のフォーマルサポート、インフォーマルサポート ● 介護保険申請・要介護度
スピリチュアルな側面	● これまでの生活歴　● 生活の中で大事にしていること・もの ● 人生観

やQOLを考えるために、選択肢の一つとしてもっておきましょう。

　とくに終末期に近づくにつれ、どこでケアを受けたいのか、どのようなケアを望むのか、より具体的に患者・家族と話し合う機会をもち、双方のもつ情報をすりあわせながら治療・ケアに臨むことが大切です。患者・家族はこれからの人生に望むことやどのような生き方をしたいのかについて話し、医療者側はその願いをくみ取りながら提供できる治療・ケアについて提案を行うことこそが**共同意思決定（shared decision making；SDM）**であり、**アドバンス・ケア・プランニング（advance care planning；ACP）**となります。慢性疾患であるCKDのケアでは、そのすべてのステージで共同意思決定、アドバンス・ケア・プランニングというプロセスにおいて患者・家族の思いの揺らぎに共感しながら、話し合いを重ねることが重要であるといえます。

≫ 食事療法（表3）[4]

　食事療法は、残存している腎機能を少しでも長く保ち、CKDによる電解質異常などに伴う合併症を予防し、QOLを保つためにも、すべてのCKDステージで必要です。

　高齢者の場合は、生活習慣によってはサルコペニアやフレイルも問題となっていることから、食事の制限ばかりを意識しすぎるとかえってADL低下や腎機能悪化につながることもあります。そのため、現在の身体状況をしっかりとアセスメントする必要があります。

≫ 血圧管理

　CKDでは、高血圧をきたしやすく、高血圧による動脈硬化症はCKDを悪化させ、負のスパイラルに陥りやすくなります。また、血圧が低い場合には腎血流が低下し、

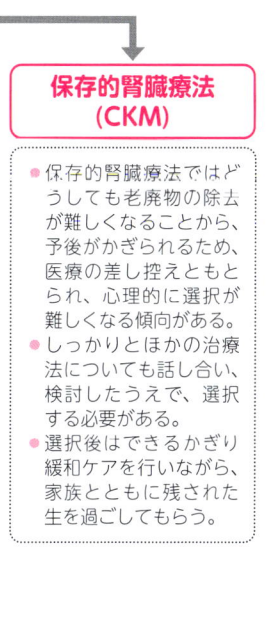

```
                    ┌─────────────────┐
                    │   末期CKD状態    │
                    └─────────────────┘
         ┌──────────────────┼──────────────────┐
   ┌──────────┐      ┌──────────┐      ┌──────────────────┐
   │ 透析療法 │      │  腎移植  │      │ 保存的腎臓療法   │
   └──────────┘      └──────────┘      │    (CKM)         │
                                       └──────────────────┘
```

末期CKD状態 → 透析療法 / 腎移植 / 保存的腎臓療法（CKM）

透析療法
- 血液透析
- 腹膜透析

血液透析
- 血液を体外循環させ、①除水、②老廃物の除去を行う方法。
- 基本的には、病院での間欠的透析が多い。数は少ないが在宅血液透析も存在する

腹膜透析
- 患者自身の腹膜を利用し、①老廃物の除去、②浸透圧差による除水を行う方法。
- 腹膜透析には間欠的、持続携行式、自動など多種の方法があり、血液透析と併用することや高齢者が在宅で過ごしながら行う「PDラスト」という方法もある。

腎移植
- 日本では、親族からのドナー提供が一般的である。
- 腎機能の改善を見込める一方で、腎移植に伴う手術侵襲、免疫抑制剤の使用、生着するかといった課題もある。
- 生体腎移植希望者には適応基準があり、高齢者（とくに超高齢者）において適応があるのかは十分な検討が必要。

保存的腎臓療法（CKM）
- 保存的腎臓療法ではどうしても老廃物の除去が難しくなることから、予後がかぎられるため、医療の差し控えともとられ、心理的に選択が難しくなる傾向がある。
- しっかりとほかの治療法についても話し合い、検討したうえで、選択する必要がある。
- 選択後はできるかぎり緩和ケアを行いながら、家族とともに残された生を過ごしてもらう。

図 腎代替療法（文献3より作成）

表3 CKDステージによる食事療法基準（文献4より改変）

ステージ（GFR）	エネルギー (kcal/kgBW/日)	たんぱく質 (g/kgBW/日)	食塩 (g/日)	カリウム (mg/日)
ステージ1（GFR ≧ 90）		過剰な摂取をしない		制限なし
ステージ2（GFR 60～89）		過剰な摂取をしない		制限なし
ステージ3a（GFR 45～59）	25～35	0.8～1.0	3 ≦ <6	制限なし
ステージ3b（GFR 30～44）		0.6～0.8		≦ 2,000
ステージ4（GFR 15～29）		0.6～0.8		≦ 1,500
ステージ5（GFR < 15） 5D(透析療法中)		0.6～0.8 —		≦ 1,500

注）エネルギーや栄養素は、適正な量を設定するために、合併する疾患（糖尿病、肥満など）のガイドラインなどを参照して病態に応じて調整する。性別、年齢、身体活動度などにより異なる。
注）体重は基本的に標準体重(BMI＝22)を用いる。

CKDの増悪だけでなく脳卒中や転倒など、その他のリスクも出現するため注意が必要です。そのため、自宅でも毎日一定の時間に血圧を測定する習慣をつけ、血圧手帳に記入し、かかりつけ医と血圧の推移を確認しながらコントロールすることが重要です。

　とくに高齢者の場合は、血圧を緩やかに目標値に近づけることが重要であり、日内変動もしっかりと確認する必要があります。

　CKDの血圧管理目標は130/80mmHg以下ですが、尿蛋白の有無で変化します。

　内服薬は原則として、アンジオテンシン変換酵素（angiotensin converting enzyme；ACE）阻害薬やアンジオテンシン受容体拮抗薬（Angiotensin Ⅱ Receptor Blocker；ARB）が第一選択となります。これらは、降圧作用とともに腎保護作用が認められます。

≫薬物療法

降圧薬以外に、腎機能低下を補う内服も開始されます。CKDステージ3bになると、カリウム吸着薬やリン吸着薬、重炭酸ナトリウム、球形吸着炭などが開始になるとともに、腎性貧血や骨粗しょう症予防として、赤血球造血刺激因子製剤や活性型ビタミンD製剤が開始となります。

また、糖尿病などCKDのリスクとなる他疾患の治療薬も服用し続ける必要があり、CKDステージが進むにつれ、**内服数や内服の剤型が増えていくことが考えられます。**そのため、薬剤管理へも気を配る必要があります。

その他、腎排泄が低下すると普段内服している薬物が体内に残留しやすくなり、副作用出現のリスクが高くなることもあるため、薬剤変更がなくとも**副作用の急な出現**などには注意が必要です。

≫運動療法

運動療法は、CKDの高齢者においても**サルコペニア**や**フレイル**を防ぎ、ADLを保つ効果が認められることから、QOLの改善にもつながることが期待できます。

有酸素運動を3〜5回/週、20〜60分程度行い、可能であればレジスタンス運動(スクワット・ダンベル体操などの筋肉に抵抗〔レジスタンス〕をかけ、動作を繰り返し行う運動)も併用することで、より効果的に筋力低下を防ぐことができます。ただし、血圧上昇にもつながるようなレジスタンス運動時の息止めなどは控え、無理をしない程度の運動療法を目標とすることが重要です。

とくに運動療法の習慣化は、身体を動かすことによる**リラクゼーション効果**や**社会的フレイル**の予防にもつながるなど、精神的ケアへの効果も期待できます。

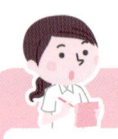

在宅医療におけるケア

コラム

CKDのステージが上がり、透析などが必要になったとしても、在宅で治療を行うことは可能です。まだ少数ですが、血液透析を自宅で行うという選択もできるようになりましたし、在宅での腹膜透析、腹膜透析と血液透析の併用、在宅終末期に緩和的な腹膜透析を行うPDラストという選択肢もあります。そして、その選択肢の一つにCKMがあります。

CKMは単に「透析をしない」ことではなく、**透析療法以外の治療・ケアを積極的に行うこと**[5]です。そのケアのなかには、残された時間よりよく生きるために、そして緩和ケアや、やがて来る死を受容できるように、患者・家族をサポートしていくことも含まれます。CKMでは、患者と目標設定を行い、それに向けて生活を変えていきます。例えば、食事療法では、必要な栄養量にこだわりすぎるのではなく、あくまで食事を楽しむという方向に転換していくこともあります。

CKMを選択する前にはもちろん、ほかの選択肢についての十分な説明とメリット・デメリッ

トを話し合っておくことが必要です。上記のように、透析療法ではさまざまな選択ができるようになり、透析技術も日々向上しています。地域によっては、在宅医療への十分なサポートがなく、選択肢に限りが出てくる可能性もあります。どの選択をするにしても必要なのは、**十分な話し合いからの共同意思決定**と、その後の生活を**在宅ケアチームと連携してサポートしていく**ことです。

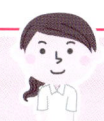

気をつけよう！ 異常サイン

≫ 意識消失、頭痛や気分不良

腎機能には、血圧を下げるホルモンであるレニンを分泌する働きがあります。この機能が低下することで高血圧をきたすため、心疾患や脳卒中のリスクも高くなります。CKDをもつ高齢者に意識消失や頭痛、気分不良が出現した場合には、まず緊急度の高い脳卒中を疑う必要があります。

脳卒中を疑う場合、まず**FAST**を確認します。FASTとは、顔のゆがみ（Face〔F〕）、手の力が入らない（Arm〔A〕）、言葉が出ない（Speech〔S〕）、理解できない、呂律が回らないといった症状がみられた場合に、すぐに精査や治療を行うための準備を行い、救急車を呼ぶなどの対応をとる（Time〔T〕）ことです。FASTを確認することで、症状を抑えられる可能性が高くなります。

また腎機能には電解質のバランスを整える機能もあるので、腎機能低下に伴う電解質異常による気分不良などにも注意が必要です。超高齢者の場合は、電解質の異常から意識レベルや活気の低下などにつながりやすいため、**「いつもと違う」という感覚**が大切です。

その他にも、腎機能低下に伴う貧血（腎性貧血）による意識レベル低下や気分不良が生じる可能性もあるので、血液データの変化にも注意しましょう。

≫ 尿量減少・浮腫

CKDでは、尿中に蛋白が放出され蛋白尿がみられるようにると、血中の蛋白が低下しやすくなります。血中の蛋白の大部分を占めるアルブミンは、血管内に水分を保持する働きがあります。そのアルブミンの減少や電解質の再吸収・排出能の低下によって、**尿量減少・浮腫**がみられるようになります。

尿量減少は**尿毒症**にもつながり、重篤な症状を引き起こす可能性があります。そのため普段の尿量・体重や腹囲、浮腫の程度を観察しておくことが重要となります。

また、浮腫の増悪は、血管内脱水や、胸腹水貯留による呼吸状態の悪化のほか、アルブミン低下による創傷治癒の遅延、易感染など全身状態悪化の徴候と考えられるため注意が必要です。

CKDの原因の一つに糖尿病があります。腎臓は細かな血管が多数ある臓器であり、高血糖状態では、この細かな血管が詰まりやすく腎機能低下につながります。また腎機能低下が高血圧にもつながることから、高血糖・高血圧状態になりやすく、心疾患のリスクが高い状態が形成されます。そういったなかで末梢神経のしびれが出現する場合には、**閉塞性動脈硬化症**、**末梢神経障害**の合併を疑う必要があります。

閉塞性動脈硬化症自体も、血管閉塞による虚血や壊死を引き起こす可能性があります。また中長期的にも、末梢神経のしびれや知覚異常は足底感覚の麻痺につながるため、下肢からのフィードバックが得られず、皮膚トラブルや転倒のリスクを高めます。さらにCKDの影響も相まって、褥瘡、創感染、骨折など大きなトラブルに発展していくリスクを伴うため、注意が必要です。そのため、上記のような症状がある高齢者では神経症状や動脈触知、皮膚の色調変化などについて日々の観察が必要です。

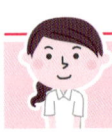

セルフケアはどうする？

CKDをもつ高齢者のセルフケアを考える場合は、アセスメントでも出てきたように、これまでの生活習慣や疾患に対する受け止め、思いを考えていくことが重要です。CKDのステージによって症状やケア内容は異なりますが、食事栄養指導一つとってみても、食事を誰が作る（または購入する）役割なのか、どういう食文化のなかで過ごしてきたのか、どのような食事をしているのか、認知機能・ADLの低下はないかなど、さまざまな要素が影響することを念頭に置くことが必要です。

CKDをもつ高齢者のセルフケアの場合は、残存している機能に注目することも必要です。CKDを含む慢性疾患では、高齢者本人が自分の血圧状態や浮腫、体重など身体状態を把握し、**自己コントロール感**をもつことが、**セルフメディケーション**につながります。

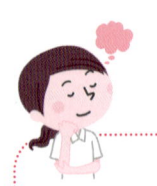

ケーススタディ わたしの経験

ケース 慢性腎臓病（CKD）（80歳代・男性）

病棟でかかわった患者さんは、妻と二人暮らしをしていました。ADLは自立しており、認知機能低下はありませんでした。閉塞性動脈硬化症による下肢の血流の低下や足底の皮膚トラブルから形成外科的に小手術が必要となり、数日間入院していました。すでにCKDステージ4の段階でしたが、一貫して透析治療には拒否の意向を示していました。その理由として、患者さんはすでに糖尿病やその合併症、さらには心疾患と多くの疾患を抱えていたこと、それによる身体的・精神的苦痛があること、残された予後も自分らしく生きた

いという思いがあってのことでした。アセスメントとしては、血圧はまずまず安定しており、ADLも自立、全身の動脈硬化はみられるものの、身体面だけみれば人工透析の適応がある患者さんでした。

　患者さんと3回目にお会いした入院の日当日、入院時よりすでに顔色不良がみてとれ、ショックバイタルとなっていました。検査をすると心不全が増悪している状態であり、酸素化不良も伴い全身状態が悪化していました。CKDも透析が必要な値まで増悪し、意識状態も不良となりました。すぐに検査の結果を妻にも伝え、今後の方向性を検討しました。緩和的透析なども検討しましたが、患者さんのこれまでの意向を優先し、そのままCKMを選択することとなりました。

＊　　　＊　　　＊

　緩和ケアを開始した数日後、患者さんは亡くなりました。患者さんの意向を最後まで守ることができたという思いと、CKDと診断された早期からCKDや原疾患へのサポートができていれば、生への苦痛よりも生への希望を強くもつことができ、人工透析なども選択肢として挙がっていたのではないかという苦い思いが残る経験でした。

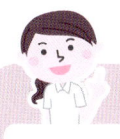

後期高齢者に対するケア

コラム

　後期高齢者のCKDでは、アセスメントをより深く行う必要があります。またCGA分類から予測を早めに立てながら今後の方向性を高齢者・家族に説明し、検討することも重要です。

　紹介したケースでは、患者さん本人が以前から透析治療を行わない意思を明確に発信していたため、本人の意識状態が悪化した際や急変時にも、家族や医療者はその意思を尊重することができました。しかし、多疾患併存と加齢変化による個人差がみられるようになり、非典型的な症状が多くなった後期高齢者では、ついその後の方向性を話し合う機会を逃してしまうことも多くあります。高齢になればなるほど、ちょっとした身体面の不調が、全身状態の急激な悪化、腎機能低下につながります。そういった急な状態変化が起こった際には、患者・家族は動揺してしまい、落ち着いた状態で判断を下すことが難しくなります。そういった「不測の事態」をできるかぎり防ぐためにも、CKDと診断されたときや、その後の定期的な診察時に現状のステージを評価しておくことが必要です。またそれと同時に、折に触れ、患者・家族が病気をどのように受け止めているのか、生活や思いに変化はないか、今後の生活についてどのように考えているかなどについて話し合う機会をもうけることが重要です。もし患者さんの認知機能や意識レベルが低下し、意思を確認することが困難となった場合には、本人ならばどのような治療を望むかを家族と話し合い、一緒に悩み、支え、助けることも、高齢者看護においては大切なケアの一つとなります。

引用・参考文献

1) 日本腎臓学会編. "CKDの重症度はどのように評価するか？". CKD診療ガイド2024. 東京, 東京医学社, 2024, 8.

2) 日本腎臓学会編. "腎臓の構造と機能". 患者さんとご家族のためのCKD療養ガイド2018. 東京, 東京医学社, 2018, 16-8.

3) 髙井奈美. "腎代替療法". 慢性腎臓病看護. 第6版. 日本腎不全看護学会編. 東京, 医学書院, 2021, 129-31.

4) 日本腎臓学会編. "慢性腎臓病に対する食事療法基準（成人）". 慢性腎臓病に対する食事療法基準2014年版. 東京, 東京医学社, 2014, 1-13.

5) 小松康宏. 目標志向型透析, CKM, 腎臓支持（緩和）ケア：用語解説と概念の整理. 臨牀透析. 39 (6), 2023, 583-6.

12 消化管ストーマ

渡邉光子 わたなべ・みつこ　独立行政法人労働者健康安全機構関西労災病院
皮膚・排泄ケア特定認定看護師

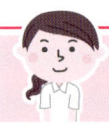

どんな疾患？

　ストーマはギリシャ語で「口」を表し、大腸がんや子宮がん、卵巣がんなどの腸管浸潤、外傷などにより消化管の解剖学的形態や機能が損なわれた場合に、便を排出する目的で腹部につくられた排泄口のことをいいます。赤い色をしているため痛々しく見えますが、病気ではありません。

　消化管ストーマには**図1**のようなタイプがあります。

開口部の種類

- ●単孔式（エンド）
- ●双孔式（ループ）
- ●二連銃（ダブルバレル）
- ●分離式

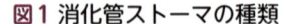

消化管ストーマの造設部位

- ●回腸ストーマ（イレオストミー）
- ●結腸ストーマ（コロストミー）

部位	便性
上行結腸	下痢状
横行結腸	下痢状
下行結腸	軟便
S状結腸	普通便

図1 消化管ストーマの種類

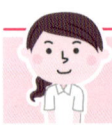

アセスメント

　看護としては排泄の援助になるため、ストーマの有無にかかわらずどのような排泄管

理をしているのかについて情報収集をします（**表1**）。さらに、ストーマ装具交換やストーマの種類など**その人にとっての普通の排泄状態**に関する情報も得ます。

表1 排泄に関する情報収集

ストーマ　無		ストーマ　有	（例）
		ストーマの種類	［ループイレオストミー］
排便回数	［　　回/日］	便捨ての回数	［4～5回/日］
便性状	［　　　　］	便性状	［水様～軟便］
便秘の有無	［　　　　］	便秘の有無	［無］
排泄は自立しているか	［　　　　］	使用装具	［イレファイン®Dキャップ40mm］
		皮膚障害の有無	［6時方向にびらん軽度］
		交換頻度	［2日ごと］
		装具交換は誰が行っているか	［妻］
		ご自身でできる排泄ケア	［トイレでの便捨て］

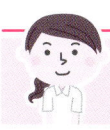

よく使用されている薬と副作用

　ストーマ周囲にはあまり軟膏類は使用しませんが、急性炎症を伴う場合に副腎皮質ホルモン含有外用薬を使用します。軟膏では面板が外れてしまうため、ローションタイプを使用します。しかし、それでも面板は外れやすくなるため、外用薬が中止になるまで装具交換を早めに変更することもあります。

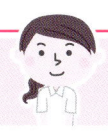

気をつけよう！ 異常サイン

　高齢者では、加齢による筋膜や腹膜の支持組織の脆弱化や、ADLや視力の低下のため、従来行ってきたストーマケアができなくなり、**皮膚障害**を生じることがあります。あるいは、大腸がんなど原疾患の化学療法の副作用で下痢を生じたり、倦怠感により装具交換が予定どおりできず皮膚障害を生じることもあります。近年の分子標的薬では**ハンドフットシンドローム（手足症候群）**や手指のしびれなどを生じるものがあり、装具交換や便捨てが困難になる場合はセルフケア方法の変更が必要になります。

　多くの場合、ストーマ装具からの**便漏れ**や**びらん**が生じることにより発見されます。漏れやびらんの原因により介入内容は異なります（**表2、図2**）。しかし、徐々に出現した症状は患者さん自身が気づいていないこともあるため、セルフケアが可能な人でも定期的な観察が必要です。

表2 高齢者に多いストーマ合併症

合併症	原因	観察	対処
発赤、びらん	● 便漏れ→装具が合わなくなった、体型変化 ● セルフケア能力の低下 ● 乱暴な装具のはがし方	● 装具交換時に面板の裏を観察しているか ● 交換頻度 ● 装具のはがし方	● 原因に応じて装具変更や用手形成皮膚保護剤などアクセサリー類の使用 ● びらん部に粉状皮膚保護剤を散布
ストーマ旁ヘルニア（図2）	● 加齢による組織耐久性の低下 ● 体重増加など	● 臥位と座位でのストーマサイズの変化 ● 皮膚障害の有無	● 腹部の疼痛や衣類が合わない、装具がはがれやすくなったなどがあればヘルニア用ベルトの使用

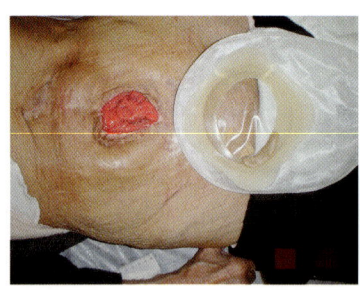 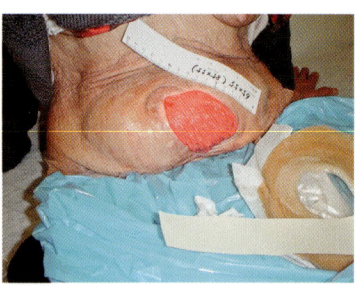

臥位のストーマサイズ：65×55mm 　座位のストーマサイズ：85×55mm

図2 ストーマ旁ヘルニア

姿勢でサイズが変わる。

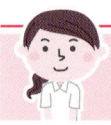

セルフケアはどうする？

　高齢者のセルフケアには装具選択やその他のリソースも重要です。手の巧緻性の低下や視力低下でハサミの使用が困難になってきた場合は、最初から穴が開いている面板や、ハサミを使わずストーマサイズの穴を開けることができる装具（図3）、既成孔のストーマ装具を使用することで、セルフケアを継続できるようになることがあります（図4）。

　また、自宅で家族が不在のときでもバッグ内の便廃棄ができれば、これまでの生活ス

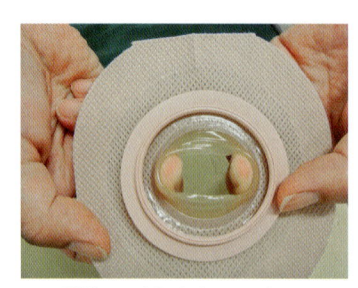 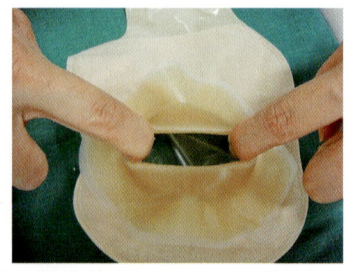

図3 ハサミなしでストーマの穴の形成ができるストーマ装具

指で伸ばすと穴を楕円にも正円にも形成することが可能。

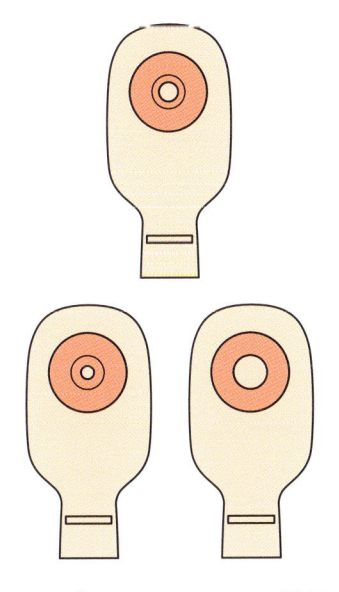

図4 プレカットのストーマ装具
最初から穴が開いているため、は
さみが不要。

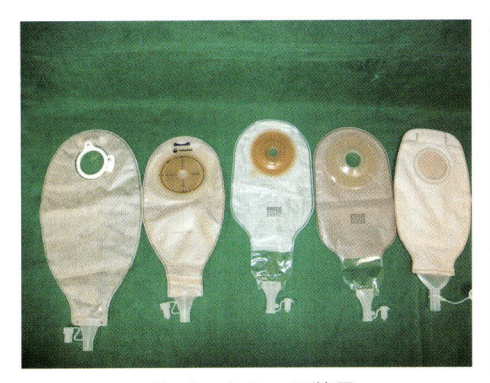

イレオストミー用装具

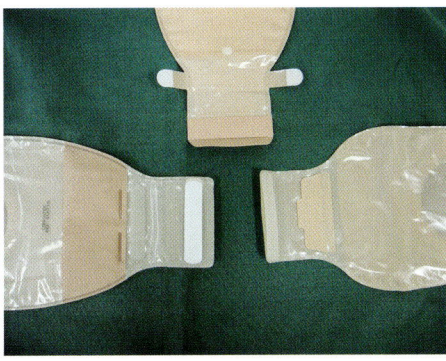

排泄口の面ファスナー（マジックテープ®）

図5 装具の種類による違い
バッグのサイズや排泄口の太さ、面ファスナーの操作性などによって、さまざまな種類がある。

タイルの変更を最小限にすることができます。そのためにも排出口の種類やバッグの大きさ、手の巧緻性によって装具選択を行います（**図5**）。また、第三者によって便廃棄や装具交換を行う場合は、面板とバッグが分離する**二品系装具**を用いることで排便管理が容易となります。面板とバッグの嵌合のしかたにより固定型や粘着式、浮動式などがあります（**参照** 〈第3章13 尿路ストーマ〉 p .238）。患者さん自身とケア提供者のケア力によっても装具を考慮します。

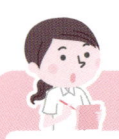

在宅医療におけるケア・対応

在院日数が短くなったり、新型コロナウイルス感染症（COVID-19）が発生したりすると、家族に対する指導もままならない状況になります。患者・家族からは「ストーマケアが思いのほか大変だった」という声も聞きます。

デイサービス施設での入浴時にストーマ装具の交換ができる場合は、訪問看護師や通院施設とストーマケアの方法を共有できるようにしておくと連携がスムーズになります。スマートフォンやタブレットを利用して、動画でストーマケアの方法を共有するのもよいでしょう。

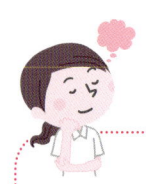

ケーススタディ わたしの経験

ケース 消化管ストーマ（50歳代、女性）

患者さんは腹膜炎で、ループイレオストミー造設後5年目です。ストーマ装具からの便漏れを主訴に来院しました。術後体重が10kg近く増加していました。そのため、ストーマ下の虫垂炎の瘢痕のくぼみが顕著になり、便が6時方向から2〜3回/日漏れるため、そのたびに装具の交換を必要としていました。びらんはストーマの6時方向で、瘢痕創と一致、滲出液を多く認めました（図6）。独居のため装具交換は自分で行っています。太ったためお腹の下が見えにくく、適当に装具を貼っていました。装具は単品系装具を使用していました。

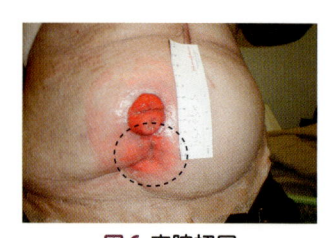

図6 来院初回
⚬内に滲出液を伴うびらんが見られた。

◉漏れる原因

①ストーマ下の瘢痕部がくぼみ、装具装着の安定した平面確保ができない
②びらんの滲出液が多く、面板をすぐに溶かしてしまう
③ストーマを見て装具を貼っていない
④体重増加による体型変化

◉アセスメント

瘢痕部を平坦化し、装具装着部の平面の確保が必要です。しかし、びらんからの滲出液が多いため1日ももたないと思われました。そのためびらん治癒が最優先事項です。これまでも1日複数回の装具交換を患者さん自身で行っていたので、実施に問題はないと思われました。その後、装具の貼り方、体重コントロールのセルフケア指導を行い、再発予防を図る計画を立てました。

◉ケア実施

便漏れとびらんの原因について説明をし、びらん治癒のため3日間、1日2回の装具交換を実施してもらうことに同意を得ました。

局所ケアはびらん部に粉状皮膚保護剤を薄く散布し、パウダーが半透明になるまで待ち

ます（**図7**）。これはパウダーが多いと装具装着が困難になるためです。そしてストーマ周囲が平坦になるよう用手形成皮膚保護剤で瘢痕部を埋めるよう形をつくり（**図8**）、今後のセルフケアのしやすさを考え、面板につけて装着をしてもらいました。

3日でびらんは治癒したので、装具装着の際にお腹の下が見やすいよう鏡を使った瘢痕部の補強方法を指導し、自身でできるようになりました（**図9、10**）。

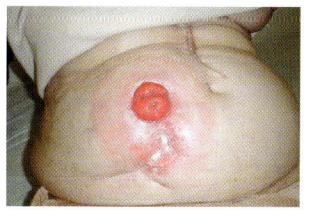

図7 粉状皮膚保護剤を薄く散布
パウダーが半透明になるまで待つ。

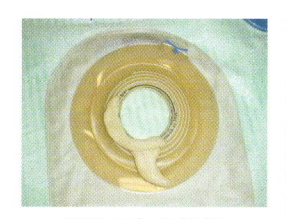

図8 面板の装着
用手形成皮膚保護剤を瘢痕部に合うようこねて、面板に装着する。

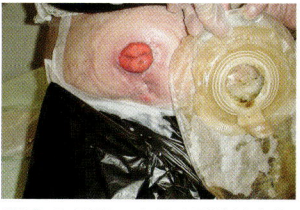

図9 3日間、2回/日装具交換を行う
びらん治癒。6時方向への便のもぐりこみもなくなった。

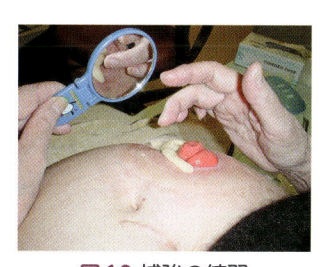

図10 補強の練習
鏡を見ながら練習する。

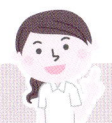

後期高齢者に対するケア・対応

コラム

身体・認知能力の衰えにより、患者さんはセルフケアが困難になってきます。認知症では、ストーマ装具を剥がしてしまう、排泄物を廃棄できなくなるといった問題行動が起こることがあります。また、加齢による皺や円背によりストーマ装着部位の形態が変化すると、ストーマ装具を変更する必要が出ることもあります。

患者さんがしばらく通院しておらず、患者・家族が困ったときは、近隣のストーマ外来で相談するように勧めましょう。ストーマ外来の相談先を探すときは、日本創傷・オストミー・失禁管理学会の公式サイトにある「ストーマ外来検索」（https://jwocm.org/public/stomas/）を利用することも有効です。

13 尿路ストーマ

渡邉光子 わたなべ・みつこ　独立行政法人労働者健康安全機構関西労災病院
皮膚・排泄ケア特定認定看護師

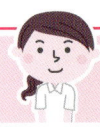

どんな疾患？

尿路ストーマは膀胱がんや前立腺がん、尿道がん、婦人科系など腹腔内の悪性疾患の尿管や膀胱への浸潤により正常な尿路が障害された場合に、尿路を腹部や腰部に確保（**尿路変向**）したものです（**図1**）。

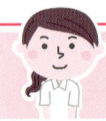

アセスメント

ストーマの種類により管理方法が変わります。はじめに、消化管ストーマと同じように排泄に関する情報を得ておきます（**参照**〈第3章12 消化管ストーマ〉p.232）。採尿袋の形状が各メーカーで異なるため、採尿袋とドレナージ用蓄尿袋との**接続管の種類を確認**しておきます（**図2**）。入院時に接続管の持参を忘れる人は少なくありません。

腎瘻ではバルーン、ピッグテイル、マレコーなど**カテーテル先端の形態**を確認しておきます。腎瘻の管理方法は施設によりさまざまです。訪問看護ステーションでのケアや造設元施設でのケア内容を確認しておくとよいでしょう。

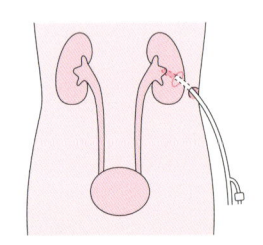
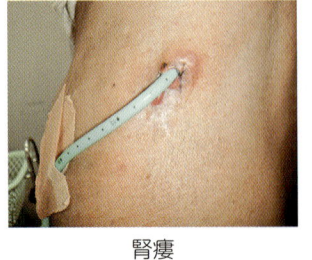
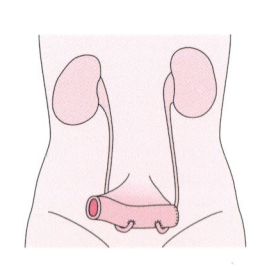
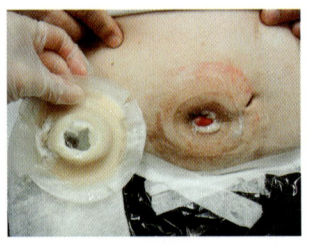
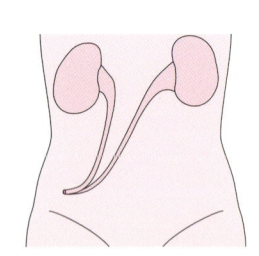
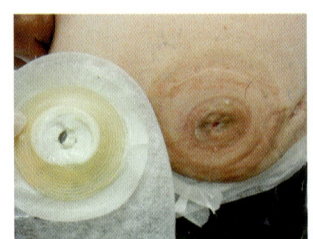

腎瘻　　　　　　　　　回腸導管　　　　　　　　尿管皮膚瘻

図1 尿路ストーマの種類

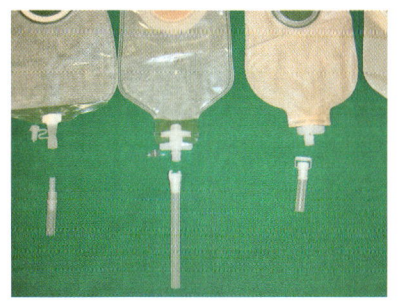
図2 接続管の種類

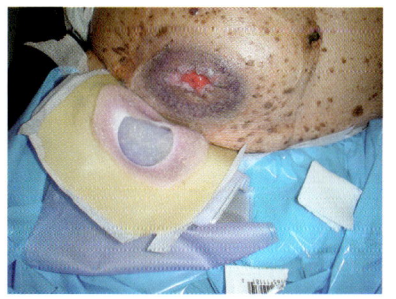
図3 紫色尿バッグ症候群

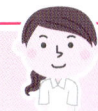
よく使用されている薬と副作用

　消化管ストーマと同じく、ストーマ周囲にはあまり軟膏類を使用しません。必要時には抗真菌薬を使用します。

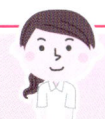
気をつけよう！ 異常サイン

≫腎盂腎炎

　尿路変向後に最も多い合併症です。そのリスクの高さは腎瘻＞尿管皮膚瘻＞回腸導管になります。腎盂腎炎は敗血症に移行することもあるので、日ごろより腎盂からの尿流を確保するための飲水を十分に行い、感染を予防します。夏季は汗で尿量が減るため、とくに注意を要します。

　時々採尿袋や蓄尿袋が紫色になっているのを目にすることがあります。これは**紫色尿バッグ症候群**（**図3**）といい、尿中の紫色の色素を出す細菌の繁殖によるものです。多くの場合、飲水量を多くすれば改善します。

≫尿漏れ

　加齢による体型変化や身体機能の低下により装具からの尿漏れを生じることがあります。びらんになることは少ないのですが、漏れによる不快・不安感、睡眠障害、洗濯物の増加など生活に支障をきたします。装具の補強方法の工夫のほか、皮膚保護剤が透明のもので尿漏れの徴候が装具の上から予測ができるものに変更するという方法もあります（**図4**）。

≫真菌感染

　尿路ストーマで特徴的なのが、ストーマ周囲の真菌感染です（**図5**）。つねに湿っていることやストーマ袋の下に汗をかくことで真菌感染を起こしやすくなります。とくに

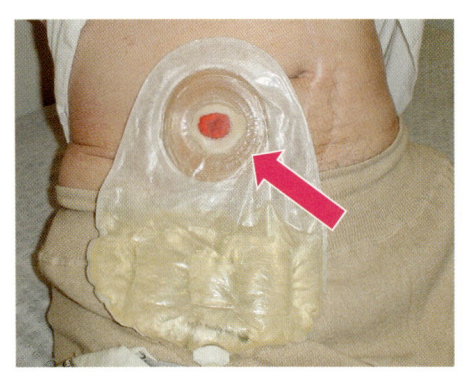
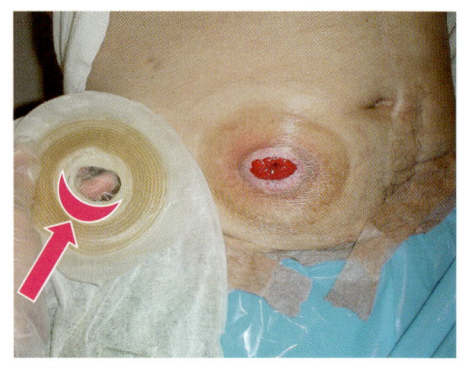

装具の上からストーマを見ると保護材が
白く膨潤している範囲がわかる。

剥がすと装具の上から見た膨潤位置と
一致している。

図4 漏れ徴候を装具の上から予測できる透明皮膚保護剤

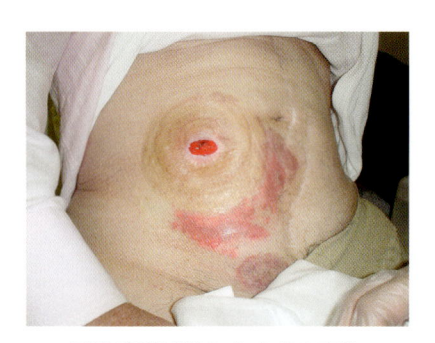

図5 真菌感染した皮膚の変化

抗がん剤治療を受けている人や装具からの尿漏れが多い人、発汗の多い人は注意が必要です。真菌感染を疑う場合は皮膚科で真菌の同定検査を受け、同定された場合にはローションタイプの抗真菌薬が処方されるので、それを塗布します。面板装着部に感染を起こしている際は、装具交換頻度を多くして抗真菌薬の塗布回数を増やすようにします。予防対策としては、パウチカバーの利用や入浴後にストーマ袋の水分をよく拭き取ることを指導します。

≫ 偽上皮腫性肥厚（PEH）

　ストーマ周囲近接部皮膚がイボ状に肥厚した状態を偽上皮腫性肥厚（pseudo-epitheliomatous hyperplasia；PEH）といいます。尿による長期的な**浸軟**やアルカリ尿による浸軟で**角質層が増殖**したものです。疼痛を伴い、装具が当たると痛いため、面板の穴を大きく開けてしまうことで悪化することが知られています。

　対処としては適正サイズの穴を開けた装具を使用し、面板の溶けすぎの要因にもなるため**面板溶解範囲が1cm以内のところで装具交換**を行います。アルカリ尿の改善のためにクランベリージュースの飲用も紹介していますが、クランベリージュースはすっぱいため、飲水量を増やし、尿量を確保するほうが続けやすいでしょう（**図6**）。

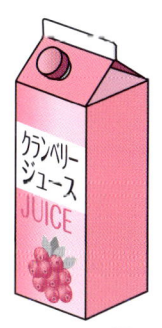
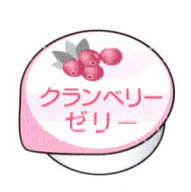
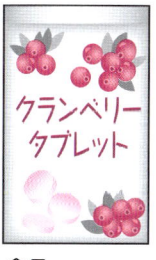

図6 クランベリージュースと食品

アルカリ尿を改善させるために飲用することが勧められている。

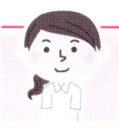

セルフケアはどうする？

　消化管ストーマと同様、加齢による身体機能の変化に応じて装具を選択しますが、高齢になると装具交換の操作がしづらくなったり、変更することへの抵抗感が強くなったりします。**可能な限り現在のセルフケアを継続**するために、排泄口の操作をキャップ式からコック式のものに変更したり、二品系装具の嵌合を固定式から粘着式のものにしたりすることで介助者がケアしやすくなることもあります（**図7、8**）。

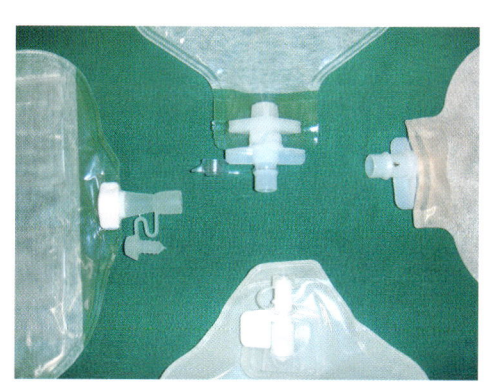

図7 排泄口の種類

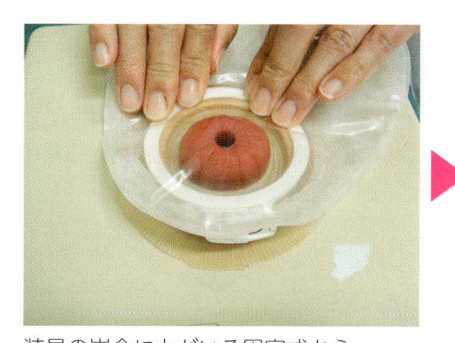
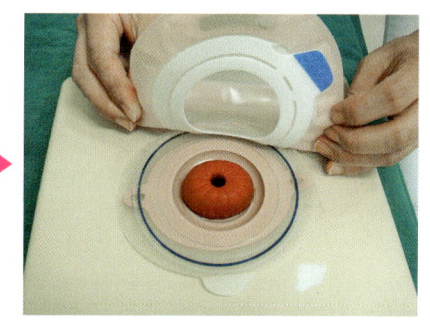

装具の嵌合に力がいる固定式から…　　　粘着式嵌合にすると力がいらない。

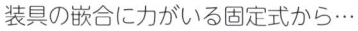

図8 二品系装具の粘着式嵌合

また、ケア変更の原因として多いのは**肥満**による**ストーマの陥没**です。陥没ストーマの場合には、従来の装具にアクセサリーの凸型リングを装着して凸型装具にすることで、変化を受け入れやすくなります（**図9**）。

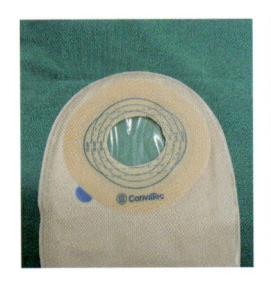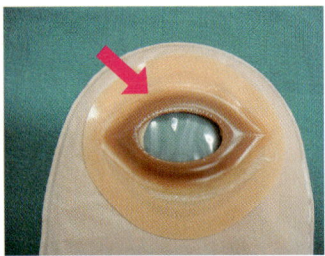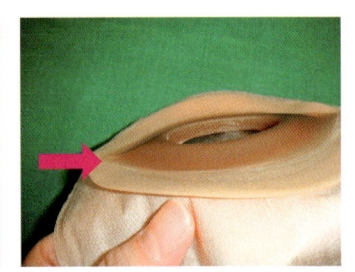

図9 凸型リングを装着した凸型装具

凸型リングをつけることで従来の装具を使用できる。

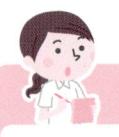

在宅医療におけるケア・対応

在院日数が短くなったり、新型コロナウイルス感染症（COVID-19）が発生したりすると、家族に対する指導もままならない状況になります。患者・家族からは「ストーマケアが思いのほか大変だった」という声も聞きます。

デイサービス施設での入浴時にストーマ装具の交換ができる場合は、訪問看護師や通院施設とストーマケアの方法を共有できるようにしておくと連携がスムーズになります。スマートフォンやタブレットを利用して、動画でストーマケアの方法を共有するのもよいでしょう。

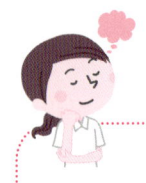

ケーススタディ わたしの経験

ケース 尿路ストーマ（70歳代、男性）

患者さんは農業に従事、回腸導管ストーマ造設後20年が経過しており、近所のクリニックでフォローを受けていました。ストーマ粘膜の白色化と、ストーマ周囲の痛みと尿漏れが生じたため、当院泌尿器科へ紹介となりました。

◉情報収集

装具交換は自分で1回/週行っていましたが、ここのところ3日間で漏れるようになりました。また患者さんは、漏れるまでは交換しないものと思っていました。この装具が合っていると思うので、できれば変更したくないということでした。農業のため発汗が多いようです。

患者さんは、ストーマサイズ20mmに対し、穴を30mmと大きく開けていました。ストーマ周囲皮膚は浸軟し、こすると皮がポロポロと崩れてきて、痛みを伴います（PEH）。ストーマ旁ヘルニアがあり、ストーマ近接部皮膚が陥没していました。

◉原因

①交換頻度が少ない。大き過ぎる穴開け。ストーマ周囲が陥没しているため平面確保がで

きないまま装具を使用しており、漏れた尿による皮膚浸軟が発生
②発汗によるアルカリ尿の可能性
③ストーマ管理についての情報不足

◉ アセスメント

術後20年が経過していますがストーマ外来でのフォローがなく、耐久性が高く、腹壁の変化や生活に合った装具を知る機会がなかったと考えます。装具の交換を自分でしていることから、正しい知識を提供することで漏れはなくなると考えます。ここで問題なのは装具の変更です。操作性には変更がなく、ストーマ旁ヘルニアによるストーマ近接部の陥没を補正できる装具の提案が必要です。

◉ ケア実施

漏れの原因について説明し、その解決のために以下のようなケア変更を提案しました。
①装具を3日に1回、漏れる前に交換する
②100%クランベリージュースを1日に80mL程度飲む（**図6**参照）
③穴開けを25mmに小さくする
④尿量を1日1,500mLは確保できるように水分を摂る
⑤装具をストーマ周囲の陥没にフィットする、耐水性の高いものへ変更する。ただし、これまでと排泄口が同じである同一メーカーの製品を使用する

当初、「漏れていないのに装具を変えるのはもったいない」「穴開けを小さくしたら漏れてしまうのではないか」「装具を変えて肌荒れをしないか」という不安が聞かれましたが、3日後に装具交換を一緒に行い、漏れ徴候がないこと、皮膚障害を起こしていないことを確認することで、安心と信頼を得ることができ、約1カ月で皮膚状態は改善し、漏れもなくなりました（**図10**）。

これまでのストーマケア経験が豊かな高齢のストーマ保有者には、根拠あるケアの提案と、その評価をともにすることにより医療者との相互信頼も深まると考えます。

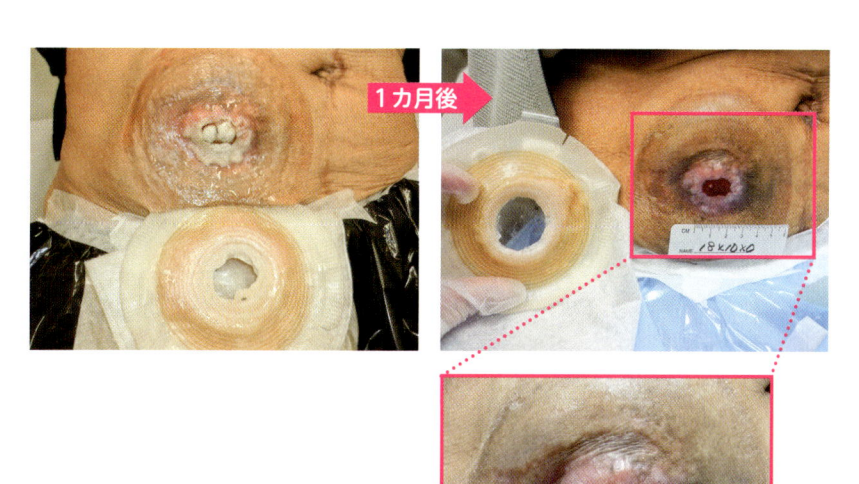

1カ月後

図10 PEHがケアで改善

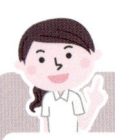

後期高齢者に対するケア・対応

　身体・認知能力の衰えにより、患者さんはセルフケアが困難になってきます。認知症では、ストーマ装具を剥がしてしまう、排泄物を廃棄できなくなるといった問題行動が起こることがあります。また、加齢による皺や円背によりストーマ装着部位が変化すると、ストーマ装具を変更する必要が出ることもあります。

　患者さんがしばらく通院しておらず、患者・家族が困ったときは、近隣のストーマ外来で相談するように勧めましょう。ストーマ外来の相談先を探すときは、日本創傷・オストミー・失禁管理学会の公式サイトにある「ストーマ外来検索」（https://jwocm.org/public/stomas/）を利用するのも有効です。

引用・参考文献

1）亀井潤. 感染制御の観点からみた尿路カテーテル管理とカテーテル関連尿路感染症. 泌尿器 Care&Cure Uro-Lo. 27（5）, 2022, 698-702.

2）Ratliff CR. et al. Peristomal Skin Health : A WOCN Society Consensus Conference. J Wound Ostomy Continence Nurs. 48（3）, 2021, 219-31.

3）鈴木謙一ほか. ウロストーマ患者に対するクランベリージュース投与の効果：尿 pH および尿路感染に対する影響について. 日本ストーマリハビリテーション学会誌. 11（1）, 1995, 35-41.

4）日本 ET/WOC 協会編. ストーマケアエキスパートの実践と技術. 東京, 照林社, 2007, 99-105.

14 前立腺肥大症

田中悦子 たなか・えつこ　NPO快適な排尿をめざす全国ネットの会 理事／
NPO法人日本コンチネンス協会 コンチネンスアドバイザー

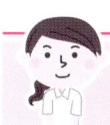 ## どんな疾患？

前立腺は尿道を取り囲むように位置しているため、前立腺が大きくなると、排尿が難しくなるなどの排尿障害が出現しやすくなります。前立腺肥大を原因とした排尿障害がある状態を前立腺肥大症といいます。

前立腺肥大症（benign prostatic hyperplasia；BPH）の原因には、加齢・男性ホルモン・遺伝の関与があるとされています。頻度としては、50歳代の男性で増え始め、55歳以上の人では2割、80歳代には8割くらいの男性が前立腺肥大症になるといわれています。

≫ 前立腺の解剖生理と疾患

正常な前立腺の大きさはクルミ大で直径約3cm、重量20gほどです。前立腺の働きは、前立腺液を分泌し精液の一部をつくることです。精液が精子と一緒になって射精される際に、前立腺液が精子を外敵から守り、卵子との融合を導く働きをしています。

前立腺の疾患には、前立腺肥大症、前立腺がん、前立腺炎、前立腺結石、前立腺嚢胞などがありますが、臨床の場では、前立腺肥大症、前立腺がん、前立腺炎がそのほとんどを占め、なかでも前立腺肥大症がいちばんよくみられます。

≫ 前立腺肥大症の病態

前立腺肥大症は、前立腺移行領域（**図1**）の腺細胞の数が増加し、肥大することにより起こります[1, 2]。移行領域が肥大するため、膀胱出口を塞ぎ、尿道内腔を圧迫し狭くしてしまいます。これを**膀胱出口部閉塞（bladder outlet obstruction；BOO）**と呼び、排尿困難、頻尿などの**下部尿路症状（lower urinary tract symptom；LUTS）**が出現します。

≫ 前立腺肥大症の症状

◉ 蓄尿時症状

蓄尿時症状として、頻尿、夜間頻尿、尿意切迫などがあげられます。また、前立腺肥大症に合併しやすい失禁として、切迫性尿失禁や尿閉による溢流性尿失禁があります。

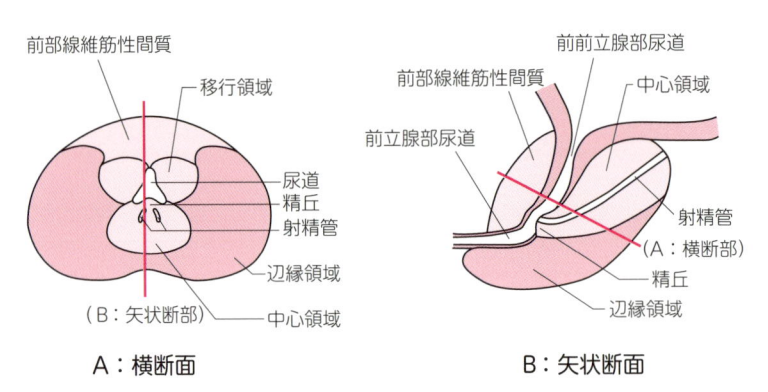

前部線維筋性間質	移行領域

尿道
精丘
射精管
辺縁領域
（B：矢状断部）— 中心領域

A：横断面

前前立腺部尿道
前部線維筋性間質 — 中心領域
前立腺部尿道
射精管
（A：横断部）
精丘
辺縁領域

B：矢状断面

図1 前立腺の内部構造

◉ 排尿時症状

排尿時の症状には、排尿開始の遅延、排尿時間の延長、終末時尿滴下、尿線の狭小化、尿線の途絶などがあります。排尿困難を補うために腹圧排尿をしやすいので、腹圧排尿がないかどうかを確かめることも必要です。

◉ 排尿後症状

残尿感がみられます。

◉ その他の症状

- **尿閉**：前立腺が腫大して尿道を完全に塞いでしまい尿が出なくなる、尿閉状態となります。
- **血尿**：前立腺が大きくなると細い血管が多く作られ、それが傷つき出血します。見た目で赤い血尿（肉眼的血尿）、見た目は普通だが検査で指摘される血尿（顕微鏡的血尿）の両方が起こることがあります。
- **過活動膀胱**：膀胱虚血や神経の変性により、膀胱の過活動が合併することがあります。

◉ 排尿障害を引き起こす疾患

患者さんの症状をどのように聞き出して適切な診断・治療に結びつけるかということは、大変重要です。排尿障害は前立腺疾患のみで引き起こされるわけではありません。糖尿病、脳血管障害、高血圧、喘息、睡眠障害など、ほかの疾患が原因となっていることもあります。

- **神経因性膀胱**：さまざまな神経性疾患や神経障害を引き起こす疾患（例：腰部脊柱管狭窄症や椎間板ヘルニアなど）、骨盤内手術、脊椎・中枢神経系の手術などにより起こるため、これらの疾患の既往の有無を把握することが重要です。
- **尿路感染症**：腫瘍・結石などの泌尿器科的な疾患も、排尿障害の原因となり得ます。とくに下部尿路の尿路感染・腫瘍・結石では、排尿痛や残尿感を伴うことも多く、尿道結石では尿閉になることもあります。
- **多尿**：口渇による**飲水量の増加**（糖尿病、抗コリン薬の服用など）と**尿の濃縮力低下**によるものに大別されます。高齢者は、尿濃縮力の低下や抗利尿ホルモンの分泌・反応性の低下のほかに、心機能の低下による夜間尿濃縮力の低下などが原因となります。

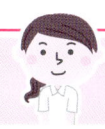

前立腺肥大症の検査・診断

排尿機能と前立腺形態の評価をします。

◉ 尿検査

前立腺肥大症以外の病気（膀胱炎、膀胱がん）がないかの目安をつけます。

◉ 直腸診

肛門から指を入れて、腸の壁越しに前立腺を触れ、前立腺表面の状態や前立腺の大きさを推定します。

◉ 腹部超音波検査

前立腺の大きさを調べます。

◉ 尿流測定（排尿の勢いの検査）（図2）[3]

排尿の勢いや排尿時間などを調べます。

◉ 残尿測定（図3）[4]

超音波検査で、残尿が排尿後どの程度あるかを調べます。

◉ 血液検査

前立腺がんが隠れていないかを血液検査（PSAという腫瘍マーカー）で調べます。

◉ 膀胱鏡検査

胃カメラのような内視鏡（膀胱鏡）を尿道から挿入し、膀胱の中を観察することもあります。

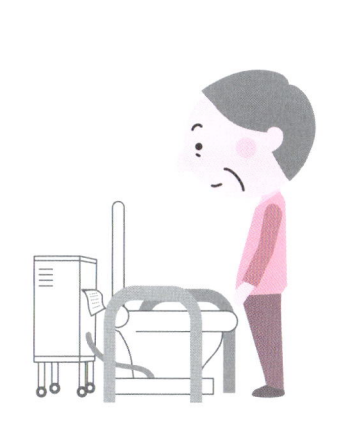
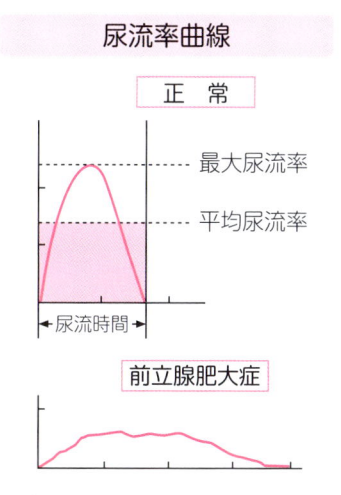

尿流率曲線

正常

最大尿流率

平均尿流率

←尿流時間→

前立腺肥大症

図2 尿流測定

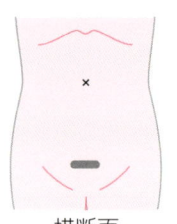
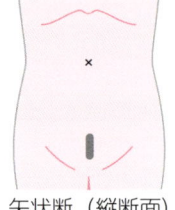
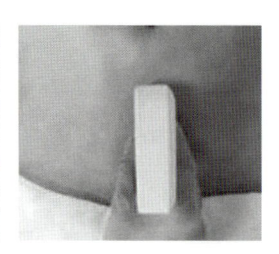

横断面　　矢状断（縦断面）

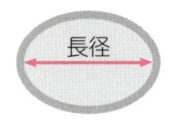
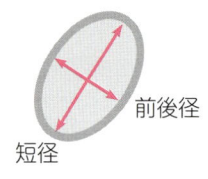
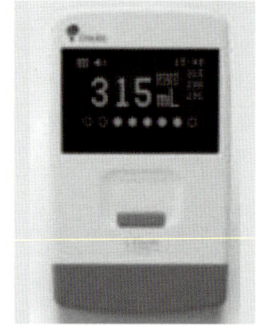

長径　　短径　　前後径

超音波による残尿の測定
残尿量＝長径×短径×前後径×1/2

BladderScan®
（画像提供：㈱アムコ）

リリアム ワン®
（画像提供：㈱大塚製薬工場）

図3 残尿測定

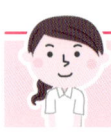
アセスメント

≫排尿日誌（**参照**〈第2章2 尿失禁〉p.51）

　排尿の症状は、同じ症状であっても患者さんによってはまったく異なる表現をすることがあります。排尿日誌とは、排尿状態の記録であり、「排尿時間」「排尿量」「尿失禁の有無」「切迫感の有無」などを記録することにより、排尿状態・排尿パターンを知る資料の1つです。症状を客観的に把握する方法として有効です。例えば、多尿（尿量の増加）が原因となった頻尿と、前立腺疾患などによる頻尿とを区別することが可能で、膀胱容量や生活習慣を知ることもできます。

≫国際前立腺症状スコア（IPSS）とQOLスコア

　国際前立腺症状スコア（IPSS）とQOLスコアを用いて、前立腺肥大症の症状を数値化して、その程度を評価し、治療による推移をみることができます。質問の合計点で、重症度が推定できます（**表1**）[5、6]。

　IPSSでは、0〜7点：軽症、8〜19点：中等症、20〜35点：重症となります。また、QOLスコアはIPSSとは独立したスコアで、0〜1点：軽症、2〜4点：中等症、5〜6点：重症となります。

表1 国際前立腺症状スコア（IPSS）とQOLスコア質問票 （文献5より転載）

どれくらいの割合で次のような症状がありましたか	全くない	5回に1回の割合より少ない	2回に1回の割合より少ない	2回に1回の割合くらい	2回に1回の割合より多い	ほとんどいつも
この1か月の間に、尿をしたあとにまだ尿が残っている感じがありましたか	0	1	2	3	4	5
この1か月の間に、尿をしてから2時間以内にもう一度しなくてはならないことがありましたか	0	1	2	3	4	5
この1か月の間に、尿をしている間に尿が何度もとぎれることがありましたか	0	1	2	3	4	5
この1か月の間に、尿を我慢するのが難しいことがありましたか	0	1	2	3	4	5
この1か月の間に、尿の勢いが弱いことがありましたか	0	1	2	3	4	5
この1か月の間に、尿をし始めるためにお腹に力を入れることがありましたか	0	1	2	3	4	5

	0回	1回	2回	3回	4回	5回以上
この1か月の間に、夜寝てから朝起きるまでに、ふつう何回尿をするために起きましたか	0	1	2	3	4	5

IPSS＿＿＿＿＿点

	とても満足	満足	ほぼ満足	なんともいえない	やや不満	いやだ	とてもいやだ
現在の尿の状態がこのまま変わらずに続くとしたら、どう思いますか	0	1	2	3	4	5	6

QOLスコア＿＿＿＿＿点

IPSS 重症度：軽症（0~7点）、中等症（8~19点）、重症（20~35点）
QOL 重症度：軽症（0、1点）、中等症（2、3、4点）、重症（5、6点）

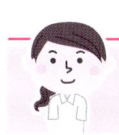

治療指針

　前立腺肥大症は、通常、生命にかかわることはまれですが、QOLに影響を与える疾患です。そのため、前立腺肥大症の程度により、治療法を選ぶ必要があります。治療法には、無治療経過観察、外科的治療、低侵襲治療、薬物療法、尿道留置カテーテル、清潔間欠自己導尿（clean intermittent catheterization；CIC）などがあります。

また、尿閉（**図4**）[7, 8]や重篤な合併症が認められる前立腺肥大症に対しては、外科的治療が必要になる場合があります。治療法の選択にあたっては、患者・家族の背景や希望など、病態以外の要因にも配慮して、決定します。

≫ 薬物療法

　よく使われている薬剤について、**表2**[9, 10)]に示します。

◉ α₁受容体遮断薬（前立腺肥大症治療薬）

　α₁受容体遮断薬は、前立腺肥大症に対する最も一般的な薬剤です。過活動膀胱症状が残存する場合に対して、β₃アドレナリン受容体作動薬の追加を行うことが望ましいとされています。

　前立腺や尿道のα₁受容体を遮断し、前立腺の縮小、尿道の拡張などにより前立腺肥大症に伴う排尿障害を改善する薬剤です。尿道平滑筋に存在するα₁受容体を遮断し、平滑筋を弛緩させ、尿道抵抗を低下させます。症状の改善は、比較的早期に見られます。副作用には、起立性低血圧、射精障害、鼻づまり、頭痛などがあります。

◉ ホスホジエステラーゼ5阻害薬

　前立腺や尿道の平滑筋弛緩を促す薬剤です。男性の勃起障害に使われています。心臓

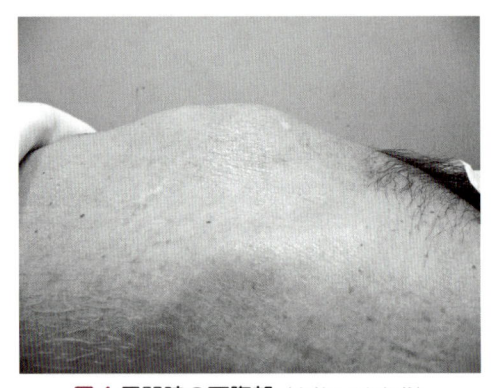

図4 尿閉時の下腹部（文献8より転載）

表2 前立腺肥大症の薬と主な副作用

分類	一般名	商品名	副作用
α₁受容体遮断薬	タムスロシン、ナフトピジル、シロドシン	ハルナール®、フリバス®、ユリーフ®	起立性低血圧、射精障害、鼻づまり
ホスホジエステラーゼ5（PDE5）阻害薬	タダラフィル	ザルティア®	血圧低下
5α還元酵素阻害薬	デュタステリド	アボルブ®	勃起不全、性欲減退
抗男性ホルモン薬（抗アンドロゲン薬）	クロルマジノン、アリルエストレノール	プロスタール®、パーセリン®	勃起不全、のぼせ、発汗
漢方薬	八味地黄丸、牛車腎気丸、猪苓湯	八味地黄丸、牛車腎気丸、猪苓湯	消化器症状、のぼせなど（頻度は低い）

疾患合併例には使えません。副作用には、低血圧があります。

⦿ 5α還元酵素阻害薬

α_1受容体遮断薬、ホスホジエステラーゼ5阻害薬での治療効果が乏しい場合や、前立腺肥大が30mL以上ある患者さんに対して使用します。

⦿ 抗男性ホルモン薬（抗アンドロゲン薬）

男性ホルモンの前立腺への作用を抑え前立腺を小さくし、排尿障害を改善する薬剤です。前立腺細胞へのテストステロン、アンドロゲンの結合を阻害します。副作用として、性機能障害があります。

≫ 尿道留置カテーテル（図5）[7, 8, 11]

尿道留置カテーテルは、急性尿閉への緊急的処置として有用です。長期留置は患者さんのQOLを著しく低下させ、さらに尿道留置カテーテルによる合併症を引き起こす可能性が高いことから、カテーテル留置が必要かどうかをアセスメントし、可能な限り留置しない方法を検討します。

尿道留置カテーテル挿入中の問題（**表3**）、起こりやすいトラブル（**表4**）について、それぞれ示します。

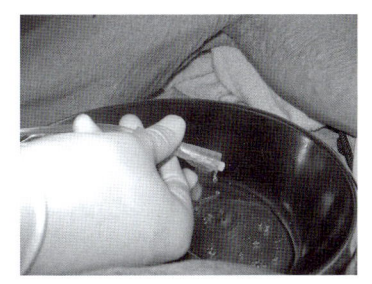

図5 尿道留置カテーテルによる尿閉時の処置（文献8より転載）

表3 尿道留置カテーテル挿入中に見られる主な問題

身体面	心理・生活面
尿路感染	カテーテル挿入による不快感
尿路結石	身体活動性の低下や活動範囲の縮小
尿道損傷	廃用症候群
尿道狭窄	自尊心の低下・意欲の減退
尿道皮膚瘻	不穏
膀胱刺激症状	カテーテル自己（事故）抜去
萎縮膀胱	介護負担の増大

表4 尿道留置カテーテルの挿入で起こりやすい主なトラブルと原因

トラブル	原因
尿路感染	● カテーテル挿入時の不適切な清潔操作 ● カテーテル挿入部、カテーテルと蓄尿袋の接合部、蓄尿袋の排出口からの細菌侵入
カテーテル閉塞	● 血尿や尿混濁の停滞 ● 水分摂取量の不足
カテーテルの抜去	● バルーン固定水の不足・減少 ● 体動時の物理的刺激
尿漏れ	● カテーテルの屈曲やねじれ ● カテーテルの不適切なサイズ
皮膚の異常	● 固定テープによるかぶれ ● カテーテルによる裂傷（医原性）

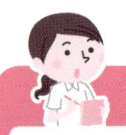

尿道留置中の尿漏れへの対応

　まずは、屈曲などチューブのトラブルがないかを確認しましょう。バルーンのサイズを太くすれば尿漏れが解消すると思いがちですが、バルーンは「栓」ではありません。尿漏れは、尿道括約筋が緩んだり、膀胱が収縮したりすることによって起こります。そのため、太いサイズへの変更は解決策ではありません。また、「そのカテーテルは本当に必要なのか」「なぜ抜けないのか」などについて、まずアセスメントすることが必要です。

≫ 清潔間欠自己導尿（CIC）

　神経因性膀胱や前立腺肥大症などの下部尿路閉塞にともない、膀胱の収縮機能が低下し、大量の残尿や尿閉をきたした（排尿障害）場合に、一定時間ごとに尿道からカテーテルを膀胱に入れてたまっている尿を出す方法です。患者さん自身や介護者が施行でき、QOLを保持するという点で優れています。

　清潔間欠自己導尿の目的は、膀胱壁の過伸展によって生じた膀胱壁の血流低下を改善させ、膀胱壁の感染制御力を高めて維持することです。膀胱壁の過伸展を防止することによって膀胱を低圧に維持し、上部尿路障害（腎機能障害など）を予防します。一定時間ごとに膀胱内の尿をなくし、尿中の細菌数の増殖を防ぎ、炎症の発症を防止します。定期的な導尿により膀胱の収縮と弛緩を繰り返すことによって、膀胱機能に対するリハビリテーションの効果を期待できます。

　清潔間欠自己導尿の主なメリットとデメリット（**表5**）、および起こりやすいトラブルと原因（**表6**）について、それぞれ示します。

≫ 間欠式バルーンカテーテル（**図6**）[7, 8]

　清潔間欠自己導尿を行っている人が、一時的に自分でバルーンを留置することで、その間の導尿を行わずに生活ができるものです。残尿量が多い人や夜間多尿で困っているときにその都度、スポット的に使用できます。再利用型のカテーテルで、繰り返し使用できます。使用については、泌尿器科を受診して相談することが大切です。

表5 清潔間欠自己導尿の主なメリットとデメリット

メリット	デメリット
●尿道カテーテル留置よりも尿路感染が少ない。 ●残尿なく排尿でき、膀胱機能や腎機能を保護する。 ●尿道留置カテーテルや蓄尿袋がないため、体動が自由になり、蓄尿袋を気にすることがなくなる。 ●社会復帰も可能で、日常生活の活動制限がなくなる。	●カテーテル挿入など、手技の習得が必要となる。 ●時間ごとに導尿が必要なため、時間的制約や導尿場所の確保が必要となる。 ●外出時には、導尿に必要な物品を携帯する必要がある。 ●経済的負担がかかる。

表6 清潔間欠自己導尿で起こりやすい主なトラブルと原因

トラブル	原因
尿路感染	● カテーテル操作、残尿がある。 ● 物品の清潔管理ができない。 ● 水分摂取の不足。 ● 導尿回数が遵守できていない。
尿道損傷	● 挿入、抜去のスピードが速い。 ● 使用物品が合わない（カテーテルの素材、太さ、形状など）。
腎機能低下、腎盂腎炎	● 導尿回数の不足による、膀胱尿管逆流現象。 ● 尿量の増加による、膀胱尿管逆流現象。 ● 導尿回数が遵守できていない。

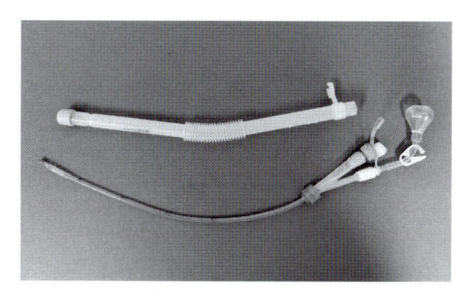

図6 間欠式バルーンカテーテル
（文献8より転載）

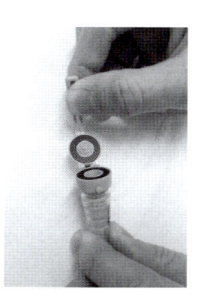

図7 DIBキャップ
（文献8より転載）

≫DIBキャップ（図7）[7, 8]

　患者さん自身で尿道留置カテーテルによる尿の処置を行っている場合に、カテーテルの排尿部に付けるキャップです。磁石の作用で開閉するため、手指の動きが悪くても少しの力でキャップを開閉することができます。

　磁気製品なので、MRI撮影時にはキャップを変更する必要があります（磁器製品でないものもある）。

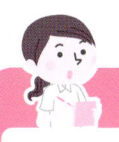

排尿自立支援加算と外来排尿自立指導料　コラム

　保険医療機関（厚生労働大臣が定める施設基準に適合しているものとして地方厚生局長等が届け出た保険医療機関）に入院している患者さんに対して包括的ケアを行った場合に、「排尿自立支援加算」「外来排尿自立指導料」が算定[12]できるようになりました。

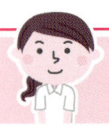

慢性期の治療とケア

　前立腺肥大症による尿路の閉塞のために腎機能低下が起こる症例がしばしば認められます。治療を緊急に行わなければならない場合もあり、腎機能のチェックは定期的に行わなければなりません。腎機能の悪化がみられれば、上部尿路の状態（水腎症の有無など）を確認する必要があります。

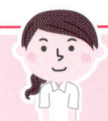

気をつけよう！ 異常サイン

≫ 尿が出ているからといって安心ではない

◎ 残尿

　排尿障害や神経因性膀胱の場合、残尿が多くなります。その結果、膀胱の容量が正常でも、その大部分を排尿困難による残尿が占めるため、新たにためられる容量が低下し、頻尿となります。高齢者の場合、下着や衣類がつねに汚染している人は、頻尿に残尿が伴っていることもあるため気をつけましょう。

◎ 尿閉

　残尿が増えることによって尿閉が起こります。

◎ 腎機能低下

　尿閉を繰り返すと腎機能が低下しやすくなります。残尿があると尿路感染が起こりやすくなるので、さらに腎機能を悪化させます。

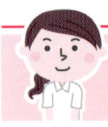

セルフケアはどうする？

≫ 高齢者の特性を知りかかわる

　高齢者の特性として、複数の病気をもっていること、理解力に個人差があることをふまえて対応します。患者さんの訴えをよく聞き、コミュニケーションが図れるように注意します。家庭環境、家族構成、生活習慣など個人差があるので、患者さんの意向をくみとりましょう。また、家族が付き添っていることが多いので、家族に対しての説明も重要です。

　一時的尿閉のため、清潔間欠自己導尿を行うことがあります。その管理を含め、水分の摂取に気をつけること、精神的支えになってくれるキーパーソンは誰であるかを知っておくことも大切です。

清潔間欠自己導尿の導入に際しては、療養者の清潔間欠自己導尿に対する思い（不安など）、排尿障害を起こす原疾患、上部尿路機能（水腎症や腎機能低下の有無など）、上肢の機能障害、下肢の開脚制限の有無、認知機能、家族のサポート体制（介護負担など）、環境や受け入れ体制などについてアセスメントしましょう。

≫日常生活での注意点

●服薬について

前立腺肥大症の治療によく用いられるα_1受容体遮断薬は、血圧の低下、めまい、ふらつきなどを起こしやすいので、注意が必要です。α_1受容体遮断薬の内服中には、降圧薬の服用の有無の確認を必ず行い、車などの運転や危険いところでの作業には十分に気をつけるように指導します。

自己判断で薬の量を調節しないように、また指示された時間に服用するように指導します。薬を服用していても排尿状態が改善されず、日常生活に支障をきたす場合は、早めに受診するよう指導します。また薬物療法だけにこだわらなくてもよいことも伝えておきます。定期受診が途絶えないように、患者さんが相談しやすい環境を整えておく必要があります。

前立腺疾患以外の治療のために内服している薬剤により、排尿障害の症状が出ていることも考えられるので（表7）、服用中の薬剤を前もって聞き取っておきましょう。利尿薬や降圧薬を服用している場合は血圧の変化に注意し、異変を感じたときには服用を中止し、来院するように指導します。風邪薬は、排尿状態を悪くすることが多いので服

表7 排尿障害（排尿困難・尿閉）を起こす可能性のある薬剤

分類	一般名	商品名
総合感冒薬・鎮咳去痰薬	メチルエフェドリン、クロルフェニラミン、コデイン	ダン®リッチ®など市販の感冒薬、エスタック®総合感冒、パブロン®、ベンブロック®、龍角散®せき止め錠
気管支拡張薬	テオフィリン	テオドール®
抗不整脈薬	アプリンジン、ピルシカイニド、メキシレチン	アスペノン®、サンリズム®、メキシチール®
三環系抗うつ薬	イミプラミン	トフラニール®
精神安定薬・睡眠薬	エスタゾラム、エチゾラム、ジアゼパム	ユーロジン®、デパス®、セルシン®
パーキンソン病治療薬	レボドパ、レボドパ・ベンセラジド、カベルゴリン、アマンタジン	ドパストン®、イーシー・ドパール®、カバサール®、シンメトレル®
消化器潰瘍治療薬	ブチルスコポラミン	ブスコパン®
鎮痙薬	ハロペリドール	セレネース®
頻尿・尿失禁治療薬*	プロピベリン、ソリフェナシン、フラボキサート	バップフォー®、ベシケア®、ブラダロン®

*排尿障害の治療薬として使用したにもかかわらず、（逆に）副作用として排尿障害をきたしてしまう薬剤もある。

用を避けます。必要な場合は、自己判断せず、相談するよう指導しましょう。受診時は、お薬手帳を必ず持参してもらうようにします。

◉水分摂取について

水分は十分に摂取し、尿をがまんしないようにします。とくに水分制限はありません。アルコールに関しては、たしなみ程度にしておくよう指導します。また、夕方からの水分摂取（とくにコーヒー・茶）は避けるよう指導します。しかし、指導の際「水分を控えてください」とか「水分を多めに摂ってください」などといいますが、患者さんにはその目安がわかりにくいものです。「このコップで1杯飲みましょう」など**具体的にどれだけの量を飲めばよいかわかるようにしておきましょう**。1日排尿量が、20〜25mL/kg（体重）となるよう飲水量を調節します。

◉その他

あまり生活スタイルを変えないで、趣味があれば続けてもらい、無理のない程度のことはしてもよいことを話します。その他の注意点については、**表8**に示します。最近の報告では、塩分制限もよいといわれています。

表8 日常生活での注意点

運動	●長時間同じ姿勢（座位）をとることは避ける ●とくに制限はないので、ふだんどおりの運動を行う ●全身、とくに下半身を冷やすような釣りや水泳、寒い日の散歩は避けるようにし、体を冷やさない
排泄	●排尿をがまんしないようにする ●便秘になると直腸にたまった便が尿道を圧迫するため便通を整える
入浴	●睡眠前に、適温でゆっくりと全身の血行をよくするように心がける

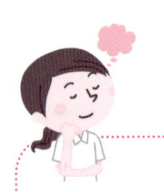

ケーススタディ わたしの経験

ケース 前立腺肥大症（80歳代、男性）

患者さんは尿閉になり、神経因性膀胱による尿排出障害を合併しました。治療としては、尿道カテーテル留置、内服薬が開始されました。

尿閉のため、14Fr尿道カテーテルが留置されました。α_1受容体遮断薬を内服した後、尿道カテーテル抜去を試みましたが、残尿量が多く尿道カテーテルが再留置されました。再度、尿道カテーテルを抜去しようと試みましたが、多量の残尿があり、清潔間欠自己導尿が必要になりました。しかし、清潔間欠自己導尿を受け入れられず、以降、4週間ごとに定期的に尿道カテーテル交換のために受診していました。

3カ月経過したころから、尿路感染による浮遊物も著明に認められ、尿道カテーテルがときどき閉塞することもみられるようになりました。何度も同じような状態を繰り返すことになったため、水分摂取を促すようにしながら様子を観察していました。

尿道カテーテル交換後、1週間後に「カテーテルが自然抜去した」との連絡があり、カテー

テル持参で受診してもらいました。抜去されたカテーテルを確認すると、カテーテル部に裂傷箇所が認められました。とりあえず、カテーテルを再留置しましたが、その日の夜間にバルーン破裂により再度カテーテルが抜去しました。膀胱結石の疑いで超音波検査が施行され、膀胱結石と診断されました。処置として、膀胱鏡下にて結石除去が行われましたが、小さな結石が数個しか除去できず、入院し麻酔下での膀胱結石除去術を行うことになりました。

＊　　　＊　　　＊

　長期にわたる尿道留置カテーテル管理において、膀胱結石の有無を確認することは必須であると考えます。膀胱結石はカテーテルの破損ばかりではなく、尿路感染の増悪にもつながり、腎盂腎炎などの上部腎機能の低下など重篤な疾患を併発する可能性もあります。

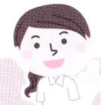

後期高齢者に対するケア

コラム

　とくに後期高齢者では、水分摂取量が少なく、ADLの低下から寝たきりになることも多くみられ、膀胱結石がつくられやすい状態となっています。膀胱鏡下での除去が不可能な場合には、麻酔下での手術を要します。また、全身状態が悪い後期高齢者においては、リスクを伴うため手術が不可能なケースもあります。やむを得ない膀胱留置カテーテル管理では、なるべく膀胱結石をつくらないよう、適切な飲水量を確保するようにします。また、定期的な超音波やX線検査などを行うことで、結石を早期発見し、除去することが重要であると考えます。

引用・参考文献

1) 永坂和子ほか. "排尿障害の治療・ケア". 排泄リハビリテーション：理論と臨床. 改訂第2版. 後藤百万ほか編. 東京, 中山書店, 2022, 392-427.

2) 日本泌尿器科学会編. "病態". 男性下部尿路症状・前立腺肥大症診療ガイドライン. 東京, リッチヒルメディカル, 2017, 58-78.

3) 田中悦子ほか. 泌尿器科外来看護テクニック：尿流動態検査. 泌尿器ケア. 15 (10), 2010, 1052-6.

4) 田中悦子ほか. 泌尿器科外来看護テクニック：超音波検査. 泌尿器ケア. 15 (7), 2010, 680-4.

5) 日本泌尿器科学会編. "診断". 前掲書2), 79-92.

6) 谷口珠実. "質問票". 新版 排泄ケアガイドブック. 日本創傷・オストミー・失禁管理学会編. 東京, 照林社, 2021, 106-14.

7) 帯刀朋代. 清潔間欠自己導尿. 泌尿器 Care&Cure Uro-Lo. 21 (2), 2016, 225-32.

8) 田中悦子ほか. 泌尿器科外来看護テクニック：尿閉時の処置. 泌尿器ケア. 15 (5), 2010, 460-4.

9) 日本泌尿器科学会編. "男性下部尿路症状・前立腺肥大症診療ガイドラインの修正・追加にあたって". 男性下部尿路症状・前立腺肥大症診療ガイドライン (修正・追加 2020). 東京, リッチヒルメディカル, 2020, 1-33.

10) 吉田正貴. 下部尿路機能障害の薬物治療. 泌尿器 Care&Cure Uro-Lo. 21 (2), 2016, 196-9.

11) 正源寺美穂. "留置カテーテル管理". 排泄ケアガイドブック. 日本創傷・オストミー・失禁管理学会編. 東京, 照林社, 2017, 101-8.

12) 日本創傷・オストミー・失禁管理学会編. "「排尿自立支援加算」「外来排尿自立指導料」の概要". 排尿自立支援加算, 外来排尿自立指導料に関する手引き. 東京, 照林社, 2020, 1-15.

15 関節リウマチ

元木絵美 もとき・えみ　一般社団法人橋本整形外科リウマチクリニック／慢性疾患看護専門看護師

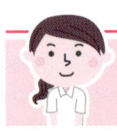 ## どんな疾患？

関節リウマチ（rheumatoid arthritis；RA）は多発性の関節炎を主病変とする自己免疫疾患で、1：3.21の割合で女性に多く[1] 発症します。日本には約82万人の関節リウマチ患者がおり、年齢別の患者割合においては、70〜79歳が1.63％で最も高いと推計されています[1]。

本来、自他を区別し、自己を守る免疫がなぜ自己を攻撃するようになるのか、その原因はわかっていないので、根治は難しい疾患です。症状は、手足の小関節から始まるケースが多く、ほとんどの患者さんが手足の小関節に腫脹や疼痛、こわばりを自覚します。関節炎が慢性化すると関節滑膜は増殖を繰り返し、関節軟骨や骨が侵食されて変形し、関節機能が低下していく疾患です。このような関節破壊は、非高齢患者さんより高齢患者さんのほうが進行しやすいことがわかってきたため、高齢の患者さんにおいても副作用に注意しながら免疫抑制薬を使って疾患活動性を低くコントロールしていくことが重要とされています[2]。関節リウマチは全身性の炎症性疾患なので関節症状以外に微熱や貧血、倦怠感、食欲低下なども伴います。また、皮下結節、肺線維症、胸膜炎や心外膜炎、血管炎、アミロイドーシス（特殊な構造の蛋白質がさまざまな組織に沈着し、機能障害をきたす）などが出現することもあります。血管炎を含む難治性の関節外症状を伴う関節リウマチは、わが国では**悪性関節リウマチ（malignant rheumatoid arthritis；MRA）** として特定疾患に指定され[3]、治療費の助成が行われています。

関節リウマチの経過は3パターンに分かれ、多くは炎症の寛解と再燃を繰り返しながら進行する多周期型ですが、1〜2年で寛解に至るケース（単周期型）、急速に進行するケース（急速進行型）もあります。高齢発症のなかには関節破壊が急速に進み、股関節などの大関節から発症するケースがあります。

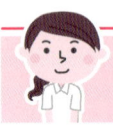 ## アセスメント

≫ 疾患活動性とそれに伴う症状、生活機能障害をアセスメントする

末梢血液検査（CRP、ESR、抗CCP抗体、MMP-3、RF〈リウマチ因子〉、WBC、

PLT、Hb、Ht、TP、Albなど）、肝／腎機能検査、尿検査などの経過から、疾患活動性や薬剤の副作用などをアセスメントします。画像検査からは、関節破壊の進行度（SteinbrockerのStage分類、Larsen分類）や治療効果（Sharp法）がわかります。

　関節症状は触診しながら、痛みや腫脹、熱感、こわばり、不安定性、可動域、変形などを確認します。その際には、**生活機能障害の程度**も併せて聴くとよいでしょう。生活機能障害については、関節リウマチに特化した分類法（SteinbrockerのClass分類）や調査票（Health Assessment Questionnaire；HAQ）[4]があります。

　罹病期間が長い高齢の関節リウマチ患者さんには動脈硬化や心血管疾患が多く、長期にわたってグルココルチコイドを使用している患者さんには骨粗鬆症や糖尿病を合併している人が多いです。高齢者は感染症にかかりやすく、薬剤の副作用も出現しやすいため、前述したような疾患以外にも呼吸器疾患（とくに結核や間質性肺炎）、B型肝炎やC型肝炎、悪性腫瘍などの既往・治療歴を把握し、異常の早期発見に努める必要があります。

≫治療や療養の継続を支えるために

　関節リウマチは、発症や増悪のメカニズムが明らかになっていないので、根治を治療目標にすることが難しいです。そのため、治療においては、関節リウマチの炎症をできる限り抑えて（寛解）、続発する関節機能障害を予防すること、およびQOLや生命予後を改善することが目標になります[5]。患者さんはどのように生活したいと考えているのかなど、治療目標を共有しておく必要があります。

　関節リウマチの疾患活動性をできる限り低くコントロールするためには、薬物療法やリハビリテーションを継続する必要があります。しかし患者さんにとってそれは簡単なことではありません。患者さんには関節リウマチの急性増悪だけではなく、治療の副作用や感染症に対して適切な対処が求められます。また独特に変化する痛みやこわばり、疲労感、抑うつなどの不快な症状の管理も行わなければなりません。さらに、関節変形などの目に見える障害をもつ患者さんは、社会的なスティグマに悩まされています。そうなると、関節リウマチのことを周囲に説明するのが煩わしくなり、自然に人との付き合いが少なくなることで、社会的な疎外が起きたりします。関節リウマチの特徴である“症状が一定しない”とか“経過が予測できない”といった不確かさは、患者さんに無力感を抱かせ、不安を増大させます。患者さんの語りを聴きながら、**関節リウマチに関連してどのような問題が生じているか**、そして**その問題にどのように反応（怒り・否認・悲哀・孤独感など）し、対処しているか**をアセスメントすることが非常に重要であると考えます。

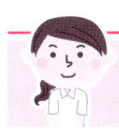

慢性期の治療とケア

　「痛み」は最もつらい症状であり、その原因は炎症による痛み、骨破壊に伴う痛み、神経系の機能異常による痛み、筋血流量の低下による痛みなど複合的です。治療はまず、

痛みをどのようにマネジメントするか考えていかねばなりません。さらに関節リウマチの活動性をできる限り低く抑え、**関節破壊や身体機能の低下**を防ぐことが重要になります。

　治療の中心は薬物療法です。治療ガイドラインには、関節リウマチと診断されたらすぐに、メトトレキサート（MTX）で治療を開始し、6カ月以内に寛解あるいは低疾患活動性を達成するよう推奨されています[5]。治療内容は関節リウマチの予後不良因子（抗CCP抗体やRFが高値陽性、発症早期からX線検査で骨破壊像を認めるなど）の有無、疾患活動性、合併症、生活機能障害の程度、副作用などから判断されますが、1〜3カ月ごとに見直しが行われます[5]。高齢者の場合、薬物代謝機能の低下、感染症リスクが高い、認知症があり薬の確実服用が望めないなど、治療が限られてしまうケースがあり、MTX以外の従来型抗リウマチ薬が使用されることも多いです（**表**）。MTXなどの従来型抗リウマチ薬で治療目標が達成できない場合は、生物学的製剤やヤヌスキナーゼ（Janus kinase；JAK）阻害薬が使用されます[5]。看護師は、確実に安全に治療ができるよう高齢者を支援することが求められます。

　ケアとしてはその他、関節に負担をかけない動作の習得や生活調整を助けるよう努めます。これは基礎療法といわれ、患者さん自身が関節リウマチを悪化させないように生活のなかで行う健康管理です。例えば立ち上がる際には手掌部だけでなく前腕全体を使って体重を支える、鍋やコップなどは両手で持つなど、**1つの関節に負担が集中することを避ける**よう指導します。また、洗い物や洗濯はこわばりが楽になってから行うなど**生活時間を調整する**こと（ペーシング）についても提案します。その他、患者さんによっては、自助具の活用方法、安静と活動のバランス、栄養の摂り方、感情のコントロールや服薬の自己管理方法について、一緒に考えていきます。

　運動には筋肉や腱、靱帯などの強度や柔軟性を維持し、関節の安定性や衝撃吸収力を高める効果があります。関節機能障害の有無にかかわらず、患者さんには発症早期から適度な運動をリハビリテーションとして行ってもらうよう指導します。運動については、起床時など痛みやこわばりが強い場合は無理に行わない、筋の力や柔軟性を維持するために筋肉が動いているのを意識しながら可動域いっぱいまで伸ばし、10〜20秒程度その状態を維持してからゆっくり曲げるようにする、治療によって痛みが緩和されても筋の回復には時間がかかるため急激に運動量を増やさない、など具体的に指導します。

　このように、慢性期の関節リウマチ治療は、薬物療法を中心として基礎療法やリハビリテーションを組み合わせて行います。それでも改善されない関節痛や関節機能障害がある場合には、手術療法が選択されます。手術の目的は、関節炎の抑制、人工関節への入れ替え、不安定性を改善するために固定するなど、さまざまです。看護師は手術の目的や術式をわかったうえで、患者さんを支援することが大切です。また、術後のリハビリテーションを支援するには、手術をした以外の関節にも炎症や破壊が起きていること、痛みを回避する生活を長年続けたことによって患側の筋力が低下していることなど、患者さんの身体機能を丁寧にアセスメントする必要があります。

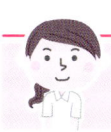

よく服用されている薬と副作用

　薬物療法は、治療開始後1～3カ月ごとに疾患活動性を評価して、6カ月以内に患者さんの痛みや腫脹などの症状がほぼ消失した状態（寛解）か、あるいは低疾患活動性を目指すように調整[5]されていきます。関節リウマチの活動性評価には、米国リウマチ学会の基準（ACR改善基準）、28関節に基づくDisease Activity Score（DAS28）（図1）、Simplified Disease Activity Index（SDAI）、およびClinical Disease Activity Index（CDAI）などの指標が用いられます[6]。

　治療薬は、関節リウマチの免疫異常に働きかける従来型抗リウマチ薬（csDMARD）、生物学的製剤（bDMARD）、ヤヌスキナーゼ（JAK）阻害薬などを使用し（**表**）[5, 7, 8]、予後不良因子がある患者さんには骨破壊抑制効果のある抗RANKL抗体製剤を併用する場合があります[9]。関節痛が強い場合には、非ステロイド性消炎鎮痛薬（NSAIDs）や

- 患者の自覚症状や急性期反応物質（C反応性タンパク〔CRP〕または赤血球沈降速度〔ESR〕）の値、圧痛や腫脹のある関節の数を問診や触診で明らかにして、以下のように算出します（CRP〔mg/dL〕、Ln：自然対数とする）。

〈**CRPを用いる場合**〉

$$DAS28 = 0.56 \times \sqrt{(28関節中の圧痛関節数)} + 0.28 \times \sqrt{(28関節中の腫脹関節数)}$$
$$+ 0.36 \times Ln(CRP \times 10 + 1) + 0.014 \times (患者による疾患の全般評価 100mmVAS) + 0.96$$

〈**ESRを用いる場合**〉

$$DAS28 = 0.56 \times \sqrt{(28関節中の圧痛関節数)} + 0.28 \times \sqrt{(28関節中の腫脹関節数)}$$
$$+ 0.7 \times Ln(ESR) + 0.014 \times (患者による疾患の全般評価 100mmVAS)$$

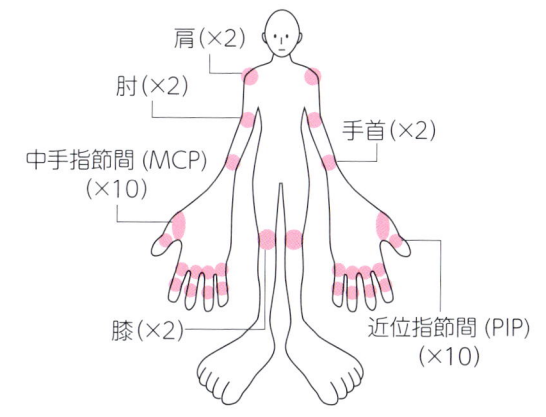

肩（×2）
肘（×2）
手首（×2）
中手指節間（MCP）（×10）
膝（×2）
近位指節間（PIP）（×10）

- 以上のように算出された値は、以下のように評価します。

指標	寛解	低疾患活動性	中等度疾患活動性	高度疾患活動性
DAS28 CRP	2.3未満	2.3以上 2.7未満	2.7以上 4.1未満	4.1以上
DAS28 ESR	2.6未満	2.6以上 3.2未満	3.2以上 5.1未満	5.1以上

図1 関節リウマチの活動性評価方法例（DAS28）（文献6より作成）

表 関節リウマチ治療でよく使用される薬剤（文献5、7、8より作成）

分類	一般名	特徴
従来型抗リウマチ薬（csDMARD）	●メトトレキサート ●サラゾスルファピリジン ●ブシラミン ●タクロリムス ●イグラチモド など	●メトトレキサートはとくに高い抗免疫作用をもち、関節炎や関節破壊の抑制に効果がある薬で、関節リウマチ治療における第一選択薬。経口投与か皮下投与が行われる。皮下投与は患者が自己注射できる。患者が効果を実感できるようになるまで数週間かかる。結核やB型肝炎の既感染者に、ウイルスの再活性化が起こることがある。治療開始前には感染既往をスクリーニングし、治療期間中は定期的に検査や身体観察を行う。 ●薬剤によって副作用はさまざまある。例えば、メトトレキサートの副作用としては、血液障害、間質性肺疾患、感染症、リンパ増殖性疾患、肝障害、口内炎、悪心などに注意が必要である。 ●その他、薬の副作用として、サラゾスルファピリジンは皮疹、肝障害、悪心などがあり、ブシラミンは腎障害、蛋白尿、血液障害、タクロリムスは耐糖能異常、イグラチモドは肝障害、間質性肺炎などに注意する。
生物学的製剤（bDMARD）	**腫瘍壊死因子（TNF）阻害薬** ●インフリキシマブ ●エタネルセプト ●アダリムマブ ●ゴリムマブ ●セルトリズマブペゴル ●オゾラリズマブ **IL-6受容体阻害薬** ●トシリズマブ ●サリルマブ **CTLA4-Ig共刺激シグナル阻害剤** ●アバタセプト	●生物学的製剤は、腫瘍壊死因子（TNF）やIL-6といった関節炎を悪化させる炎症性サイトカインの働きを抑えるタイプと、T細胞の免疫応答を抑制して獲得免疫の産生を抑えるタイプがある。いずれも関節炎を抑えて、関節破壊を抑制する効果をもつ。 ●投与方法は点滴静脈内注射か皮下注射で、皮下注射製剤は患者が在宅で自己注射できる。 ●投与間隔は製剤によって異なる。 ●副作用としてどの製剤にも共通して肺炎などの感染症が多い。結核の再燃やB型肝炎ウイルスの再活性化については、メトトレキサートと同様に起こる。周術期には創傷治癒が遷延しないように、生物学的製剤は休薬することが推奨されている。 ●ほかにも副作用として、皮疹、発熱、ほてり感、血圧上昇などの投与時反応、骨髄障害、肝機能障害、間質性肺疾患、脱髄疾患などがみられる。悪性腫瘍の発生率については、今後の長期的な経過をみていく必要がある。 ●トシリズマブ投与中は急性期反応（CRP増加や発熱など）が抑制され、コレステロール値が上昇するなど、それぞれの薬剤に特徴的な副作用もある。 ●治療費用が高額で、関節リウマチ寛解後の中止指針がないことなどが不安要因になる。使用するにあたっては、患者が治療方針や目標について医師と十分話し合えるように支援する。
ヤヌスキナーゼ（JAK）阻害薬	●トファシチニブ ●バリシチニブ ●ペフィシチニブ ●ウパダシチニブ ●フィルゴチニブ	●炎症を引き起こすシグナル伝達にかかわるヤヌスキナーゼという酵素を阻害することによって、免疫の活性化を抑える経口薬である。 ●主な副作用としては、感染症（とくに肺炎）、帯状疱疹、肝障害、間質性肺疾患、骨髄障害、脂質異常、消化管穿孔などがある。治療中の結核再燃については報告があるため、メトトレキサートや生物学的製剤と同様に注意が必要である。しかし、周術期の休薬の要否や悪性腫瘍の発生については、まだ明確なエビデンスがなく、慎重に使用していく必要がある。

グルココルチコイドを使用しますが、いずれも副作用が問題になるので、抗リウマチ薬や生物学的製剤、ヤヌスキナーゼ阻害薬の効果が出るまで補助的に使い、減量や中止を目指します[10、11]。

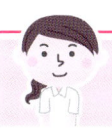

気をつけよう！ 異常サイン

≫ ４、５日前から発熱があり、空咳が続く

　呼吸器感染症を疑います。**メトトレキサートを服用している場合は、間質性肺炎（薬剤アレルギー）の可能性もあります。**NSAIDsなどにより発熱などの自覚症状がマスクされたり、活動量が極端に少ない患者には労作時呼吸苦などの症状が出現しない、誰かの助けを借りなければ受診できない状況にあるなど、治療が遅れることがよくあります。発熱、倦怠感、咳、痰の有無と性状、咽頭痛、息切れや呼吸苦、SpO₂の低下、食欲不振などの症状がある場合は、早めに受診するよう日ごろから指導しておきます。

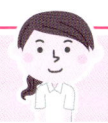

セルフケアはどうする？

≫ 感染症予防

　高齢者はとくに感染症のリスクが高いので、予防指導は必須です。その際には、患者さん自身のセルフケア能力を見極めるとともに家族のサポート力もアセスメントします。感染予防行動としては、日ごろから手洗い・うがいを励行する、口腔内の清潔を保つ、たっぷりの睡眠とバランスのとれた食事を心がける、おかしいと思ったらすぐ受診する、人ごみに出ない、マスクを着用する、家族内感染の予防に努める、インフルエンザや肺炎球菌ワクチン、帯状疱疹ワクチン（不活化ワクチン）の接種などについて指導を行います。なお、MTXや生物学的製剤、ヤヌスキナーゼ阻害薬を使用している患者さんでは、生ワクチンの接種は避けるべきです。不活化ワクチンの接種を希望する患者さんには、ワクチンの種類と接種スケジュールや関節リウマチ治療薬の休薬について説明する必要があります。呼吸器以外の感染症、例えば中耳炎や副鼻腔炎、歯肉炎、膀胱炎、爪周囲炎、帯状疱疹などもあなどってはいけません。新たな症状が出現した、あるいは既症状が悪化するような場合は医療者に伝えるよう指導します。

≫ 薬の管理

　従来型抗リウマチ薬は、効果が出るまでに数週間かかります。自己中断や調整をしないよう支援します。補助的に使うNSAIDsやグルココルチコイドは、痛みに合わせて用法・用量を調整できる場合があります。具体的な調整方法を一緒に検討します。

　従来型抗リウマチ薬の１つであるメトトレキサートは、経口投与の場合は１週間あたりの投与量を１回、または２〜４回に分けて12時間間隔で服用してもらう薬です（**図2**）[12]。皮下投与の場合は、１週間間隔で投与します。患者さんが自己注射することができます。

	1日1回朝投与						
	1日目	2日目	3日目	4日目	5日目	6日目	7日目
パターン1	朝 ↓		フォリアミン® (葉酸)投与 ↓	メトトレキサートは休薬			
	1日2回，12時間ごと（朝・夕）に投与						
	1日目	2日目	3日目	4日目	5日目	6日目	7日目
パターン2	朝 ↓ 夕 ↓		フォリアミン® (葉酸)投与 ↓	メトトレキサートは休薬			
	2日間かけて3回，12時間ごと（朝・夕）に投与						
	1日目	2日目	3日目	4日目	5日目	6日目	7日目
パターン3	朝 ↓ 夕 ↓	朝 ↓		フォリアミン® (葉酸)投与 ↓	メトトレキサートは休薬		
	2日間かけて4回，12時間ごと（朝・夕）に投与						
	1日目	2日目	3日目	4日目	5日目	6日目	7日目
パターン4	朝 ↓ 夕 ↓	朝 ↓ 夕 ↓		フォリアミン® (葉酸)投与 ↓	メトトレキサートは休薬		

図2 メトトレキサート（MTX）の内服パターン（文献12より作成）

メトトレキサートには、用量依存性の副作用（消化器症状、肝機能障害、骨髄抑制、脱毛など）があり、それを予防するために、フォリアミン®（葉酸）をメトトレキサート最終投与後24〜48時間後に服用してもらうことがあります。このように、メトトレキサートは服薬スケジュールが複雑になるので、忘れない工夫が必要です。服用を忘れた場合は、忘れた分は中止し、決められた曜日に決められた量を服薬してもらうなどして、絶対に2回分を1度に服薬しないよう指導してください。

　生物学的製剤のうち皮下注射製剤は、自己注射が可能です。自己注射を行っている患者さんが注射を忘れた場合には、思い出した日に注射してもよいですが、その後は決められた間隔（エタネルセプトは1週間に1回または2回、アダリムマブは2週間に1回、ゴリムマブは4週間に1回など）を空けて注射するよう指導します。

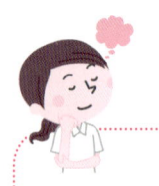

ケーススタディ わたしの経験

ケース 関節リウマチ（70歳代、女性）

　患者さんは、関節リウマチに罹病して20年です。メトトレキサートとグルココルチコイドで関節リウマチをコントロールしていましたが、Stage Ⅳ（関節破壊や骨性強直がある）の状態です。2年前に腰椎圧迫骨折によりADLが低下、現在はClass 3（身の回りのことがわずかにできる）の生活機能障害があります。このたび、呼吸苦があり受診したところ、肺炎と診断され緊急入院となりました。血液や喀痰培養検査の結果、緑膿菌が原因であることがわかり、ペントシリン®（ピペラシリンナトリウム）の投与で肺炎はすみやかに改善しました。しかし看護師は、この半年間1〜2カ月ごとに呼吸器感染を繰り返し、緊急入院が続いていることが気にかかっていました。

患者さんは高齢でグルココルチコイドを長期服用、生活機能障害も重く、画像上気管支拡張症の所見があるなど、感染リスクの高い人でした。急性増悪を繰り返せば、関節リウマチ治療が滞り、痛みの増強や安静による筋力低下などが続発して、患者さんのQOLはどんどん低下してしまいます。患者さんとその家族に、感染症に関する知識提供、症状のモニタリングや感染予防行動について指導が必要だと考えました。

　患者さんと一緒に呼吸器感染の発症当時を振り返っていくと「咳が出て、身体がだるかった」「それから3日後くらいに痰が出始めた」「仕事をしている娘には迷惑かけたくない」「あっという間（1週間後）に動けなくなった」と表現されました。患者さんには感染徴候を適切にとらえる力があることがわかったので、それらの症状は異常を知らせてくれる大事なサインであることや、治療や加齢に伴って感染に対処する力が弱くなっているので、受診のタイミングは早めに「しんどくなる」前がよいのではないかと話し合いました。また、同居している娘が遠方の職場へ異動となり、朝食後の歯磨きやうがいの支援が受けられない状況になっていたこともわかりました。

　患者さんの家族（娘）には、入院によってさらに低下しているADL状況を説明し、ケアマネジャー、訪問看護師、介護士、住宅改修業者などと合同カンファレンスを行いました。退院直後は訪問看護を多めに計画し、身体の回復に沿って在宅ケアを少しずつ元のレベルに戻していくよう調整を行いました。

＊　　＊　　＊

　患者さんのセルフケアは、それを支援する家族の状況が変わることに伴って低下することがあります。患者さんのセルフケアをアセスメントする際には、家族のサポート力も考慮し、支援を検討することが大切です。

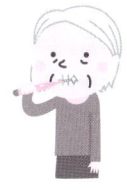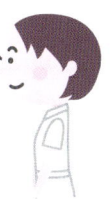

引用・参考文献

1) 日本リウマチ学会編. "わが国における関節リウマチ診療の実際". 関節リウマチ診療ガイドライン2024改訂：若年性特発性関節炎 少関節炎型・多関節炎型診療ガイドラインを含む. 東京, 診断と治療社, 2024, 212-19.

2) 日本リウマチ学会編. "クリニカルクエスチョンと推奨高齢者1". 前傾書1). 111-3.

3) 難病相談センター. 悪性関節リウマチ. (https://www.nanbyou.or.jp/wp-content/uploads/upload_files/File/046-202404-kijyun.pdf, 2024年10月閲覧).

4) 川合眞一. 慢性関節リウマチとQuality of Life. リウマチ. 35 (3), 1995, 609-20.

5) 日本リウマチ学会編. "治療方針". 前掲書1). 16-9.

6) 日本リウマチ財団教育研修委員会ほか編. "関節リウマチと類縁疾患：関節リウマチ：疾患活動性の評価". リウマチ病学テキスト. 改訂第2版. 東京, 診断と治療社, 2016, 98-104.

7) 日本リウマチ学会MTX診療ガイドライン小委員会編. "副作用への対応". 関節リウマチにおけるメトトレキサート（MTX）使用と診療の手引き2023年版". 東京, 羊土社, 2023, 79-106.

8) 日本リウマチ財団教育研修委員会ほか編. "その他の抗リウマチ薬". 前掲書6). 506-8.

9) 日本リウマチ学会編. "クリニカルクエスチョンと推奨：denosumab". 前掲書1). 102-3.

10) 日本リウマチ学会編. "クリニカルクエスチョンと推奨：NSAID". 前掲書1). 34-6.

11) 日本リウマチ学会編. "クリニカルクエスチョンと推奨：ステロイド". 前掲書1). 37-40.

12) 日本リウマチ学会MTX診療ガイドライン小委員会編. "関節リウマチにおけるメトトレキサート（MTX）使用と診療の手引き2023年版（別冊簡易版）". 前掲書7). 3-4.

16 白内障

市川智子 いちかわ・ともこ　社会福祉法人洗心福祉会津中部南地域包括支援センター 老人看護専門看護師

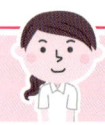

どんな疾患？

　白内障とは、カメラでいうレンズの役割をしている水晶体が混濁して、眼に入る光が遮られ、物が見えにくくなる疾患をいいます。原因としては、糖尿病や外傷、アトピー性皮膚炎などさまざまありますが、とくに多いのが加齢による**老人性白内障**です。老人性白内障は白内障全体の80〜90％以上を占めており、70歳以上の80％程度の人が老人性白内障に罹患していると推定されています[1]。主な症状としては、霧がかかって見える**霧視**、物が見えにくいといった**視力低下**、光の強い場所で見えにくくなる**羞明**、二重三重にだぶって見える**複視**、青紫色の寒色系が見えにくくなる**色の識別困難**などがありますが、水晶体が混濁している部位や程度によって症状の現れ方も異なります[2, 3]。

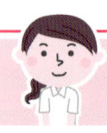

アセスメント

　遠見視力検査や近見視力検査などで視機能の評価を行い、細隙灯顕微鏡検査で水晶体の混濁部位や程度を確認し診断します。手術の適応は視力の数値だけなく、日常生活で不自由を感じるかどうかによって判断されます。しかし、白内障による水晶体の膨化で緑内障の危険がある場合、また水晶体の混濁により眼底疾患の管理やレーザー治療に支障をきたす場合は、手術適応となります[1]。

　日常生活への影響をアセスメントすることも重要です。いつごろから見え方がどのように変化してきたのか、日常生活を営むうえで困っていることはないか、見えにくいこ

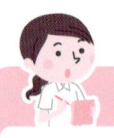

在宅医療におけるケア

コラム

　白内障は日帰り手術が行えるようになり、手軽に行える印象を受ける人も多いかもしれません。しかし、年齢を理由として、手術を受けない選択をする高齢者もいます。高齢のため先は長くないだろうと考え、交通事故に遭いそうになるという体験をするまで、手術をしない選択をしていた高齢者をみたことがあります。手術を受けないことは一つの選択肢ではありますが、その理由に耳を傾けることも必要かもしれません。

とで危険なことを経験していないか、などを確認します。**高齢者本人の自覚を確認するだけでなく、日常生活の様子を観察**して、見えにくいことによる日常生活への影響をアセスメントしていきます。

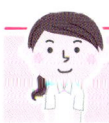

慢性期の治療とケア

　白内障の治療には、薬物療法と手術療法があります。薬物療法は白内障の進行を遅らせることを目的に行われます。薬物療法で一度混濁した水晶体を再び透明に戻すことは難しく、白内障を治すためには手術療法しかないのが現状です。

　手術療法には、超音波水晶体乳化吸引術、水晶体嚢外摘出術、水晶体嚢内摘出術があり、これらの方法で混濁した水晶体を除去した後に眼内レンズを挿入します。術式は白内障の進行度によって選択され、手術は約10〜30分と比較的短時間で終了します。しかし「手術時、手術後に痛みがあるのではないか」「本当に良くなるのだろうか」と不安を抱く患者さんもいるため、疑問に対し具体的に説明し、不安の軽減に努めます。

　手術後は翌朝まで片眼遮蔽となるため、高齢者では**せん妄が生じやすく**、せん妄の発症により術後合併症のリスクが高まります。そこで入院時にせん妄のリスクを評価し、リスクの高い患者さんに対してはせん妄予防に向けた介入を行う必要があります。また、手術後は眼内炎や術後炎症などの術後合併症の予防のため自己点眼が必要となるので、正しく自己点眼ができるように、その患者さんにとって最善の方法を一緒に考えていくことが必要です。

　また、転倒などによる損傷には十分配慮する必要があります。もともと見えにくさが生じているうえに、病院という慣れない環境下に置かれているため、転倒などのリスクが高まっています。そのため、前項でも述べたように、見えにくさとそれに伴う日常生活への影響をアセスメントしたうえで、ベッド周囲の整理整頓を行い、ナースコールを設置する場所を患者さんと一緒に検討したり、夜間の照明や居室の目印を工夫したりするなどの**環境調整**を行います。

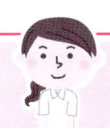

よく使用されている薬

　薬物療法および手術療法に関連する点眼薬を**表**に示します。

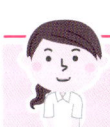

気をつけよう！ 異常サイン

　手術療法後の異常サインは、手術直後から数日間に起こる頭痛、眼痛、悪心・嘔吐な

表 白内障患者に使用される点眼薬

治療法	分類	一般名	商品名
薬物療法	老人性白内障治療薬	ピレノキシン	カタリン®点眼用0.005%
		ピレノキシン	カリーユニ®点眼液0.005%
		グルタチオン	タチオン®点眼用2%
手術療法	抗菌点眼薬	レボフロキサシン	クラビット®点眼液1.5%
		モキシフロキサシン	ベガモックス®点眼液0.5%
	ステロイド性抗炎症点眼薬	ベタメタゾン	点眼用リンデロン®A液0.1%
	非ステロイド性抗炎症点眼薬	ブロムフェナク	ブロナック®点眼液0.1%
		ネパフェナク	ネパナック®懸濁性点眼液0.1%
		ジクロフェナク	ジクロード®点眼液0.1%

どの症状[2] です。これらの症状が出現した場合は、**一過性眼圧上昇**の可能性があります。眼圧が上昇していても症状が出現しない場合が多く、手術後は定期的に眼圧検査を受けます。

また、急激な視力低下、眼痛、充血、眼脂、眼瞼浮腫などの症状[2] が出現した場合、**眼内炎**の可能性が考えられます。眼内炎を発症すると失明に至る可能性もあるため、早期に異常を発見することが大切です。

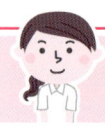

セルフケアはどうする？

≫自己点眼

薬物療法、手術療法どちらの療法でも点眼は必要ですが、とくに手術療法後の場合、術後炎症や眼内炎などの術後合併症の予防のため点眼が重要になります。しかし高齢であるため、記憶および巧緻動作の面などから自己点眼が難しいケースがあります。正しく自己点眼がなされなければ、眼内炎を発症し失明に至る可能性もあるため、正しく行うことが可能かアセスメントします。

◉正しい自己点眼方法

①指先から眼への雑菌混入を防ぐため、目薬をさす前は手をよく洗い清潔にします。

②通常、傷口が上方あるいは耳側にあることから上眼瞼は触らず、下眼瞼をひっぱります（**図1**）。

③涙液の逆流により目薬が汚染されることを防ぐため、目薬の容器の先が睫毛や眼瞼に触れないようにし、目薬を1滴落とします（**図2**）。

④点眼後に何度もまばたきをすると薬が涙液で薄まり眼外に排出されるため、1〜2分程度眼を閉じます。

⑤先に点眼された目薬が後の目薬で洗い流されて押し出されるのを防ぐため、点眼の間

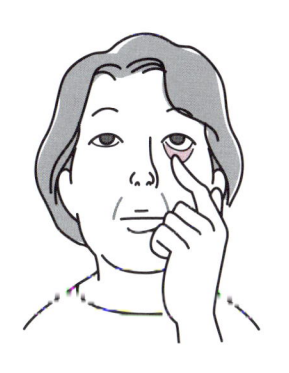

下眼瞼をひっぱる

図1 自己点眼方法②

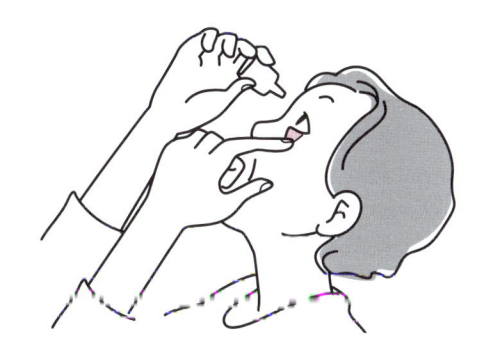

目薬の容器の先が睫毛や眼瞼に
触れないように点眼する

図2 自己点眼方法③

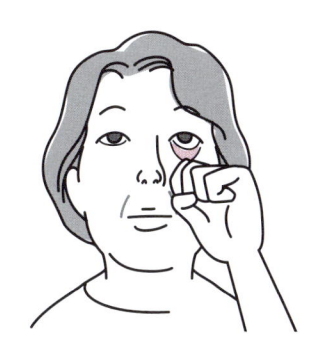
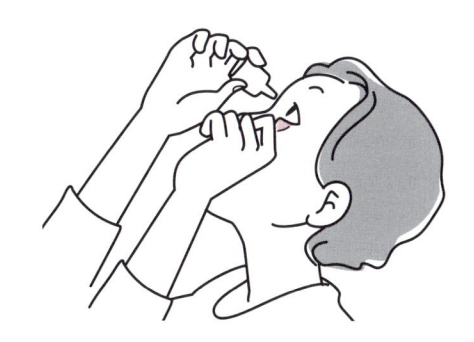

図3 拳骨で目薬を持つ側の手を支え点眼する方法

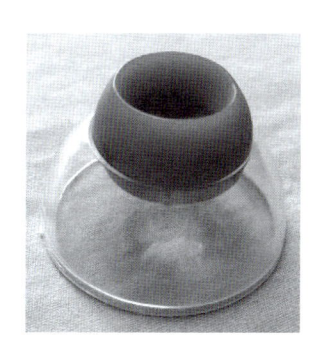
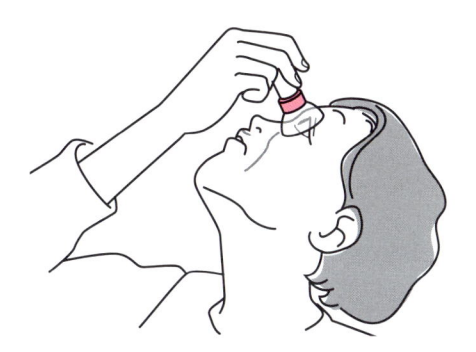

図4 点眼補助具を用いる方法

隔は通常5分以上空けます。

⑥眼外に排出された目薬は肌荒れの原因となるため、清潔なガーゼ、ティッシュなどで
そっと拭き取ります（その際、上眼瞼には触れないようにします）。

＊　　＊　　＊

眼と目薬の距離感がつかめずに目薬の容器の先が睫毛や眼瞼に触れてしまう、あるい
は手が震えてしまう場合は、下眼瞼に拳骨をつくり、拳骨で目薬を持つ側の手を支え点
眼する方法（**図3**）、点眼補助具を用いる方法（**図4**）を指導します。

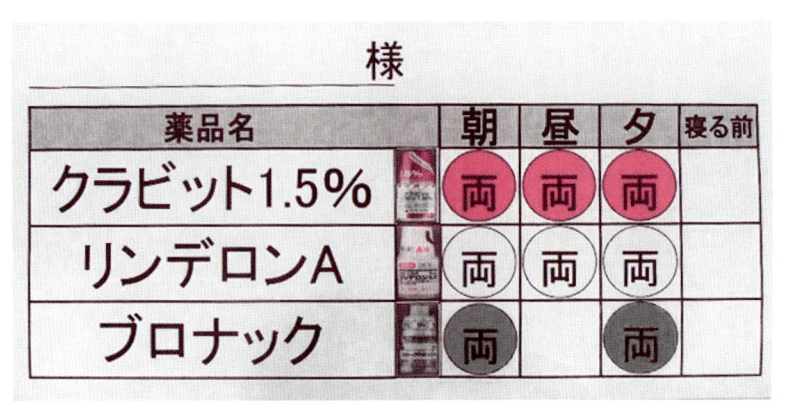

図5 点眼表

● 自己点眼のサポート

　手術療法後には1日3〜4回、3〜4種類程度の点眼薬を使用する必要があります。点眼薬の名前で説明しても理解が難しいこともあるため、**点眼表**を使用し、点眼薬の容器の色別に点眼回数とどちらの眼にさすかを示すと効果的です（**図5**）。どの目薬をさしたのかわからなくなってしまう患者さんの場合、あらかじめ点眼の順番を決め指導していきます。

　どうしても自己点眼が難しい場合は、家族や施設スタッフなど点眼の支援者に対し、点眼方法を指導します。また一人暮らし、高齢の配偶者と二人暮らしなど支援者がいない場合は、点眼の継続方法について検討します。

≫ 感染予防・創部保護

　点眼以外にも、感染予防のため日常生活で気をつけてもらう必要があります。退院後の約1週間は、洗顔は鼻から下とし、眼の周りは拭くようにします。シャワーも首から下とし、浴槽に入る場合は胸から下とします。洗髪は美容院か家族に援助してもらい、必ず上を向いて行います。散髪・パーマ・毛染めはできません。畑仕事など土に触れるような仕事はしないなど、これらのことを退院後の約1週間は守ってもらいます。創部保護に関しても、上眼瞼には触らない、うつぶせで寝ない、寝るときは保護メガネをかけるなど約1週間気をつけてもらいます。これら手術後の生活の注意事項については、

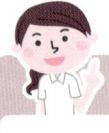

後期高齢者に対するケア コラム

　加齢に伴い、認知機能の低下が進行すると、内服薬の飲み忘れや点眼のさし忘れが起こります。点眼を忘れ、自宅に点眼薬がたくさん余っていることもあります。点眼薬には使用期限があり、開封後の使用期限は極端に短くなります。使用期限が切れた目薬は、有効成分本来の効果が得られないだけでなく、眼に異常を引き起こす恐れがあります。薬剤の確認をする際には、内服薬だけでなく、点眼薬にも意識を向けましょう。

パンフレットを用いて患者さん本人に説明するとともに、支援者に対しても説明し協力を依頼します。

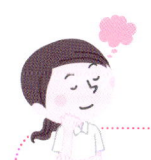

ケーススタディ わたしの経験

ケース 白内障（70歳代、女性）

　患者さんは買い物に行ったときに店内の表示が見えにくいなど日常生活に支障が出現したため受診し、両白内障を指摘され手術のため入院となりました。入院翌日に右眼の手術を受けましたが、術後5時間ほど経過したころに「なぜこんなところにいるの？ これは私の布団と違う！ こんなところにこんな物はなかった、もう家に帰る！」と突然興奮が出現しました。眼帯を外そうとしたり、床頭台の物を手探りでたぐり寄せたり、ベッドの上で立とうとするなどの危険な行動を認めました。もともと70歳代と高齢で適応能力が低下していること、片眼遮蔽で視野が狭まったことや、患者さんの左眼はロービジョンであり、右眼を遮蔽されたことで見当識の手がかりとなる情報が乏しくなり、せん妄を発症したと考えられました。

　そこで主治医に現状を報告し、金属の眼帯（図6）から視野が確保される透明のプラスチック眼帯（図7）へ変更しました。透明のプラスチック眼帯へ変更後は徐々に興奮も落ち着き、その日は就寝しました。しかし左眼の手術を控えており、再びせん妄を発症する可能性が高いと考えられ、主治医と相談のうえ、左眼の手術の2時間後には金属の眼帯から透明のプラスチック眼帯へ変更することが決まりました。

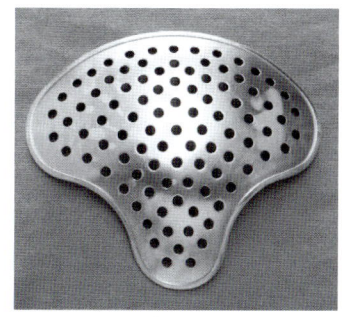
図6 金属の眼帯

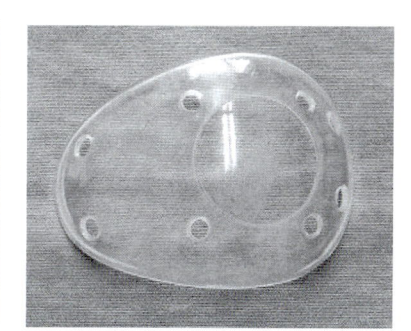
図7 透明のプラスチック眼帯

＊　　＊　　＊

　予定どおり左眼の手術が行われましたが、せん妄は発症せず、自己点眼の方法や日常生活の注意点などの指導を受け、自宅へ退院となりました。

引用・参考文献

1）根岸一乃. "水晶体疾患：白内障". 病気がみえる vol.12：眼科. 第1版. 医療情報科学研究所編. 東京, メディックメディア, 2019, 168-72.

2）深田京子. "白内障". プチナース BOOKS 個別性をふまえたアセスメントができる老年看護過程. 任和子編. 東京, 照林社, 2023, 156-71.

3）矢可部満隆. "白内障". 生活機能からみた老年看護過程＋病態・生活機能関連図. 第4版. 山田律子ほか編. 東京, 医学書院, 2020, 259-70.

17 がん

御園和美 みその・かずみ　日本赤十字社和歌山医療センター
がんセンター 副センター長／がん看護専門看護師

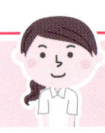

どんな疾患？

　がんとは**悪性腫瘍**を指し、とどまることなく増殖する腫瘍です。転移・再発を繰り返し、放置すれば宿主を死に至らしめるものです。よって、「がん」という言葉に人々は、死に至る病というイメージをもちやすいのです。しかし、がん治療の進歩により、治癒や延命が期待できるようになってきた現在では、**がんは慢性疾患の1つ**として対応される病気になってきています。

　わが国の人口動態によると、がん死亡は1981年以降死因の第1位であり、65歳以上のがん罹患率は75.5％[1]となっています。がんはDNA修復能の低下などの理由により年齢とともに罹患率が増加する病気であり、社会の高齢化に伴いさらに高齢がん患者は増加することが推測されます。

　一般に高齢者のがんは増殖が遅く、比較的予後が良好と認識されていますが、高齢になるほど予後が悪化するがんもあるため、がん種によって個別的な対応が必要になることを理解しておきましょう。

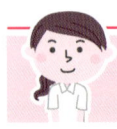

アセスメント

　がんに罹患している高齢者のケアを行う際には、がんやがん治療によって生じている症状に加えて、高齢がん患者の特徴（**表1**）をふまえ、臓器の予備能の低下や併存する疾患、心理社会的側面などが複雑に関連し合っていることも念頭に置き、"生活を送っている人"として包括的にアセスメントすることが必要です（**表2**）。また、高齢者は医

表1 高齢がん患者の特徴

- がん以外の複数疾患の合併があり、それらと病態が深く関連して出現しやすい
- 症状の訴えが非定型であるため、がんの発見が遅れやすい
- 加齢による変化は一律ではなく個人差が大きい
- 生理的予備能や免疫機能の低下による脱水や発熱などから重篤化しやすい
- 臓器機能の低下から骨髄抑制や悪心などの副作用が出現しやすい
- 認知機能や感覚機能低下によって、コミュニケーションに障害が生じることがある

表2 高齢がん患者のアセスメント項目

身体的側面	● 循環・呼吸状態、血液検査、画像所見 ● 睡眠、栄養状態、尿量、排便など ● 既往症および治療状況 ● がんに関連して発現しやすい症状の有無・程度 ● がん治療に関連して発現しやすい症状の有無・程度 ● 元来の日常生活行動と治療による生活への影響
心理社会的側面	● 表情、言動 ● がん罹患やがん治療に関連する思い・価値観・ニーズ ● 家族の思い

療者や家族といった他者に遠慮して自身のニーズを抑える傾向があります。よって、看護師はふだんから高齢者と信頼関係を築き、**ニーズをいかに引き出すか**に配慮することが重要です。

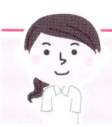

慢性期の治療とケア

≫ 治療

がんそのものをターゲットとした積極的がん治療は、①**手術療法**、②**化学療法**、③**放射線療法**の3つが基本ですが、目的によって**表3**のように分けられます。また、それぞれを組み合わせることで効果を高めることを目的とした治療を**集学的治療**といい、患者のかかえる全人的苦痛を緩和し、がん治療と並行して行う治療を**緩和ケア**といいます。

◉ 手術療法

がんが限局し、他臓器への転移がなければ、手術療法は第一選択肢となり最も根治性が高い治療法です。また、消化管の通過障害などの症状を軽減するための姑息的治療法としても効果が期待できます。その半面、侵襲が大きく、合併症などの危険性やボディイメージの変化に対する苦悩が生じやすいため、高齢者にとっては大きな決断が求められる治療だといえるでしょう。

表3 がんの基本的治療法

手術療法	● 根治的手術 ● 姑息的手術	
化学療法	● 治癒を目的とした化学療法 ● 延命を目的とした化学療法 ● 症状緩和を目的とした化学療法	**集学的治療**
放射線療法	● 治癒を目的とした根治的照射 ● 症状緩和を目的とした姑息的照射	
緩和ケア	病期を問わず、全人的苦痛の緩和を行う治療・ケア	

⊙ 化学療法

がん細胞の増殖を抑制するために、薬物（抗がん薬）を用いる治療を総称して化学療法といいます。その目的は、①**治癒**、②**延命**、③**症状緩和**であり、治療の適応に影響する要因には年齢や**全身状態**（performance status；PS）があります。

⊙ 放射線療法

放射線療法は、患部の機能や形態が温存でき、全身的負担も他の治療に比べ少なく、治療後も高いQOLが得られるという長所があり、小児から高齢者まで幅広く行われる治療です。しかし、一方で治療終了までに約4〜6週間を要し、多くの場合は通院で行われるため、高齢者にとっては毎日通院するだけでも負担になるという短所があります。そのうえ、全身倦怠感や悪心、貧血などの**放射線障害**を伴うため、侵襲が少ない治療といえども、高齢者にとっては長く、苦痛を伴う治療といえるでしょう。

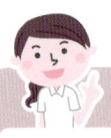

後期高齢者に対するケア

後期高齢者の場合にがん治療が容易でない理由として、「標準治療」が確立していないことがあります。つまり、危険を冒して得られる余命が本来の寿命と比べて長いかどうか、治療前のQOLを取り戻せるかどうかなどが検討されるため、治療の選択は千差万別であることを理解しておきましょう。重要なのは、医学的、身体的、社会的な側面とともに、患者・家族の思いや価値観を包括的に判断し、どちらにとっても納得した選択ができるよう支援することです。

≫ 各治療に共通するケア

⊙ 機能評価と治療目標

高齢がん患者の治療方針・目標の決定は、下記の全人的視点を考慮することが必要です。

> **考慮すべき全人的視点**
> - 余命を鑑みたときの治療のベネフィット
> - 意思決定能力の程度
> - 患者の目標や価値観とがん治療との一致

上記の視点について評価した結果、がん治療は困難であると判断されれば、がんに対する抗がん薬投与などのような積極的な治療は行わず、患者さんの希望に応じて苦痛の緩和や生活の質を高めることを目的とした**ベストサポーティブケア**（best supportive care；BSC）を考慮することになります。そのため看護師には、患者・家族の思いを

尊重しながら、客観的かつ全人的に患者さんをアセスメントする能力が求められます。

　また、高齢者は臓器・身体機能・社会的機能などの個体差が大きいため、実年齢やPSだけでは、治療方針を決定する根拠として不十分です。さまざまな学会やガイドラインでは、身体機能・認知機能・社会的要素・家庭環境を包括的・客観的に評価する高齢者機能評価（geriatric assessment；GA）、または簡易なスクリーニングツールであるG8（Geriatric 8）Screening tool[2] を用いて評価することが推奨されています。

◉ 意思決定支援

　高齢者へがん治療を行う際に、「高齢者には耐えられない治療である」と医療者や家族が思い込み、必要な情報や意思決定の場が提供されず、高齢者本人による自律した治療の選択ができなくなってしまう場面がみられます。がん治療の利点・欠点について高齢者自身の病状や生活環境、ソーシャルサポート、価値観などを含めて勘案し、**高齢者が納得して治療を選択できるように意思決定支援を行う**ことが看護師の大きな役割です。

◉ 副作用の予防および対処

　高齢がん患者の副作用を予防するためには、治療前の患者さんの日常生活行動の把握と患者さんへの教育が最も重要です。長年行ってきた生活行動を可能な限り尊重した個別的な予防対策を患者さんとともに考案していくことの自己効力感を高め、予防行動の継続につながります。また、高齢者は臓器の予備能が低下しており、副作用が発現した場合は重篤化しやすいため、慎重な観察と早期の対応が重要です。

◉ 認知・精神面の支援

　がん治療や副作用の発現に伴い、注意力や思考の低下といった認知機能障害が起こる場合があります。高齢者は、認知機能の問題を老化と思い、闘病意欲の低下や抑うつを引き起こす可能性があり、治療の完遂に影響することも少なくありません。看護師は、患者さんの治療前の認知機能を把握したうえで多職種と連携を図り、全人的側面からの支援と尊厳をもったかかわりが必要です。

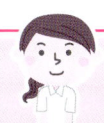

よく服用されている薬と副作用

　ここでは、高齢がん患者の多くに化学療法や症状緩和のために用いられている抗がん薬とオピオイドについて、発現しやすい副作用とその対策について述べます。

≫ 化学療法

　化学療法は、骨髄抑制や悪心・嘔吐をはじめ、種々の副作用を発症します（**表4**）。細胞分裂の多い細胞は抗がん薬に対して感受性が高いため、細胞分裂が活発な骨髄、毛根、消化器粘膜は抗がん薬の影響を受けやすく、骨髄抑制、脱毛、悪心・嘔吐、下痢が発現しやすいのです。

　とくに高齢者の場合、臓器の予備能が低下しているため副作用が発現しやすく、**回復**

表4 抗がん薬の副作用と対処法

副作用		発現しやすい抗がん薬（一般名）	発現機序	好発時期	対処法
骨髄抑制	白血球減少	ほとんどの抗がん薬	造血幹細胞に抗がん薬が作用し、分裂停止や分化障害が生じる	投与後4～10日目14日程度で回復	● G-CSFの投与 ● 感染予防としてうがい・手洗いの励行などの指導 ● 面会制限や食事指導
	ヘモグロビン減少	ほとんどの抗がん薬	同上	投与後7～14日目に徐々に出現	● 赤血球輸血 ● 転倒予防 ● 保温 ● 安静
	血小板減少	ニムスチン ラニムスチン ゲムシタビン カルボプラチン など	同上	投与後4～10日目14日程度で回復	● 血小板輸血 ● 出血予防 ● 転倒予防 ● 排便調整 ● 血圧のモニタリングと調整
悪心・嘔吐	急性	シスプラチン ダカルバジン カルボプラチン シクロホスファミド	抗がん薬による消化管局所の炎症・損傷の結果、腸クロム親和性細胞からセロトニンが放出され5-HT$_3$受容体または化学受容器引き金帯（CTZ）を介し嘔吐中枢を刺激する	投与後1～2時間から数時間	● セロトニン受容体拮抗薬 ● 食事の配慮 ● 衣服の工夫 ● 環境調整 ● リラクゼーション
	遅延性	同上	腸クロム親和性細胞から放出されたサブスタンスPが中脳のNK$_1$受容体に結合し、嘔吐をきたす	投与後2～7日	● セロトニン受容体拮抗薬 ● ステロイド薬 ● その他同上
	予測性	特定の抗がん薬はない	過去の嘔吐の経験から大脳皮質を介した条件反射により発現	化学療法前	● 初回治療時に嘔吐対策を十分に行う ● リラクゼーション

※G-CSF：顆粒球コロニー刺激因子

に時間を要する場合がよくみられます。がん化学療法を受ける高齢者を支援する際には、感染症や下痢や、嘔吐などによる脱水から重篤な合併症を起こしやすいという高齢者の特徴と、抗がん薬の特徴や副作用に関する双方の理解が必要であるとともに、慎重な観察と迅速な対応が肝要です。

また、化学療法を完遂するためにセルフケアは欠かせません。高齢者が適切なセルフケアを継続していくためには、ゆっくり、わかりやすく説明し、**高齢者のふだんの生活に最大限近づけたセルフケア方法を高齢者とともに検討**することが鍵となるでしょう。

高齢者のなかには、経済的な問題をかかえる人も少なくなく、そのことが要因となり、治療効果が望めるにもかかわらずがん治療を断念することもあります。こういった高齢がん患者の社会的側面にも配慮し、MSWなどの他職種との連携を図り、社会的資源の活用も含めて支援していくことが必要です。

表4 抗がん薬の副作用と対処法（続き）

副作用		発現しやすい抗がん薬（一般名）	発現機序	好発時期	対処法
下痢	早発性	イリノテカン フルオロウラシル メトトレキサート シスプラチン　など	抗がん薬のコリン作用による消化管の蠕動運動の亢進	投与直後〜24時間以内 投与中止後徐々に回復	● 抗コリン薬の投与 ● 止痢薬の投与 ● 体液、電解質バランスの保持（輸液） ● 食事、水分摂取の工夫 ● 安静 ● 保温
	遅発性	同上	抗がん薬や活性代謝物の直接作用による腸管粘膜障害 白血球減少と時期が重なるため、感染に留意する	投与後数日〜10日	
脱毛		イホスファミド シクロホスファミド ドキソルビシン ドセタキセル　など	毛母細胞の障害	投与後1〜2週間 投与終了後約6カ月で回復	● 可逆性であることを説明 ● 頭皮・頭髪の保清 ● かつら・帽子などによる頭皮の保護やボディイメージの維持 ● 睫毛・鼻毛の脱毛の際、サングラスやマスクの着用
末梢神経障害		パクリタキセル ドセタキセル カバジタキセル ビノレルビン ビンクリスチン エリブリン オキサリプラチン シスプラチン カルボプラチン ボルテゾミブ トラスツズマブ	解明されていない。軸索または神経細胞体に抗がん薬が影響するのではないかと考えられている。	月単位で進行 投与するかぎり、累積的に悪化 ※Grade 2または3のオキサリプラチン累積投与量（中央値）850 mg/m^2（10サイクル目） 投与終了から半年から年単位で回復	● 薬物療法 　抗うつ薬 　抗けいれん薬 　非ステロイド系鎮痛薬・麻薬 　鎮痛補助薬 　漢方薬・ビタミン剤 ● 観察、相談 ● 温罨法 ● 寒冷刺激を避ける ● 危険回避のための環境整備と工夫

≫オピオイド

　高齢がん患者がかかえる苦痛症状の主なものとして**がん性疼痛**があげられ、その治療薬として用いられる薬剤に**オピオイド**があります。わが国でがん性疼痛治療薬として推奨されている代表的なオピオイドとして**モルヒネ、オキシコドン、フェンタニル**があります。高齢者や全身状態が不良な患者は、腎・肝機能が低下し、副作用が強く発現することがあります。高齢者のがん性疼痛を緩和する際、それぞれのオピオイドの特性や副作用と高齢者の特性の両側面を理解し、患者さんに適したオピオイドの選択、量調整、十分な副作用対策を行うことが必要です（**表5**[3]、**6**[4]）。また、高齢者では、認知機能の低下から薬剤の飲みすぎや飲み忘れが起こり得るため、確実に服用してもらうためには本人への指導に加えて、家族をはじめとした支援者への服用方法、副作用対策などの指導も重要です。

　最後に、高齢者は、オピオイドに対して「気がおかしくなる」「薬が効かなくなる」「死期が近づいてから飲む薬」といった誤解に基づいた認識をもっている場合があり、それがオピオイドの導入・継続を困難としていることがあります。**オピオイドに関する正し**

い知識の指導を行うだけではなく、同時に患者さんの思いを傾聴し、**背後にある不安や つらさに理解を示す**ことが、高齢者が「痛み」から解放される一歩につながるでしょう。

表5 主なオピオイドとその特徴（文献3より作成）

一般名	商品名	投与経路	投与間隔（時間）	特徴
モルヒネ	MSコンチン®	経口	12	コーティングされたモルヒネ粒子が腸管内で徐々に溶解
	オプソ®	経口	4（定期）1（レスキュー）	定期投与またはレスキュー薬として使用する
	アンペック®	直腸	6〜12（定期）2（レスキュー）	吸収が速やかで投与後約8時間まで安定した有効血漿中濃度が保たれる
	モルヒネ	皮下静脈	単回・持続	輸液剤に配合して投与するか、シリンジポンプまたは携帯型ディスポーザブル注入ポンプを用いる
ヒドロモルフォン	ナルサス®	経口	24	原薬と2種類の高分子を含む製剤により、消化管の広範囲で薬物を徐々に放出
	ナルラピド®	経口	4〜6	定期投与またはレスキュー薬として使用する
	ナルベイン®	皮下静脈	単回・持続	0.2％製剤と1.0％製剤の2規格がある
オキシコドン	オキシコンチン®TR	経口	12	不正使用防止を目的にポリエチレンオキサイドが使用された錠剤で壊れない構造となっている
	オキノーム®	経口	6（定期）1（レスキュー）	定期投与またはレスキュー薬として使用する
	オキファスト®	皮下静脈	単回・持続	―
フェンタニル	フェントス®	経皮	24	72時間製剤よりも薬物動態の変動が小さい
	アブストラル®	口腔粘膜	2時間以上あける1日4回まで	他剤より効果発現が速い。モルヒネ経口換算60mg/日以上の投与を受けている患者が対象　初回は100μgとし、必要に応じて漸増する
	フェンタニル	静脈硬膜外	持続	―
		くも膜下	単回	
メサドン	メサペイン®	経口	8	所定の手続きを経た医師のみが処方できる流通管理医薬品

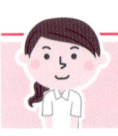

気をつけよう！ 異常サイン

　高齢者は、身体的な異常を認知する機能が低下していることや、他者に迷惑をかけたくないという思いからがまんする傾向があることにより、適切な対処が遅れ、重篤な状態に陥ってしまうことも少なくありません。そのため、注意深く観察し、適切かつ迅速な対処を行うことが必要となります。

表6 オピオイドの主な副作用の原因と対策 （文献4より作成）

症状	発現時期	原因	対策
悪心・嘔吐	投与初期 増量時	①CTZへの直接刺激が嘔吐中枢を刺激 ②前庭器が過敏となりCTZを介して嘔吐中枢を刺激 ③胃内圧上昇がCTZ・嘔吐中枢を刺激	●約2週間で耐性が生じ、症状の緩和が図れることを説明 ①ハロペリドール（セレネース®）　プロクロルペラジン（ノバミン®） ②トラベルミン®、トラベルミン®　動くと悪化するため日常動作の工夫を行う ③メトクロプラミド（プリンペラン®）　ドンペリドン（ナウゼリン®）など ＊①〜③が無効なとき、ジプレキサ®などの使用やオピオイドローテーションを検討 ＊オピオイド以外の原因検索
便秘	投与中	●モルヒネ、オキシコドン製剤は中枢と消化管に存在するオピオイド受容体に作用して腸の運動低下や腸管分泌を抑制するためほぼ100%みられる ●フェンタニルはμ1受容体に選択性が高いので便秘は軽度	●モルヒネ開始時より緩下剤を投与 ●水分摂取の必要性や食事指導を行う ●強度の便秘や腸管閉塞が危惧される場合はフェンタニルへのオピオイドローテーションを検討 ＊オピオイド以外の原因検索
眠気	投与初期 増量時	●中枢に存在するオピオイド受容体に作用 ●腎機能障害による代謝産物（M6G）の蓄積	●高齢者や全身衰弱の強い患者に多くみられる ●早期に耐性を生じやすいので3〜5日で症状の緩和が図れることを説明 ●軽度の場合はオピオイドの増量をせずに経過観察。高度の場合は20〜30%減量もしくはオピオイドローテーションを検討 ＊オピオイド以外の原因検索
せん妄 幻覚	投与初期 増量時	原因はさまざまだが、とくに高齢者の場合は、オピオイドによってせん妄や幻覚を起こしやすく、慎重な投与と観察が必要	●オピオイドが原因薬剤と疑われる場合、オピオイドの減量やスイッチングを検討 ●せん妄対策の薬剤として、抗精神病薬などを検討、安心できる環境に整備
呼吸抑制	投与初期 増量時	延髄の呼吸中枢への影響により、二酸化炭素に対する呼吸中枢反応が低下することで生じる	●過量投与とならないよう、効果と副作用を確認しながら増量する ●患者の覚醒と呼吸を促す ●重篤な場合、ナロキソン塩酸塩を症状の再燃に合わせ、30〜60分ごとに1回量0.04〜0.08mgを複数回投与
排尿障害	投与初期 増量時	オピオイドによる尿管の緊張・収縮の増大、排尿反射抑制による外尿道括約筋の収縮と膀胱容量の増大	●括約筋を弛緩させるα_1受容体遮断薬や排尿筋の収縮を高めるコリン作動薬の投与を検討 ●高齢者の場合、感覚の低下から尿閉を生じてもわかりにくく、感染症の原因になる場合があるため、慎重な観察が必要
ミオクローヌス	投与初期 増量時	モルヒネの場合、神経毒性のある代謝物の蓄積が一要因と考えられる	●クロナゼパム（ランドセン®、リボトリール®）、ミダゾラム（ドルミカム®）などが有効な場合がある ●オピオイドスイッチングの検討

表6 オピオイドの主な副作用の原因と対策（続き）（文献4より作成）

症状	発現時期	原因	対策
セロトニン症候群	投与初期増量時	セロトニン再取り込み阻害作用により、錯乱、発熱発汗、運動失調、反射亢進などの症状が生じる トラマドール、タペンタドール、フェンタニル、メサドンは、三環系抗うつ薬や選択的セロトニン再取り込み阻害薬（SSRI）との併用に注意	● オピオイドスイッチングの検討 ● ベンゾジアゼピン系抗不安薬の投与を症状に応じて検討

※SSRI：選択的セロトニン再取り込み阻害薬

≫ 高齢者の訴えは非定型であるという特徴を理解しておく

　高齢者の訴えは非定型であることから、「訴えがあいまい」「精神的なものかも」ととらえられてしまい、適切な対処が遅れてしまうことも少なくありません。高齢者の特徴を理解したうえで、患者さんの訴えに耳を傾けましょう。がん以外の疾患が関連している症状かもしれません。多角的にアセスメントを行い異常の早期発見に努めましょう。

≫ 急激に発症・増強した症状には注意する

　例えば、がん性疼痛の治療を受けていた高齢者が急激な痛みの増強を訴えた場合、骨折や穿孔など**緊急事態が起きている可能性**があることを念頭に置きましょう。これは痛みに限ったことではなく、呼吸困難感や悪心などの症状でも同じことがいえます。急激な症状の出現には細やかな観察、適切かつ迅速な対応が必要です。

≫ 高齢がん患者の日ごろの生活との違いに目を向ける

　高齢者は、医療者に対する遠慮や「がまん＝美徳」という価値観から苦痛を訴えなかったり、身体的な異常を認知する機能の低下から異常そのものに気づかなかったりする場合があります。異常をいち早く発見するためには、**看護師が患者さんの小さな変化にも気づく**ことが必要です。日ごろから患者さんへの関心を高め、表情や動作、生活様式などをとらえておきましょう。それが「あれっ？　いつもと違う」という小さな変化に対する気づきとなり、異常の早期発見につながるのです。

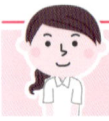

セルフケアはどうする？

≫ 高齢者の希望する援助をみきわめる

　高齢者は、**看護師に全面的に援助を求めているとは限りません**。自分で自分のことをやりたいと思っている高齢者も多いのです。自立している自分を感じられることは自己

価値や自己効力感の維持・向上につながるからです。看護師はその高齢者の気持ちを理解し、ふだんの高齢者の生活や高齢者とのコミュニケーションのなかから本人の希望に沿った援助をみきわめていくことが必要です。

≫ 残された機能を最大限に生かした援助を工夫する

高齢がん患者では、常時ベッド上で過ごす人も多く、その場合においても残された機能を最大限に生かす配慮が必要です。例えば、鎮痛薬を服用しようと思っても手が届かない、しかし看護師にとってもらうには遠慮がありがまんするといったことにより、痛みが増強してしまうと患者さんのQOLは低下してしまいます。鎮痛薬が手の届く位置にあり、使い方を理解すれば、この患者さんには痛みのセルフケアの可能性が広がるかもしれません。**高齢者の秘めた可能性の探求**を通して、残された機能を使いやすいように生活の場を整備し、セルフケア能力の向上を図ることは、看護師の重要な役割です。

≫ 今までの生活形態を最大限に生かす

高齢者にとって、長年行ってきた習慣とは異なる新たな習慣を習得することは大変ストレスにつながりやすく、がんやがん治療によって心身のダメージを受けている高齢がん患者の場合は、いっそう継続は困難となるでしょう。患者さんがどのような生活を送ってきたかを知ることからセルフケアの支援は始まります。**元来の生活習慣にできる限り近づけたケアの考案**を心がけ、患者さんが「これならできそう」と思える方法をみつけていくこと、そして患者さんがセルフケアを習得するまでのプロセスに寄り添うことが継続の鍵となります。

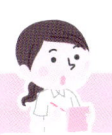

在宅医療におけるケア コラム

高齢がん患者の場合、症状に気づきにくく、病期が進行してから発見されるケースが少なくありません。また、容態の急激な変化も多いことから、ケアやサービス提供を迅速に行うことが求められます。アドバンス・ケア・プランニング（advance care planning；ACP）[5]で自宅での療養を希望していても、それがかなわずに亡くなることもあります。「患者にとって最善のこれから」を実現するためにも、早い段階での患者さんの意向の確認、先を見据えて目標を設定し、計画を立てることが重要です。

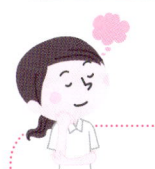

ケーススタディ わたしの経験

ケース 直腸がん（70歳代、男性）

患者さんは、直腸がんに対する手術後、がんが仙骨に転移し、皮膚浸潤によって仙骨部

の皮膚が自壊し仙骨が一部露出しています。妻と2人暮らしで、長男、次男は近隣に住んでいます。IT関連会社の技術職として仕事を続けています。

　外来で抗がん治療を継続していましたが、仙骨に転移したがんの痛みが強く、ベッド上での体位変換も困難な状態となり、疼痛コントロール目的で緊急入院となりました。入院後、オピオイドの増量やローテーションで除痛を図りましたが、異常発汗、強度の眠気などの副作用が強くみられ、除痛が図れず断念し、神経ブロックについても感染面やADLの回復が望めなくなってしまうなどの理由から適応外となりました。患者さんは、痛みが緩和されないことに加え、ADLの回復の兆しがみえないことによるいらだちを家族や医療者に表していました。家族は「がんになって今まで仕事を続けてこられたことが奇跡。もう歳だからこのまま寝たきりになったとしても仕方ない」と話していました。

◉介入の実際

①患者の希望の確認

　筆者は、上記の状況時に痛みの緩和といらだちなどの精神面への介入依頼を受けました。まず、患者さんの身体的状況の把握をすると同時に、患者さんの思いや希望に関する情報が不足していたため、患者さんとの面談を通して全人的に患者さんをとらえることに努めました。患者さんは「がんで死ぬことがつらいんじゃない。今の状態では息をしているに過ぎない。もう一度、仕事に戻りたい」と涙ぐみながら心境を語りました。主治医、病棟看護師と患者さんの思いを共有した後、「復職」という希望を実現することの可能性と対策について、多職種を交えて検討を重ねました。

②患者の残された能力のみきわめ

　多職種との連携により、局部への定期的な局所麻酔薬の注入という対策が提案されました。除痛の効果は期待できても、復職を視野に入れると患者さんがこのスキルを習得し、継続することが必須でした。高齢者にこのセルフケアは無理ではないかという意見も多かったのですが、他に副作用が少なく、ADLの改善が望める方法を見いだすことが難しいことも事実でした。そこで、筆者は年齢だけで判断するのではなく、患者さんがIT関連の技術職を続けていることや妻からの「元来物事を前向きに探求していく性格」という情報から、患者さんには細やかな作業の習得や自身に合った新たな方策を探求していく能力があるのではないかと判断し、医療チームに投げかけ、メンバー間の意見の調整を図りました。

③自律した意思決定の支援

　患者さんに除痛方法と今後獲得していかなければならないスキルについて説明を行いました。患者さんは困惑した表情を見せながらも「できるかわからないけどやってみよう」とセルフケアの習得に取り組む意思を示しました。

④患者に残された能力や秘められた可能性を高めるかかわり

　指導は患者さんのストレスにならないように段階ごとに行うように配慮し、達成できたことに対して肯定的なフィードバックを繰り返し、自己効力感の向上を図りました。初回に除痛の効果を実感した患者さんは、意欲的にスキル習得に臨み、次第に自ら方策の提案も行うようになっていきました。同時に表情も穏やかになり、いらだちもみられなくなりました。その様子を見て妻は「もうあきらめていたけど、もう一度あの人の生き生きした姿を見ることができるのかもって期待してしまう」と喜ばしそうに話しました。その後、体動による除痛を図ることもでき、退院後仕事に復帰することが決まりました。退院時、患者さんは「もう一度光を見させてもらった人生だから最期まで大切にします。痛みを取るいい方法をあみ出したら知らせに来るよ。ありがとう」と笑顔で退院されました。現在も外来通院しながら仕事を続けています。

　　　　　　　＊　　　＊　　　＊

　どのような状況においても、高齢がん患者はその人なりの秘めた能力を持っており、その能力をみきわめ、高めることは看護師にとって重要な役割といえます。また、自律して治療の選択を行うことができ、尊厳をもって自分らしく生をまっとうできたと感じられるような支援が、高齢がん患者には必要なのではないでしょうか。

引用・参考文献

1) 厚生労働省健康局がん・疾病対策課. 全国がん登録 罹患数・率報告 CANCER INCIDENCE OF JAPAN 2019. 19-20. https://www.mhlw.go.jp/content/10900000/001231391.pdf（2024年10月閲覧）
2) 日本臨床腫瘍研究グループ（JCOG：Japan Clinical Oncology Group）. "推奨高齢者機能評価ツール". 高齢者研究委員会 Geriatric Study Committee：GSC. https://jcog.jp/assets/pdf/A_040_gsc_20210517.pdf（2024年10月閲覧）
3) 日本緩和医療学会ガイドライン統括委員会編. "薬理学的知識：本邦で利用可能なオピオイドとその特徴". がん疼痛の薬物療法に関するガイドライン2020年版. 東京, 金原出版, 2020, 53-6.
4) 日本緩和医療学会ガイドライン統括委員会編. "オピオイドによる副作用と対策". 前掲書3）. 67-70.
5) 日本老年医学会. ACP推進に関する提言. 日本老年医学会雑誌. 56（4）, 2019, 411-6.

第3章 慢性疾患をかかえる高齢者のケア 17 がん

索引

索引

改訂2版 高齢者看護すぐに実践トータルナビ

—成人期と老年期の違いがわかる！ 加齢による症状と慢性疾患に対応できる！

2013年3月10日発行　第1版第1刷
2020年5月20日発行　第1版第7刷
2025年1月1日発行　第2版第1刷

編　著	岡本 充子・西山 みどり
発行者	長谷川 翔
発行所	株式会社メディカ出版
	〒532-8588
	大阪市淀川区宮原3-4-30
	ニッセイ新大阪ビル16F
	https://www.medica.co.jp/
編集担当	渥美史生
編集協力	芹田雅子・加藤明子
装幀・組版	イボルブデザインワーク
イラスト	ホンマヨウヘイ・福井典子
印刷・製本	株式会社シナノ パブリッシング プレス

ISBN978-4-8404-8765-8　　　　　　　　　　　　　Printed and bound in Japan

当社出版物に関する各種お問い合わせ先（受付時間：平日9：00〜17：00）
●編集内容については、編集局 06-6398-5048
●ご注文・不良品（乱丁・落丁）については、お客様センター 0120-276-115